体外诊断产品研发与评价
专家共识Ⅱ

总主编 丛玉隆 童明庆

主　编 邹左军 等

科学出版社

北　京

内 容 简 介

本书系"体外诊断产品研发与评价专家共识"的第二个分册,内容包括"参考物质的制备及其量值的计量学溯源"、"体外诊断定量产品的准确度(正确度与精密度)评价"、"体外诊断定量产品的检出限和定量限"和"体外诊断定量产品的线性范围与临床可报告区间"四部分;结合国内外的相关法规和文献,系统介绍了体外诊断产品研发和评价的相关理论与实践,具有多维度的行业指导性。

本书由多年奋战在检验医学临床一线的资深专家和来自企业研发一线的专家及年轻学者共同编写,内容系统、翔实、实用性强,适用于体外诊断产品领域产、学、研、用、评的各个方面。

图书在版编目(CIP)数据

体外诊断产品研发与评价专家共识. II / 丛玉隆,童明庆主编. —北京:
科学出版社,2020.7

ISBN 978-7-03-065708-4

I . ①体… II . ①丛… ②童… III . ①诊断剂-研制 IV . ①R981

中国版本图书馆 CIP 数据核字(2020)第 128575 号

责任编辑:沈红芬 / 责任校对:张小霞
责任印制:赵 博 / 封面设计:黄华斌

科 学 出 版 社 出版
北京东黄城根北街 16 号
邮政编码:100717
http://www.sciencep.com
北京天宇星印刷厂印刷
科学出版社发行 各地新华书店经销
*
2020 年 7 月第 一 版 开本:720×1000 1/16
2025 年 3 月第五次印刷 印张:17 3/4
字数:350 000
定价:68.00 元
(如有印装质量问题,我社负责调换)

编 委 会

序　言

　　《体外诊断产品研发与评价专家共识》的出版是我国体外诊断（in vitro diagnosis）产业和检验医学领域的一件大事，可喜可贺！

　　该共识的总主编是我国检验医学界的资深专家丛玉隆教授和童明庆教授，他们曾经是中国医学装备协会检验医学分会的首届主任委员和副主任委员，是全国医用临床检验实验室和体外诊断系统标准化技术委员会（TC136）的主任委员和顾问。在学会组织的有关体外诊断产品研发与评价的学术研讨中，在TC136组织的有关体外诊断产品国家标准、行业标准的制定和审评中，他们深切体会到虽然有许多与体外诊断产品相关的规范性法规、标准、规范和指南，但由于发布这些文件的主体不同，发布时间和适用对象也不同，如何进行正确解读，避免误解和误用，是我国体外诊断产业和检验医学界一个亟待解决的问题。

　　2017年初，他们就开始酝酿并着手编写该共识，以期对上述问题的解决有所帮助。丛玉隆教授在《体外诊断产品研发与评价专家共识》的编写启动会上对编写工作提出了"四个一"和"六个要"：编写一部精品，发现一批人才，培养一支队伍，建立一种文化；要标准，要规范，要经典，要包容，要实用，要前瞻。共识的内容从体外诊断产品的研发立项开始，涵盖研发的过程管理，性能参数的设计与确立，质量审评与应用评价，以及上市后的再评价，囊括了体外诊断产品生命周期中的几乎所有问题。在编写过程中，他们组织检验医学领域产、学、研、用、评的各方面专家和学会的委员，开展了一系列的学习文献、领会内涵、研讨问题、达成共识的学术活动，参加的专业人员在百人以上，阅读的文献数以百计，并召开了多次大型审评会和专题研讨会。终于，他们用辛勤劳动与汗水换来的成果——《体外诊断产品研发与评价专家共识》和大家见面了，这是我国体外诊断产业迅猛发展的产物，是我国检验医学领域的一个里程碑！

　　希望该共识的出版能够进一步促进体外诊断产品的研发与创新，进一步促进检验医学事业的高水平发展！

中国医学装备协会理事长

赵自林

2020 年 4 月

前　言

近十几年来，随着现代生物医学理论和技术水平的提高，我国的检验医学也获得了迅速发展。而作为检验医学赖以发展的重要基础之一，体外诊断（in vitro diagnosis，IVD）设备和试剂，也兴起了一股自主研发和生产的产业热潮。如何充分发挥国产 IVD 产品在临床诊疗中的作用，提高国产 IVD 产品的质量，使之达到国际一流水平，已经成为业内（检验系统研发人员、医学实验室工作者、临床医生、国家监管人员）普遍关注的热点问题。

要提高 IVD 产品的质量和临床效益，首先要有产品生产、使用和评价的标准、规范和指南。为此，国家药品监督管理局、卫生健康委员会及标准化管理委员会等部门均积极组织各方面的专家编写了许多有关 IVD 产品生产、使用和评价的国家标准、行业标准、规范和指南等，以期从不同角度提高 IVD 产品的质量及其在临床诊疗中的价值。同时，国际上也有许多关于 IVD 的标准和规范性文献，如国际标准化委员会（ISO）、美国临床实验室标准化协会（CLSI）及欧盟等发布的有关 IVD 的文件。这些文件或文献由于发布主体和发布时间等不同，侧重点和具体规定可能不尽相同，甚至偶尔还有不一致的情况发生。如何全面正确地解读这些文件，根据工作需要正确选择和应用有关文件，特别是防止误解和误用，是 IVD 产品研发、生产、评价和应用者迫切期望解决的实际问题。

中国医学装备协会检验医学分会是由 IVD 产品的产、学、研、用、评等各方面专家组成的学术平台，有责任在提高 IVD 产品质量和效益的工作中发挥应有的积极作用。2017 年初，检验医学分会即开始酝酿并决定组织产、学、研、用、评等各方面的专家，根据政府上述管理部门所发布的各种国家标准、行业标准、规范和指南等文件，结合 ISO、CLSI 及欧盟关于 IVD 的相关规定等文件或文献，融入工作中的经验和体会，编写一套内容完整的"体外诊断产品研发与评价专家共识"。编写组在查阅大量文献的基础上，通过学习、交流和反复研讨，力图阐明 IVD 产品研发、生产、评价和应用各个环节中的原则要求及其相关理论与实践，以期为我国 IVD 产品跻身国际一流水平添砖加瓦，为我国检验医学的发展助力加油！

本共识内容包括：IVD 产品立项与研发的过程管理，IVD 产品的各种性能参数，如准确度、精密度、线性、可报告区间、检出限、定量限、稳定性等，标准物质的制备与量值溯源（包括不确定度的计算），参考区间与决定水平，定性和定量试剂的临床试验与评价，即时即地检验（POCT），微生物检验产品的研发与评价，IVD 产品上市后的再评价等十几个部分。根据各部分的具体内容，合并为几个分册，陆续出版。将 IVD 产品研发和评价的所有相关理论与实践问题进行完整、系统的阐述，这在国内外均属首次尝试，这种尝试是伴随着我国 IVD 产业和检验医学迅速发展应运而生的。

本共识大部分的主要内容包括：共识部分、编写说明、应用实例和参考文献；共识部分根据使用者的不同而分别表述，如对于研发生产者、检验者、审评者、验证和临床使用者等均有不同要求。因此，本共识是一个多维度的共识，适用于 IVD 领域产、学、研、用、评的各个方面。

参与本共识编写的人员有多年奋战在检验医学临床一线的资深专家，也有许多知识渊博而又经验丰富的年轻学者，特别是许多来自企业研发一线的专家，他们对于 IVD 产品性能参数的设计与建立具有丰富的实战经验，他们的加盟使得本共识不仅理论叙述详尽，而且内容翔实丰满，具有鲜活的生命力和实战性。希望本共识的问世能够对我国 IVD 产业的发展和产品的临床应用有所裨益。

在本共识编写和审定过程中，检验医学分会，有关高校、医院、IVD 检验和审评部门，以及产业界的专家均给予了大力支持和指导，特别是三位统计学专家，于浩教授、赵楠博士和刘玉秀教授，他们在百忙之中对本共识中所用的统计学方法、公式和符号均逐一进行了审核和查验，在此一并表示由衷的感谢！本共识适合从事 IVD 产品研发、检验、验证、评价和使用的相关人员阅读。由于时间仓促、编者水平所限，书中错误与不足在所难免，欢迎各位同道批评指正！

丛玉隆　童明庆

2020 年 4 月

目　录

第三部分　参考物质的制备及其量值的计量学溯源

第四部分　体外诊断定量产品的准确度（正确度与精密度）评价

第五部分　体外诊断定量产品的检出限和定量限

第六部分　体外诊断定量产品的线性范围与临床可报告区间

第三部分

参考物质的制备及其量值的计量学溯源

1

共 识 主 体

1.1　共识编写目的

　　临床检验的最终目标是对患者标本出具准确可靠的检验结果。准确可靠的检验结果不仅能够使患者得到及时救治，还能够大幅减少重复检测造成的医疗资源浪费。目前认为最有效的手段是建立和保证检验结果的溯源性，而实现检验结果溯源性则需要参考物质予以保障。

　　参考物质是个较宽泛的概念，凡具有足够均匀和稳定特性的物质都属于参考物质。参考物质又称标准物质。有证标准物质属于参考物质，试剂盒中的校准品也属于参考物质。均匀性、稳定性是参考物质的基本特征，是保证参考物质量值长期有效和检验结果准确性的基础。参考物质既可用于校准或检定测量仪器、评价测量方法的正确度，也可用于测量过程的质量评价，以及实验室的计量认证与测量仲裁等。参考物质在促进体外诊断行业发展中发挥了极为重要的作用。

　　体外诊断用参考物质制备是一个需要精心设计的过程，需要根据参考物质的性质和预期用途选择适宜的制备工艺，以保证特性量值的稳定。对不易均匀和不很稳定的参考物质在制备过程中还需要考虑必要的均匀化措施和提高稳定性的措施。目前，国际标准化组织出台了多个国际标准用于指导有证标准物质的制备及性能研究，国内也制定了多个标准用于规范国内有证标准物质的制备。但是除有证标准物质外，其他参考物质如校准品、质控品的制备没有专用的标准可以采用，缺乏具体的指导文件。实际工作中校准品的制备往往借鉴有证标准物质的有关规定和要求，但是相对于标准物质制备来说，校准品和质控品的制备具有不同的特点。

　　ISO 17511 和 ISO 18153 从 2003 年发布实施之后有效推动了体外诊断试剂计量学溯源的发展，并且为实现临床检测结果一致性和准确性发挥了巨大作用。标准中虽然规定了不同的溯源途径，但是对于企业在计量学溯源过程中如何具体进行测定没有较好的说明，缺乏具体的实施方法。

　　本共识希望能够针对体外诊断用参考物质的制备及计量学溯源实际操作给出一些具体的方法和建议。

1.2 共识涉及的范围

1.2.1 主要受众

本共识的主要受众为参考物质研发人员和审评人员，目的是为参考物质的研制和评价提供参考。

1.2.2 适用范围

（1）本共识适用于生化、免疫、有形成分参考物质的制备、性能评价、计量学溯源及不确定度评定。

（2）本共识中的参考物质包括有证标准物质、工作校准品、试剂盒配套校准品。

1.2.3 本共识中有关计量学溯源不适用情况

（1）没有赋值及只用于评价一个测量程序的精密度，即重复性或再现性的控制物质（精密度控制物质）。

（2）用于实验室内质量控制的控制物质，此类物质具有建议的可接受值的区间，此区间由不同实验室针对某具体测量程序协议制定，无计量学溯源性。

（3）在相同的计量水平下，测量相同量的两个测量程序的测量结果具相关性，但是这样的"水平"相关不提供计量学溯源性。

（4）以不同计量水平的两个测量程序结果间的相关作校准，但是测量的量的分析物特性不同。

（5）与名义标度有关的特性，即无量级的特性。

1.3 术语和定义

参考物质/标准物质（reference material，RM）：具有足够均匀和稳定特性的物质，其特性适于测量或标称特性检查中的预期用途。[JJF 1001，8.14]

注 1：标称特性的检查提供标称特性值及其不确定度。该不确定度不是测量不确定度。

注 2：赋予或未赋予量值的标准物质都可用于测量精密度控制，只有赋予量值的标准物质才可用于校准或测量正确度控制。

注 3：标准物质既包括具有量的物质，也包括具有标称特性的物质。

注 4：标准物质有时与特定装置是一体化的。

注 5：有些标准物质的量值计量学溯源到单位制外的某个测量单位。这类物质包括量值溯源到由世界卫生组织指定的国际单位（IU）的疫苗。

注 6：在某个特定测量中，所给定的标准物质只能用于校准或质量保证两者中的一种。

注 7：对标准物质的说明应包括该物质的追溯性和加工过程。

注 8：国际标准化组织/标准物质委员会有类似定义，但采用术语"测量过程"意指"检查"，它既包含了量的测量，也包含了标称特性的检查。

有证标准物质/有证参考物质（certified reference material，CRM）：附有由权威机构发布的文件，提供使用有效程序获得的具有不确定度和溯源性的一个或多个特性值的标准物质。[JJF 1001，8.15]

注 1："文件"是以"证书"的形式给出（见 ISO 指南 31：2000）。

注 2：有证标准物质制备和颁发证书的程序是有规定的（见 ISO 指南 34 和 35）。

注 3：在定义中，"不确定度"包含了测量不确定度和诸如同一性与序列的标称特性值的不确定度两个含义。"溯源性"既包含量值的计量学溯源性，也包含标称特性值的追溯性。

注 4："有证标准物质"的特定量值要求附有测量不确定度的计量学溯源性。

注 5：国际标准化组织/标准物质委员会有类似定义，但修饰词"计量"既适用于量也适用于标称特性。

计量学溯源性（metrological traceability）：通过文件规定的不间断的校准链将测量结果与参照联系起来的特性，每次校准都会引入测量不确定度。[JJF 1001，4.14]

注 1：本定义中的参照对象可以是实际实现的测量单位的定义，或包括无序量测量单位的测量程序或测量标准。

注 2：计量学溯源性要求建立校准等级关系。用于将测量结果与测量标准相联系的测量标准和校准的顺序被称为溯源链。计量学溯源链用于建立测量结果的计量学溯源性，包括校准品值的溯源性。体外诊断医疗器械相关的溯源链举例见 ISO 17511 和 ISO 18153。

注 3：规定参照对象的技术说明必须包括此参照物被用于建立校准等级关系的时间，以及此参照有关的其他任何相关计量学信息，如在校准等级关系中何时进行了第一次校准。

注 4：对于在测量模型中有多于一个输入量的测量，每个测量值自身应具有计量学溯源性并且相关的校准等级关系可形成分支结构或网络。为每个输入量建立计量学溯源性所作的努力应与该量对测量结果的相对贡献相适应。

注 5：如果两个测量标准的比较被用于检查及必要时修正一个测量标准的赋予

量值和测量不确定度，此比较可被视为校准。

注 6："溯源性"有时用来指代计量学溯源性，也可指代其他概念，例如样品的溯源性、文件的溯源性、仪器的溯源性或材料的溯源性等。

计量学溯源链（metrological traceability chain）：简称溯源链（traceability chain）。用于将测量结果与参照对象联系起来的测量标准和校准的次序。[ISO 指南 30，2.2.6]

注 1：计量学溯源链是通过校准等级关系规定的。

注 2：计量学溯源链用于建立测量结果的计量学溯源性。

注 3：两个测量标准之间的比较，如果用于对其中一个测量标准进行核查及必要时修正量值并给出测量不确定度，则可视为一次校准。

参考方法（reference method）：又称参考测量程序（reference procedure）。经证实具有与其预期用途相适应的正确度和精密度，并由主管机构官方指定的测量方法。[ISO 指南 30，2.2.6]

国际约定校准品（international conventional calibrator）：量值不能溯源至 SI，由国际约定予以定值的校准品。

注：该量值按照预期临床用途确定。

国际约定参考测量程序（international conventional reference measurement procedure）：得到的测量值不能溯源至 SI，但国际公认将该测量值作为某确定量的参考值的测量程序。

校准品（calibrant）：用于设备或测量程序校准的标准物质。[ISO 指南 30，2.1.21]

质量控制物质（quality control material）：用于测量质量控制的标准物质。[ISO 指南 30，2.1.22]

注 1："质量控制"指该类物质的用途，而不是标准物质的另一个类别。

注 2：质量控制标准物质不要求赋值结果具有溯源性和测量不确定度，但必须具有满足预期用途的均匀性和稳定性。

定值（characterization）：作为研制（生产）程序的一部分，确定标准物质特性值的过程。[ISO 指南 30，2.1.10]

赋值（value assignment）：整合定值获得的标准物质特性值，并在标准物质附带文件中表示的过程。[ISO 指南 30，2.1.11]

均匀性（homogeneity）：标准物质各指定部分中某个特定特性值的一致性。[ISO 指南 30，2.1.12]

注 1：均匀性测试参见 JJF 1343，等效于 ISO 指南 30 中所指的 ISO 指南 35。

注 2："指定部分"可指诸如一批标准物质或该批内的单个单元。

稳定性（stability）：指定条件下储存时，标准物质在规定时间内保持特性值

在一定限度内的特性。[ISO 指南 30, 2.1.15]

长期稳定性(long-term stability): 标准物质特性随时间延续的稳定性。[ISO 指南 30, 2.1.17]

运输稳定性(transportation stability): 标准物质在运输至标准物质用户的条件和时间段下的稳定性。[ISO 指南 30, 2.1.16]

注: 运输稳定性常被称作"短期稳定性"。

互换性(commutability): 标准物质的特性。将标准物质和能够代表预期测量样品类型的样品均采用不同测量程序测量, 该特性由所得测量结果之间数学关系的等效性证明。[ISO 指南 30, 2.1.20]

注 1: 该定义摘自《CLSI EP30-A 可互换标准物质的定值与鉴定》。

注 2: 参见 JJF1001-2011、ISO/IEC 指南 99: 2007 和 GB/T 21415-2008。

注 3: 在一些领域, 互换性又称互通性。

基质效应(matrix effect): 除被测量以外的样品特性, 对特定测量程序测定被测量及其测量值的影响。[GB/T 21415, 3.15]

注 1: 某个基质效应的明确原因即为一个影响量。

注 2: "基质效应"有时被错误地用于因分析物的变性或加入非真实组分(代用品)以模拟分析物等缺少互换性。

被测量(measurand): 拟测量的量。[VIM2.3]

测量不确定度(measurement uncertainty): 根据所用到的信息, 表征赋予被测量量值分散性的非负参数。[JJF 1001, 5.18]

注 1: 测量不确定度包括有系统影响引起的分量, 如与修正量和测量标准所赋量值有关的分量及定义的不确定度。有时对估计的系统影响未作修正, 而是当做不确定度分量处理。

注 2: 此参数可以是诸如称为标准测量不确定度的标准差(或其特定倍数), 或是说明了包含概率的区间半宽度。

注 3: 通常, 对于一组给定的信息, 测量不确定度是与赋予被测量的声称的量值相联系的。该值的改变将导致相联系的不确定度的改变。

标准不确定度(standard uncertainty): 以标准差表示的测量不确定度。[JJF 1001, 5.19]

测量不确定度的 A 类评定(type A evaluation of measurement uncertainty): 对在规定测量条件下测得的量值用统计分析方法进行的测量不确定度分量的评定。[JJF 1001, 5.20]

注: 规定测量条件是指重复性测量条件、期间精密度测量条件或复现性测量条件。

测量不确定度的 B 类评定(type B evaluation of measurement uncertainty): 用

不同于测量不确定度 A 类评定的方法对测量不确定度分量进行的评定。[JJF 1001，5.21]

评定基于以下信息：权威机构发布的量值；有证标准物质证书；校准证书；仪器的漂移；经检定的测量仪器的准确度等级；根据人员经验推断的极限值等。

合成标准不确定度（combined standard uncertainty）：由在一个测量模型中各输入量的标准测量不确定度获得的输出量的标准测量不确定度。[JJF 1001，5.22]

注：在数学模型中的输入量相关的情况下，当计算合成标准不确定度时必须考虑协方差。

相对标准不确定度（relative standard uncertainty）：标准不确定度除以测得值的绝对值。[JJF 1001，5.23]

扩展不确定度（expanded uncertainty）：合成标准不确定度与一个大于 1 的数字因子的乘积。[JJF 1001，5.27]

注 1：该因子取决于测量模型中输出量的概率分布类型及所选取的包含概率。

注 2：本定义中术语"因子"是指包含因子。

包含因子（coverage factor）：为获得扩展不确定度，对合成标准不确定度所乘的大于 1 的数。[JJF 1001，5.30]

注：包含因子通常用符号 k 表示。

1.4　参考物质制备

由于体外诊断用参考物质的复杂性，其制备很难给出一个通用方法，本共识只对部分特定的问题给出一些方法供参考。

参考物质既包含有证标准物质，也包含非有证标准物质，如产品校准品。有证标准物质的制备与产品校准品的制备有着显著差异。

有证标准物质的制备有完善的国际和国家标准予以支撑，有系统的、成熟的制备思路和方法可以参考；有证标准物质研制的目的不仅可推动某个项目的技术发展，还可促进产业整体技术水平的提高，从而产生良好的社会效益。一般在开展有证标准物质研制之前需要进行大量的项目策划工作，主要涉及材料准备以及均匀性、稳定性的研究与标准物质赋值，也包括为这些研究选择适当的测量方法。样品的生产数量也是需要重点考虑的问题。

而校准品的制备方法没有直接可以使用的标准，一般借鉴有证标准物质的制备方法。

参考物质研制流程如图 3.1.1。

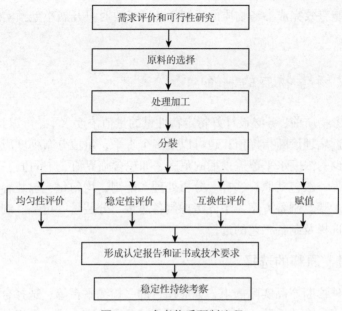

图 3.1.1 参考物质研制流程

1.4.1 研究目标的确定

研制参考物质前首要的是确立研究目标，了解用户需要的参考物质的类型、质量、数量等信息，了解研发该类参考物质的必要性、需求量和影响力。此类信息可通过文献调研、用户调查等方式获取。此外，对商业研制机构而言，一般还要考虑参考物质的经济效益；对政府研制机构而言，则应注重满足医疗卫生等社会公共领域的需求，促进产业整体技术水平的提高及产生良好的社会效益。

1.4.2 可行性研究和研制计划的制订

可行性研究是在开展参考物质研究前，对现有文献和技术资料进行全面分析研究，在对参考物质研制的技术可行性和有效性、技术目标、技术方案、相应的技术资源等进行全面评价后，选择一个技术上、经济上都合理可行的方案，以保证研制目标能顺利实现。可行性研究应包括研制风险的评估，如材料是否可获得，成本是否能接受，定值方案的合理性，可能出现的误差来源等。

确认了目标并进行可行性分析后，建议制定详细的参考物质研究方案，将任务内容、研制目标、材料和制备、检验平台、技术指标、保障措施、计划步骤、完成时间、成果形式完整列出，以提前做好相关准备工作，保障每一步都能顺利实现，最终能有效完成参考物质的研制任务。必要时可开展小型预实验进行初步可行性验证。

1.4.3　参考物质的制备

制备参考物质前，务必设计好特定特性量的量值浓度水平。可以是一个水平，一般选择接近病理诊断指标值；也可以是多个水平，量值分布梯度应能满足使用要求，以较少的浓度水平覆盖预期的范围，如包含临界值、中间值、高值等。

制备过程一般包括原料选择、分析处理、配制、均匀化、包装容器处理、分装、标识等步骤。制备方案需事先考虑制备总量、分装量、包装、制备环境与设备、原料的选择及制备工艺的选择。

1.4.3.1　原料的选择

根据体外诊断产品实际需求，如应用目的、检测平台等，选择合适的原料。原料来源可以是商业采购，收集天然材料，或是实验室合成、重组的材料。一般遵循适用性、代表性和易复制性原则。

1.4.3.2　基质的选择

体外诊断用参考物质基质（基体）应和实际检验样品一致或尽可能接近，多直接采用人体标本制备，可以尽量降低基质效应引入的系统误差。

在制备参考物质时应保证原材料的合格性。例如，收集血清时，注意舍弃染菌、溶血或是乳糜血血样，防止这些因素对参考物质的稳定性或量值的准确性造成影响。

有形成分标准物质一般推荐使用缓冲液基质。同时，为了保证细胞形态完整，提高细胞的分散性，应在缓冲液中适当加入细胞稳定剂、防腐剂、表面活性剂等成分。

一般情况下，应保证制备的有证标准物质有足够的数量，以满足在有效期内使用的需要，并能应对可能出现的意外情况如进行补充性考察等。若是原材料不能保证持续供应，难以满足多次复制的需求，则会给标准物质后期应用造成很大麻烦。对稳定性差的标准物质，则建议限制每批样品的数量，避免由于某些成分降解变质造成浪费。

而制备校准品时，在充分保障原料和基质的前提下，可进行多批次生产以保证产品的使用需求得到满足。

另外，对于血液类制品，除非与被测量相关，一般建议筛查其生物安全性，选取人类免疫缺陷病毒（HIV）、乙型肝炎病毒（HBV）、丙型肝炎病毒（HCV）或其他感染性成分阴性的样品以尽可能保护使用者的安全。

1.4.3.3 加工

应对所获得的参考物质原材料和基质物质进行加工处理，加工的目的主要是得到目标产物，并尽可能使其达到均匀和稳定。根据参考物质的性质，选择合理的制备程序、工艺，并防止污染及待定特性量的量值变化。

如前所述，参考物质一般会选择质量稳定且易于获得的原料。但参考物质种类众多且理化特性各有不同，在实际制备过程中，采取一些稳定性措施有时也是必不可少的。当候选物的待定特性量有不易稳定趋向时，在加工过程中应注意研究影响稳定性的因素，采取必要的措施改善其稳定性，如辐照灭菌、添加稳定剂等，选择合适的储存环境。常用增加稳定性的方法是添加抗菌剂，但应考虑抗菌剂是否对特性量值的测量产生影响。常用抗菌剂有叠氮钠、Proclin 300 等。同时在制备液体候选标准物质时，也会采用除菌过滤等措施，通过分级过滤，除菌除杂质，提高候选标准物质的稳定性，同时多次过滤也能提高样品的均匀性。

对不易均匀的物料，在加工过程中应进行均匀性初检。

制备有形成分（如细胞型）参考物质时可考虑以下关键工艺（图 3.1.2）：

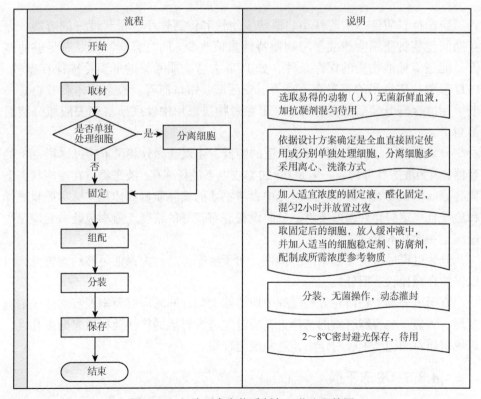

图 3.1.2　细胞型参考物质制备工艺流程简图

有形成分参考物质可以分为单一成分和多组分，多组分参考物质又分为全血直接醛化固定与分别单独处理细胞再按合适的比例组合两种方法。无论哪种方法，制备有形成分参考物质的关键步骤是固定细胞以利保存。

固定液一般采用甲醛、戊二醛等，醛类可通过交联作用固定蛋白质，为避免醛化反应过程中样品的 pH 降低，应加入足够量的缓冲液，应通过严格的实验研究，确定合适的固定液、浓度及固定时间。

细胞经过醛化固定后仍需要配制保存液进行保养，可以选择商品化的保存液，如 MAP（红细胞保存液）或 ACD（枸橼酸-枸橼酸钠-葡萄糖保存液）全血保存液等；也可依据所要保养细胞的特性在缓冲液中加入适当的细胞稳定剂、防腐剂。良好的保存液可保证细胞形态完整，不产生皱缩、变形或破碎等异常情况。

在有形成分参考物质的制备过程中，有时需要分离细胞，主要是分离红细胞、白细胞或血小板，可以选择使用分离液、裂解液进行分离，也可以使用细胞沉降或层流方法。

1.4.3.4　分装

应选择材质纯、水溶性小、器壁吸附性和渗透性小、密封性好的容器，保存期间包装材质不会造成参考物质特性量值改变。同时容器器壁要有足够的厚度，能适应标准物质的保存条件，如 IVD 参考物质常见的低温冷冻保存条件。IVD 参考物质常用的容器有冻存管、安瓿瓶、钳口瓶等。液态基体参考物质一般采用冻存管分装后低温保存；冻干参考物质采用中性硬质玻璃安瓿瓶分装后熔封。

分装时根据分装量选择大小合适的容器，建议选择分装量不超过体积 2/3 的容器，因为液态参考物质一般是在-20℃或以下进行冻存，液态物质在冷冻状态下比冷冻前体积要大。最小包装单元中参考物质的实际质量或体积与标称质量或体积应符合规定的允许误差要求。分装设备应有较好的精度。最小包装单元应至少能满足一次基本测试。

分装过程尽量在无菌条件下操作，对于液态样品，为保证足够的均匀性，可以保持在搅拌状态下分装。

有形成分参考物质在分装过程中应持续混匀，同时应避免剧烈震动造成细胞变形、破裂。在容器材质的选择上，应首先考虑材质的极性及材质表面多孔性，避免材质对细胞产生吸附作用，避免细胞聚集。

1.4.3.5　冷冻干燥

冷冻干燥（简称冻干）是将含水的物质先冻结成固态，而后使其中的水分从固态直接升华变成气态，以除去水分而保存物质的方法。它是在低温下干燥，能较好地保持物质原来的性质。冷冻干燥有利于保持参考物质中某些成分的活性。干燥后体积形状基本不变，复水性好。真空干燥也能使易氧化的物质得以保护，可以延长制品的保存期。

（1）样品的预冻：在冷冻干燥过程发生之前，将准备冻干的样品处于冰冻状态。预冻可以在单独的制冷系统内进行，也可以在上箱压盖系统的隔板上进行。在预冻过程中，应将产品冷冻到某一低温，并在此温度维持一段时间，确保全部样品达到同一温度后再一起降温。冷冻速率的快慢会影响冰晶尺寸的大小，因此也会影响产品质量。温度应低于样品的共晶点温度。

（2）升华干燥：样品完全冻结后，用抽真空的方法降低干燥腔室中的压力，在低于该温度下水蒸气的饱和蒸汽压时，冰结体发生升华，水分不断被抽走，样品不断干燥。

（3）解析干燥：此阶段主要去除结晶水及固体吸附水，升温速度可加快，以每小时 5～10℃为宜。在干燥过程中，在样品共熔点/崩解温度以下，应尽量提高产品的温度以克服水的吸附力，降低干燥体的压力及提供较大的压力梯度，从而缩短解析干燥的时间。

（4）真空释放/回充：在打开上箱压盖系统玻璃门前，应先将真空卸掉。气体钢瓶必须装配有调压阀，出口压力最大不得超过 15psi。回充气体气量可通过真空释放旋钮进行控制。

1.5 性能评价

参考物质制备之后是否能够满足临床预期用途，需要对其各项性能指标进行评价。参考物质的性能评价与试剂盒性能评价有所不同，均匀性、稳定性、互换性是参考物质的基本性能，这些性能指标的结果直接决定了参考物质的品质。

1.5.1 均匀性

均匀性是指标准物质各指定部分中某个特定特性量值的一致性。"指定部分"可指诸如一批参考物质或该批内的单个单元。均匀性通常分为两种类型：其一是单元间的均匀性，是指特性量值在参考物质单元间的一致性，适用于任何类型的包装（如小瓶）；其二是单元内的均匀性，指的是特性量值在参考物质单元内的一致性。

具有良好的均匀性，是确保参考物质制备成功的条件之一。

1.5.1.1 均匀性检验的基本原则

（1）抽样

1）抽样单元数：抽样数量对样品总体要有足够的代表性。根据 JJF1343-2012 的原则，抽取数量取决于总体样品的数量和对样品均匀程度的了解。当总体样品的数量较多时，抽样量也应相应增多。当已知总体样品均匀性良好时，抽样数量可适当减少。抽样数量及每个样品的重复测量次数应适合所采用的统计检验要求。

若总体样品数为 N，当 $N \leqslant 200$ 时，抽样数量不少于 11 个；当 $200 < N \leqslant 500$ 时，抽样数量不少于 15 个；当 $500 < N \leqslant 1000$ 时，抽样数量不少于 25 个；当总体样品数 $N > 1000$ 时，抽样数量不少于 30 个。对于均匀性好的样品，当 $N \leqslant 500$ 时，抽样数量不少于 10 个；当 $N > 500$ 时，抽样数量不少于 15 个。抽样数量与总体样品数的对应关系见表 3.1.1。

表 3.1.1 抽取单元数与总体单元数的对应关系

总体单元数（N）	抽取单元数
$N \leqslant 200$	$\geqslant 11$
$200 < N \leqslant 500$	$\geqslant 15$
$500 < N \leqslant 1000$	$\geqslant 25$
$N > 1000$	$\geqslant 30$
均匀性好的样品 $N \leqslant 500$	$\geqslant 10$
均匀性好的样品 $N > 500$	$\geqslant 15$

2）取样部位：从特性量值可能出现差异的部位抽取，取样点的分布对于总体样品应有足够的代表性。如对溶液样品，可在分装的初始、中间、终结阶段取样。当待定特性量值的差异原因不明或认为不存在差异时，则进行随机取样。

（2）被测量：参考物质只有单一特性量时，均匀性检验的被测量与待测特性量一致。

参考物质有多种待定特性量时，可选择有代表性和不容易均匀的待测特性量进行均匀性检验。对没有足够经验的基体和待测特性量，需要对每种待测特性量进行均匀性检验。

（3）测量方法：应选择具有不低于认定测量方法的精密度和具有足够灵敏度的测量方法，在重复性的试验条件下进行均匀性试验。理想条件下，$s_r \leqslant \dfrac{U_d}{3}$，$s_r$ 为测试方法的重复性标准差，U_d 为参考物质的目标不确定度。

1.5.1.2　均匀性实验设计

（1）瓶间均匀性实验设计：研究瓶间均匀性是为了确定参考物质的瓶间差异，可有两种典型的实验设计方案，如图 3.1.3 和图 3.1.4 所示。

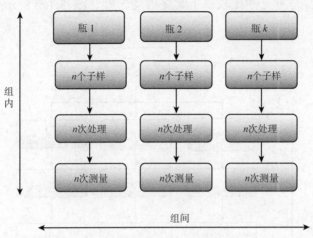

图 3.1.3　瓶间均匀性方案一

图 3.1.3 展示的方案是一种理想方案。在此方案下，每个单元均可抽出一定数量的样品，并可单独处理样品及检测。在此种方案下，瓶间方差只包括瓶间不均匀性，而瓶内方差则包括了从开始抽取样品到样品处理再到最后的检测这一连续过程所引入的不确定度。

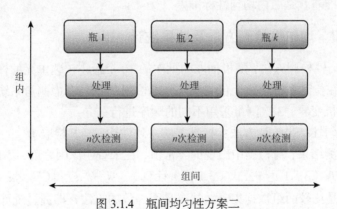

图 3.1.4　瓶间均匀性方案二

图 3.1.4 显示的是不能从每个单元中抽取样品，但样品处理后可以多次测量的情况。在该设计中，由于瓶间均匀性的影响来源于样品的转化，所以它被包括在组间方差中。组内方差只包括测量的重复性。对于某些只能检测 1 次的

样品，应将单元间的方差和测量方法精密度相比较，以此来评价参考物质的均匀性。

（2）瓶内均匀性实验设计：瓶内均匀性评估一般只有在可以抽取子样的情况下才会进行。通常情况下，瓶内均匀性标准差包含了测量重复性，应将瓶内抽样标准差 s_{wb} 与重复性比较以了解瓶内均匀性。图 3.1.5 所示为瓶内均匀性方案。

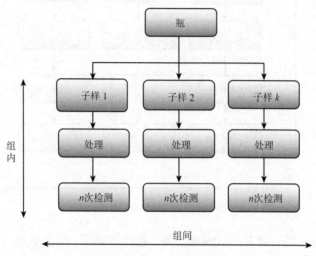

图 3.1.5 瓶内均匀性方案

所得到的实验数据处理方式类似于瓶间均匀性，即采用单因素方差分析。得到的组间标准差就是瓶内均匀性标准差。

1.5.1.3 均匀性检测方法及结果统计

（1）均匀性检测方法：随机抽取同批次的 10 个最小包装单元的样品并随机编号 1~10，在检测系统上每个包装单元分别检测 3 次。考虑测量系统随时间等因素引起的随机变异，3 次测量采用不同的顺序进行。

（2）均匀性结果统计方法：标准差的一致性检验（ F 检验）。

记录检测结果，对检验中出现的异常值，在未查明原因之前，不应随意剔除。然后按照公式（3.1.1）~公式（3.1.11）计算 F、s_{bb}、s_r 和 $CV_{瓶间}$：

F 检验是比较两组数据集分散情况是否一致的方法，即通过统计量 F 值与临界值进行比较判断两组测量数据的标准差之间是否具有显著性差异。

$$SS_{瓶间} = \sum_i (\pmb{x}_i - \overline{\pmb{x}})^2 n_i \tag{3.1.1}$$

$$SS_{总和} = \sum_{ij} (\pmb{x}_{ij} - \overline{\pmb{x}})^2 \tag{3.1.2}$$

$$SS_{瓶内} = SS_{总和} - SS_{瓶间} \quad\quad （3.1.3）$$

$$MS = \frac{SS}{v} \quad\quad （3.1.4）$$

$$F = \frac{MS_{瓶间}}{MS_{瓶内}} \quad\quad （3.1.5）$$

$$n_0 = \frac{1}{a-1}\left[\sum_{i=1}^{a} n_i - \frac{\sum_{i=1}^{a} n_i^2}{\sum_{i=1}^{a} n_i}\right] \quad\quad （3.1.6）$$

$$v = a - 1 \quad\quad （3.1.7）$$

$$v_2 = N - a \quad\quad （3.1.8）$$

$$s_{bb} = \sqrt{\frac{MS_{瓶间} - MS_{瓶间}}{n_0}} \quad\quad （3.1.9）$$

$$s_r = \sqrt{MS_{瓶内}} \quad\quad （3.1.10）$$

$$CV_{瓶间} = \frac{s_{bb}}{\bar{x}} \quad\quad （3.1.11）$$

式中，SS 为方差；v 为自由度；MS 为均方；F 为 F 检验值；n_0 为有效测量次数；a 为抽取的样品数量；N 为测试总次数；s_{bb} 为瓶间标准差；s_r 为瓶内标准差（重复性标准差）；x_i 为每个样品的测量或计算结果；n_i 为样品 i 重复测量次数；x_{ij} 为样品 i 的第 j 个结果；$\bar{x}$ 为总平均值；δ 为目标标准差。

当统计结果 $F \leqslant 1$ 时，以瓶内标准差 s_r 代替 s_{bb} 计算 $CV_{瓶间}$。

当统计结果 $F \leqslant 10$ 时，检验结果显示瓶间均匀性无显著性差异，可以作为参考物质，同时将该不均匀性引起的不确定度作为参考物质赋值不确定度的来源。并计算所有测试结果的平均值，然后计算结果 $CV_{瓶间}$。

当统计结果 $F > 10$ 时，认为瓶间均匀性较差，不宜作为参考物质，同时不再计算 $CV_{瓶间}$。

1.5.2 稳定性

稳定性（stability）指在指定条件下贮存时，参考物质在规定时间内保持特定特性量值在一定限度内的特性。参考物质的稳定性包括短期稳定性、长期稳定性。短期稳定性又包括首次开封稳定性、复溶/复融稳定性、运输稳定性等。

运输稳定性是参考物质特性在运输至用户的条件和时间段下的稳定性。首次开封稳定性、复溶/复融稳定性是参考物质在使用条件下的稳定性。长期稳定性是参考物质特性随时间延续的稳定性。

稳定性研究一般有两个基本的实验设计方案：经典稳定性研究和同步稳定性研究。前者是指随着时间推移，在相同的条件下测量同时制备的样品；此方案包括了系统的不稳定性，其研究中可能还包含中间精密度（不同时间的测量条件可能发生变化），所以会引起相对较高的不确定度。后者是指将所有样品保存在同样的参考条件下（预期此条件下样品是稳定的），在不同时间将样品放置在所要求的环境条件下保存，将所有取出的样品在重复性条件下进行测试。"同步"强调所有测量都在同一时间进行。与经典稳定性研究相比，同步研究减少了多个时间点测量的离散性，故而同步研究通常会引入更小的不确定度。两种研究方案都可用于首次开封稳定性、复溶/复融稳定性、运输稳定性、长期稳定性研究。具体选择视方法精密度和样品稳定性确定。同步设计是专为批定值设计的，不适用于单个制品。

1.5.2.1　稳定性评价的基本原则

稳定性研究首先需要检查判断所得到的数据是否可观察到变化趋势，通过时间变化观察参考物质的特性量值是否具有单方向变化趋势。

在使用参考物质的过程中，如果允许重复二次取样，则应该考虑二次取样操作（如重复开瓶、反复冻融、湿度变化等）对稳定性造成的影响。若无法有效考虑这些对稳定性可能造成的影响，则不允许对该参考物质进行重复使用。

通常在均匀性评估通过之后评估稳定性，按照先密后疏的原则确定时间间隔。参考物质应在规定的贮存或使用条件下，定期进行待定特性量值的稳定性检验。一年期内的测量点不少于 5 个。

当参考物质有多个待定特性量值时，应分别评估每个量值的稳定性。在量值间有明显的分布关系时，可选择那些易变的和有代表性的待定特性量值进行稳定性检验。

选择不低于定值方法精密度和具有足够灵敏度的测量方法进行稳定性检验，并注意操作及实验条件的一致。

考察稳定性所用样品应从分装成最小包装单元的样品中随机抽取，抽取的样品数对于总体样品有足够的代表性。

如果特性量值在试验的时间间隔内是稳定的，该试验间隔可作为参考物质的有效期。在参考物质发放期间要不断积累稳定性数据，以延长有效期。

1.5.2.2　稳定性检测方法

（1）首次开封稳定性：当参考物质存在二次取样且为液体时，应进行首次开封稳定性的试验。

将参考物质开瓶后储存在预期的温度范围内，间隔一定时间取出进行检测，建议每个时间点测量至少 2 瓶，每瓶重复检测 3 次，总测量时间点不少于 5 个，根据结果的变化趋势确定首次开封稳定性的时间。

（2）复溶/复融稳定性：当参考物质为冻干品时，在预设的稳定时间内测定复溶后参考物质，每个时间点随机抽取至少 2 个最小包装单元，每个包装单元重复检测 3 次，总测量时间点不少于 5 个，直到参考物质的量值发生变化，根据结果的变化趋势确定复溶稳定性时间。

当参考物质为冷冻物时，在预设的稳定时间内测定复融后参考物质，每个时间点随机抽取至少 2 个最小包装单元，每个包装单元重复检测 3 次，总测量时间点不少于 5 个，直到参考物质的量值发生变化，根据结果的变化趋势确定复融稳定性时间。

（3）长期稳定性：在预期的效期内，在不同的时间点进行测定，每个时间点随机抽取至少 2 个最小包装单元，每个包装单元重复检测 3 次，直至超出预期效期后一定时间。例如，预期的长期稳定性时间为 12 个月，可测定到已保存 13 个月的样品。若参考物质稳定性足够好，需延长效期，可再增加时间节点直到发生变化为止，根据结果的变化趋势确定参考物质的有效期。

（4）运输稳定性：主要研究在指定的包装和运输条件（最低要求）下材料及其特性量值的行为。运输条件的限制越多，短期稳定性研究工作就越少。推荐用于运输的条件为材料的不稳定性不大于长期稳定性研究中的不稳定性，以便定值时不需要计入运输稳定性的不确定度贡献。而且运输时不一定总能保持其运输条件，使运输对材料的影响可以忽略。在涉及特定的基质/特性组合而又没有以往的经验时，可在不同的温度下进行短期稳定性研究，以获得适当贮存条件及运输中需采取预防措施的信息。

1.5.2.3 稳定性结果统计方法

稳定性研究首先需要检查判断所得到的数据是否可观察到趋势性变化，通过时间变化来观察参考物质的特性量值是否具有单方向变化。

对于内在动力学机理未知的情况，可以采用线性拟合模型。当不稳定性的机理非常明确时，则不适宜采用线性拟合模型。

当动力学情况未明确时，稳定性研究的基本模型可表示为

$$Y = b_0 + b_1 X$$

式中，b_0、b_1 为回归系数；X 为时间；Y 为参考物质特性量值。

对于稳定的参考物质，其 b_1 的期望值为 0。

现假定有 n 对（X_i，Y_i）的测量值，其中 Y_i 计算方法为

$$Y_i = b_0 + b_1 X_i$$

式中，X_i 为第 i 个时间点；Y_i 为第 i 个时间点对应的特性量值。

因重复测量或者每个时间点抽取了 1 瓶以上的样品，故每个 X_i 会对应多个 Y_i。在进行趋势分析时，X_i 可以使用各样品的均值。

b_1 的计算方法为

$$b_1 = \frac{\sum_{i=1}^{n}(X_i - \overline{x})(Y_i - \overline{y})}{\sum_{i=1}^{n}(X_i - \overline{x})^2}$$

式中，$\overline{x}$ 为所有时间点的平均值；$\overline{y}$ 为所有特性量值的平均值。

b_0 的计算方法为

$$b_0 = \overline{y} - b_1\overline{x}$$

b_1 的标准差的计算方法为

$$s_{(b_1)} = \frac{s}{\sqrt{\sum_{i=1}^{n}(X_i - \overline{x})^2}}$$

式中，s 为直线上每个点的标准差，计算方法为

$$s = \sqrt{\frac{\sum_{i=1}^{n}(Y_i - b_0 - b_1 X_i)^2}{n-2}}$$

稳定性判断方法：根据已知的 b_1 和 $s_{(b_1)}$，选用合适的 t 因子，利用 t 检验来判断其显著性。

（1）t 检验：按照表 3.1.2 中 t 检验表的公式进行斜率的趋势显著性检验，计算 $t_{p,n-2} \times s_{(b_1)}$。对于 95% 的置信水平，当 $|b_1| < t_{0.05,n-2} \cdot s_{(b_1)}$ 时表示趋势不显著，证明参考物质的特性量值在预期的效期内是稳定的；当 $|b_1| \geq t_{0.05,n-2} \cdot s_{(b_1)}$，同时 $t \times s_{(b_1)} \leq \dfrac{u_d}{3}$（$t$ 为效期），则认为参考物质在效期内相对稳定。否则趋势显著。

表 3.1.2 t 检验表

参数	回归标准误（$s_{y,x}$）	斜率标准差 [$s_{(b_1)}$]（不确定度）	t 值（$t_{0.05,n-2}$）	斜率（b_1）
公式	$s_{y,x}^2 = \dfrac{\sum_{i=1}^{n}(Y_i - \hat{Y}_i)^2}{n-2}$	$s_{(b_1)} = \dfrac{s_{y,x}}{\sqrt{\sum_{i=1}^{n}(X_i - \overline{x})^2}}$	—	—

注：可使用 Excel 进行计算，Excel 2010 中 $s_{y,x}$ 的计算公式 "$s_{y,x}$=STEYX（$\overline{y}_i$，X_i）"；$t_{0.05,n-2}$ 的计算公式 "$t_{0.05,n-2}$=TINV（0.05，n-2）"；b_1 的计算公式 "b_1=SLOPE（$\overline{y}_i$，X_i）"。

该法需要计算，大多数情况下不能通过软件计算，但大部分软件可计算 F 检验表，所以用 F 检验来判断回归的显著性更加便捷。此外，计算不确定度时需计算 $s_{(b_1)}$。

（2）方差分析：按照表 3.1.3 方差分析表计算 F 值和概率（P）值；对于 95% 的置信水平，$P \geqslant 0.05$，表示趋势不显著，否则趋势显著。

可使用 Excel 进行计算，Excel 2010 中，P 的计算公式为 "P=FDIST（F，1，n–2）"。

表 3.1.3　方差分析表

变异源	自由度	SS	MS	F	P
回归	1	$\sum_{i=1}^{n}(Y_i - \overline{y})^2$	MS_{reg}		
残差	n–2	$\sum_{i=1}^{n}(Y_i - \overline{y}_i)^2$	$s^2 = \dfrac{SS}{n-2}$	$F = \dfrac{MS_{reg}}{s^2}$	
总和	n–1	$\sum_{i=1}^{n}(Y_i - \overline{y})^2$	—		—

1.5.3　互换性

1.5.3.1　基本原则

互换性指参考物质的特性值在两个测量程序间的量值关系与天然样品在同样两个测量程序间量值关系的一致程度。

在临床常规测定中，待测物的检测信号与其活性或浓度的关系通常会受到环境条件（如温度或基质）的影响，大多数情况下基质效应是最主要的因素，因此需要评估所制备的参考物质与待测样品在同一反应体系中是否有相同的基质效应，即进行互换性评估。

评估方式如下：用两种测定方法（如参考测量程序与常规测量程序）同时对选定的一系列具有代表性的临床样品和所制备的参考物质进行分析，对两种方法的测量结果进行回归分析。如果所制备的参考物质样品与患者样品的测量结果在两种方法间的回归关系出现明显偏离，则说明该参考物质的互换性较差。

1.5.3.2　互换性测定方法

（1）按照要求准备待评价参考物质。

（2）准备至少 20 份患者新鲜样品，浓度在测量程序的测量区间内，并涵盖所有待评参考物质浓度。

（3）待评参考物质与 20 份患者新鲜样品同时测定，参考物质随机分布于患者样品之间。可能在同时间段采用常规测量程序与参考测量程序测定，每个样品重复测量 3 批，两种测量程序分别进行校准。如果不能在短时间内完成测试，应有信息证明对于患者新鲜样品及参考物质在储存条件不影响结果。

（4）冻存 20 份患者新鲜样品和参考物质为以后分析使用（最好深低温保存）。如果在数据分析期间或在数据分析之后出现问题，样品应该采用其他比较方法重新分析。

1.5.3.3 互换性结果统计分析方法

（1）评估方法和比对方法分别检测至少 20 份新鲜临床样品，将待评价的校准品质控品随机分布于临床样品之间，每个样品测量 2 次。

（2）将 20 份患者新鲜血清和待评价样品重复测量的均值作图（使用不同的标记），以评估方法测得的结果为 y 轴，以比对方法测得的结果为 x 轴，做回归分析。

（3）按照 EP6（定量测定方法的线性评估）检查多项式回归的结果。如果数据多项式回归后不呈一级方程或二级方程，可将数据进行 $\log_{10}$ 转换，经转换后，进行多项式回归，回归结果是一级方程或二级方程，也可继续本程序。

（4）然后按照下面所示的公式计算一级方程或二级方程的置信区间：

$$\bar{Y}_{\text{pred}} \pm t(0.975, n-g)s_{y,x}\left[1+\frac{1}{n}+\frac{(\bar{X}_i-\bar{\bar{X}})^2}{\sum(\bar{X}_i-\bar{\bar{X}})^2}\right]^{1/2}$$

式中，$\bar{Y}_{\text{pred}}$ 表示根据回归曲线计算出的预期值；n 为患者新鲜样品数量；g 为常数项，线性回归时为 2，二次回归时为 3；$s_{y,x}$ 为回归标准误，计算公式为 $\left[\sum(\bar{Y}_{\text{pred}}-\bar{Y}_i)^2/(n-g)\right]^{1/2}$；$\bar{X}_i$ 为 x 轴上第 i 个值（某样品比对方法测定均值）；$\bar{Y}_i$ 为 y 轴上第 i 个值（某样品评估方法测定均值）；$\bar{\bar{X}}$ 为所有样品比对方法测定均值的整体均值。

（5）结果判断：如果待评价标准物的测值按照回归方程进行计算，落在置信区间内，则待评价标准物在被评价系统内具有互换性；反之，则不具有互换性。具有互换性的校准品/质控品可作为溯源用工作校准品/工作质控品，否则，反之。

1.5.4 有形成分参考物质性能评价

1.5.4.1 总则

在体外诊断的各种参考物质中，有一类比较特殊的参考物质——有形成分参考物质。和生化、免疫等参考物质不同，有形成分参考物质的关键成分需要在显微镜下才能观察到，不能溶解在基质中，因此其物理形态是一种悬浊液而非溶液。正是基于此，有形成分参考物质具有其自身的特点，其配制工艺、评价和赋值等也和生化、免疫等参考物质有所区别。前文对其配制进行了单独描述，下文将针对性能评价中的差异进行论述。

1.5.4.2 适用范围

本共识适用于有形成分定量参考物质的制备与溯源，既可用于指导厂家生产，也可用于检测机构、审评机构和使用单位对参考物质的评价。鉴于目前行业的发展水平，本共识仅对有形成分的定量参考物质进行探讨，对有形成分的分类参考物质在行业的技术水平突破后再作补充

1.5.4.3 有形成分参考物质的性能评价

（1）外观

1）颗粒型：依不同的颗粒成分而不同，可按说明书的要求进行评价。

2）细胞型：细胞型参考物质现有技术尚不适宜采用冻干形式封装，其物理形态只能为液态。其外观应为略带暗红色的混悬液，且浓度越高，颜色越深。久置后有分层，上部澄清，下部有红色沉淀。

（2）均匀性评价：有形成分参考物质中的关键成分是细胞或模拟细胞颗粒，其保存形态是悬浊液，它比溶液更难以保证分布均匀。

影响有形成分均匀性的因素包括：

1）包装材料：包装材料可能对有形成分造成破坏、吸附或排斥，或对有形成分的形态产生影响（如使其形态发生膨胀、收缩、变形）。因此，在包装的选材上应进行充分验证，不仅要考虑瓶体、瓶盖，还需要考虑密封材料的影响。

2）配制工艺：在参考物质配制中，有一个混匀的环节，这是保证产品均匀性的关键环节。对于生化、免疫等溶液型参考物质来说，只需要保证混匀的力度和时间即可，无需考虑混匀对关键物质的破坏。但对有形成分参考物质来说，剧烈的和长时间的混匀则可能导致其中的有形成分变形或破坏。因此在配制时，需要对混匀的工艺进行充分验证。

基于上述影响，评价有形成分参考物质时也需要考虑其自身的特点。

由于有形成分的特殊性，其参考物质不可能像溶液那么均匀，因此在评价均匀性时，需要注意以下几点：

A. 使用前的混匀：和测试其他参考物质一样，有形成分参考物质测试前也需要充分混匀，但需要注意混匀的方式，不可采用过于剧烈的混匀方式，以防止有形成分破碎、聚集。

液体试剂的手工混匀通常采用颠倒混匀、手指拨动等。由于手工操作存在个体手法的差异，因此操作的力度和时间需根据各人的实际情况摸索确定。对于颠倒混匀方式，要注意瓶盖是否吸附细胞和手开盖时试剂对手可能产生污染的问题。手指拨动法需要控制好拨动的力度，轻轻拨动即可，不可用力过猛。

为了避免手工混匀时因操作手法导致的不匀，也可采用微型振荡器进行混匀。需要注意的是，使用前要设置合适的振荡频率和时间。通常选择频率 500～600r/min，振荡时间 10min 为宜。

B. 对于大包装，如果混匀次数多将可能导致细胞破坏，建议生产厂家采用小包装出厂（测试次数不要大于 10 次）。如出厂包装为大包装，则用户启用时，可先充分混匀后封装到小容器中，保证每个小封装的测量次数不大于 10 次。

（3）稳定性评价：体外诊断试剂的稳定性，是体外诊断试剂随着时间推移保持其性能特性一致的能力。对有形成分参考物质，其性能特性包括形态和数量两个特性，此处暂不考虑不同的类别。

因此，有形成分参考物质的稳定性可定义为产品随着时间推移保持形态完好和计数浓度一致的能力。

可通过观察镜下图像对形态是否完好进行评价。重点可评价细胞（或颗粒）是否有破损，细胞是否变形（如皱缩、膨胀、异形等）。

对于计数的稳定性评价可参考体外诊断参考物质稳定性的通用评价方法，同时也应考虑有形成分的特点。

1）评价方案

A. 考虑关键组分的潜在影响：对于有形成分参考物质来说，关键组分即为模拟颗粒或细胞。方案中需详细分析哪些因素将会对其中的模拟颗粒或细胞的稳定性产生影响。评价时要对可能影响稳定性的因素进行针对性研究，以提高评价的有效性。

B. 关于试验条件：对细胞型参考物质，瓶盖和密封材料可能对细胞产生吸附或破坏，因此试验时需考虑样品包装的倒置情况。产品在正常状态下应正立放置，但如果产品被横置、倒置，导致样品接触瓶盖的密封部分，则可能引起液体渗出，或腐蚀密封圈导致密封圈中的化学成分融入瓶中造成细胞或颗粒破碎等情况出现。因此，在稳定性研究过程中应设置不同的试剂瓶放置状态进行充分的评估，或者应识别这种可能的风险并采取有效的措施，或提醒用户在储存或运输过程中不要横置或倒置产品。

C. 关于运输稳定性：评价方案应明确模拟运输的试验与评价方法。

运输稳定性评价是基于对试剂实际运输条件的了解（如运输时间、预计温度和湿度）来模拟运输条件存放产品从而评价产品的稳定性。运输稳定性的研究应遵守目前监管部门对体外诊断试剂冷链运输管理的有关法规要求，要充分考虑运输的路线、交通工具、距离、中转次数、时间、条件（温度、湿度、震动等）、包装情况（内包装、保温措施等）、温度监控器情况（温度监控器的数量、位置）等。同时也应按照最恶劣的条件进行模拟，如设置最长距离、极冷或极热、中转期间脱离冷链（考虑脱离后的环境温度、脱离的次数、脱离的总时间等）等，应通过运输稳定性研究确认在规定的保存条件下产品的运输稳定性，以及在短暂脱离规定保存条件下运输对产品稳定性的影响。在运输稳定性考察中主要考虑的条件有：极端温度条件，温度循环条件，冲击与振荡，压力与湿度等。生产企业也可以通过实地追踪记录产品的物流运输情况为模拟运输模式的确定提供参考。

D. 每个设定时间点的检验：应明确每个设定时间点对样品进行检验的方法和检验的次数。

对于有形成分参考物质，仅需检验其有形成分的计数值即可。考虑到有形成分分布的不均匀性，在检验前需要充分混匀样品，并测量多次取均值以减少因精密度不够带来的影响。具体测量次数应根据赋值浓度高低及精密度的不同进行设定。

2）评价方法：稳定性评价一般采用显著性检验来实现。对于有形成分参考物质，可采用 t 检验进行评价。

t 检验又分为三种：

A. 单总体 t 检验，是用来比较一组样品的平均值和一个标准值有无差异。

B. 配对样品 t 检验，是用来比较一组样品在处理前后的平均值有无差异。

C. 独立样品 t 检验，是用来比较两组样品的平均值有无差异。

当参考物质特性量值的标准值已知时，可用单总体 t 检验法评价其稳定性；当参考物质特性量值的标准值未知时，可用配对样品 t 检验或独立样品 t 检验评价其稳定性。

3）方法选择：根据 JJF1006《一级标准物质技术规范》，只有稳定性检验符合要求的标准物质方可进行赋值。因此，在进行有形成分参考物质的稳定性检验时，该参考物质的特性量值的标准值未知，故采用配对样品 t 检验或独立样品 t 检验进行稳定性统计检验。

配对样品 t 检验是对两个同质的样品分别接受不同的处理或一个样品先后接受不同的处理，来判断不同的处理是否有显著差异。

独立样品 t 检验则要求检验的两批样品是相互独立的，通过统计判断它们的差异是否具有显著意义。

当参考物质的最小包装可供测量的次数较多时（如质控品），可按配对样品 t 检验方法进行稳定性评价（如进行质控品的开瓶稳定性评价）。

当参考物质的最小包装可供测量的次数较少（如校准品）时，可按独立样品

t 检验方法进行稳定性评价。

需要注意的是，由于有形成分参考物质是以悬浊液的形式保存在容器中，时间久后其中的有形成分将会沉淀在底部，在使用前需要充分混匀，否则将影响测量结果。对细胞类的参考物质，混匀可能影响其长期稳定性，因此经混匀后的参考物质需尽快完成测试，不宜久留进行长期稳定性研究。

鉴于上述原因，对较大包装的质控品进行开瓶稳定性评价时，可采用配对样品 t 检验，对有形成分参考物质进行运输稳定性和实时稳定性评价时，需采用独立样品 t 检验。

4）评价方法的实施

A. 配对样品 t 检验：是对两个同质的样品分别接受不同的处理，或一个样品先后接受不同的处理，来判断不同的处理是否有显著差异。对于一个较大包装的参考物质，要评价其开瓶稳定性，可采用配对样品 t 检验。

试验时，在生产完成的产品中随机抽取一定数量（n）的样品（为保证统计意义，n 应不小于 6）并编号。充分混匀后在各样品瓶中取样测量其浓度，并将测量数据作为原始数据保存，以后按设计的间隔时间分别在各样品瓶中取样测量，将数据按对应编号记录，并和原始数据进行差异显著性判断。若差异无显著性则继续保存样品至下一个设计间隔时间。延续抽样测量直到和原始数据存在显著性差异为止。以此推断上一次抽样时间即为开瓶有效期。

配对 t 检验统计方法：设用于开瓶稳定性试验的样品数量为 n 瓶。样品第一次测试浓度数据分别为 x_{11}，x_{12}，$\cdots$，x_{1n}，一定的时间间隔后样品再一次测试的浓度数据分别为 x_{21}，x_{22}，$\cdots$，x_{2n}。按照配对 t 检验判断这两组数据其差异是否存在显著性，具体步骤如下：

第一步，引进一个新的随机变量 $D = x_1 - x_2$，对应的样品值为 d_1，d_2，$\cdots$，d_n，其中，$d_i = x_{1i} - x_{2i} (i = 1, 2, \cdots, n)$。

这样，检验的问题就转化为单样品 t 检验问题，即转化为检验 D 的均值是否与 0 有显著差异。

第二步，建立零假设 $H_0 : \mu_d = 0$。

第三步，构造 t 统计量。

$$t = \frac{\overline{d}}{s_{\overline{d}}}, \quad df = n - 1$$

式中，$\overline{d}$ 为差值变量 D 的均值，$s_{\overline{d}}$ 为变量 D 的标准误，计算公式为

$$s_{\overline{d}} = \frac{s_d}{\sqrt{n}} = \sqrt{\frac{\sum (d - \overline{d})^2}{n(n-1)}} = \sqrt{\frac{\sum d^2 - (\sum d)^2}{n(n-1)}}$$

第四步，计算 t 值和对应的 P 值。

第五步，作出推断。

若 P 值<显著水平 α（通常 $\alpha=0.05$），则拒绝零假设，即认为两总体均值存在显著差异。代表参考物质的浓度发生了显著性变化。

若 P 值>显著水平 α，则不能拒绝零假设，即认为两总体均值差异不显著。代表参考物质的浓度未发生显著性变化。

开瓶稳定性时间的确定：每次检测后，如果统计得到的结果为浓度未发生显著性变化，则继续后续试验；一旦浓度发生显著性变化，则将前一次的时间定为开瓶稳定时间。

B. 独立样品 t 检验：可以用来评价两组数据的均值是否存在显著性差异。用于参考物质稳定性评价时，可在参考物质储存期间定期抽样测定，将生产完成后第一次抽样测量的数据作为原始数据保存，以后每一次抽样测得的数据均和原始数据进行差异显著性比较，一直延续，直到抽样测量的数据和原始数据存在显著性差异为止。以此推断上一次抽样时间即为有效期。

独立样品 t 检验用公式表述为

$$t = \frac{|\bar{x}_2 - \bar{x}_1|}{\sqrt{\dfrac{(n_1-1)s_1^2 + (n_2-1)s_2^2}{n_1+n_2-2} \cdot \dfrac{n_1+n_2}{n_1 \cdot n_2}}}$$

式中，$\bar{x}_1$ 为第一次稳定性监测测量数据的平均值；$\bar{x}_2$ 为一定时间间隔后，稳定性监测测量数据的平均值；s_1 为第一次稳定性监测测量数据的标准差；s_2 为一定时间间隔后，稳定性监测测量数据的标准差；n_1 为第一次稳定性监测测量次数；n_2 为一定时间间隔后，稳定性监测测量次数。

为了保证平均值和标准差的准确度，n_1 和 n_2 均≥6，若 $t < t_{\alpha(n_1+n_2-2)}$，则认为该参考物质的特性量值没有发生显著性变化，该参考物质在监测期内是稳定的。$t_{\alpha(n_1+n_2-2)}$ 表示显著性水平为 α（通常 $\alpha=0.05$），自由度为（n_1+n_2-2）的临界 t 值。

5）测定方法：应选择不低于赋值方法精密度和具有足够灵敏度的测量方法进行稳定性检验，并注意操作及实验条件的一致。

对于有形成分参考物质，按照《能力验证样品均匀性和稳定性评价指南》中稳定性评价的要求，在样品有效混匀后，应用全自动血液分析仪在重复性实验条件下对每瓶参考物质测定 3 次取平均值。样品检验时，每检验完一瓶对检验设备进行空白测定，以防止样品间的交叉污染。

1.6　计量学溯源

1.6.1　溯源的意义

临床检验的最终目的是能够对患者标本出具准确可靠的检验结果报告。检验结果具有跨时空的可比性，不仅能使患者得到及时救治，还能大幅减少重复检测所造成的医疗资源浪费，这也一直是我国政府管理部门的工作目标。目前认为实现这一目标最有效的手段是建立和保证检验结果的溯源性。

量值的溯源性是通过一条具有规定不确定度的不间断的比较链，使测定结果或标准值能够与规定的参考标准（通常是国家标准或国际标准）联系起来的特性，通常通过溯源等级图描述这一过程。为保证检测结果的准确性和一致性，要求校准常规方法的参考物质必须溯源到可能的参考测量程序和/或可能的高一级参考物质，使常规的检测系统和参考系统对患者样品的检测得到相同的检测量值。

除了保证参考物质的溯源性外，临床实验室和生产制造商必须对检测系统各组分（仪器、试剂、校准品和操作程序）实行严格的标准化程序，才能实现患者检验结果的溯源性。要强调的是溯源不是单独一个试剂或校准品或仪器的溯源，而是这三者组合的整个检测系统的溯源。

1.6.2　计量学溯源情况概述

临床检验结果溯源的意义和重要性已被国际社会广泛认同。1998 年欧洲议会和理事会签署的体外诊断器具指令 Directive 98/79/EC，对体外诊断器具的参考物质定值的溯源性做出了明确规定：要求体外诊断器具的参考物质定值的溯源性必须通过已有的高一级的参考测量程序和/或参考物质予以保证。

作为国际实验室认可依据的 ISO/IEC 17025《检测和校准实验室能力的通用要求》和 ISO 15189《医学实验室——质量和能力的要求》也都对临床检验结果的溯源性做出了明确要求。

为配合该欧洲指令的实施和规范检验医学领域溯源性的建立，国际标准化组织（ISO）于 1999 年起草了 5 个相关标准，其中 ISO 17511：2003《校准物质和质控物质定值的计量学溯源性》和 ISO 18153：2003《酶催化浓度校准物质和质控物质定值的计量学溯源性》，对临床检验计量学溯源性做出了具体说明，简单理解就是应用参考测量程序或参考物质将量值传递到常规检验结果。参考测量程序、参考物质和参考测量实验室共同组成量值传递的参考测量系统。ISO 15193《参考测量程序的表述》，ISO 15194《参考物质的描述》和 ISO 15195《临床检验医学——参考测量实验室要求》分别对参考测量程序、参考物质和参考测量实验室做出说明和要求。国内已将以上国际标准转化为相应的国家标准或行业标准。

原则上来说，使用患者样品作为校准品是最合适的也是最符合临床状况的，但是在实际操作过程中，所有的校准品几乎都是使用替代品制备的。由于校准品都是处理过的样品，和患者新鲜样品存在基质差异。由于参考测量程序规定了详细的样品前处理及严密和合理的测量方法，一般情况下不同的基质样品不影响测量结果。而常规测量程序一般直接用来检测患者样品，不是像参考测量程序那样对样品进行前处理。如果先用参考测量程序检测患者样品，再以具有参考值的患者样品去校准某检测系统（包括方法、试剂、仪器），此时用该检测系统再检测其他患者样品时，这些患者样品结果可认为溯源到了参考标准。因此，患者新鲜样品是校准检测系统的最佳校准品。

原则上，以具有参考值的患者新鲜样品去校准某检测系统（包括方法、试剂、仪器）后，检测系统再去检测候选的校准品（处理过），得到的检测值为初始校准值。以初始校准值反过来再校准组合的检测系统后，该检测系统又去检测患者的新鲜样品。观察患者样品的检测值是否和参考测量程序的测定值具有良好的可比性。实践说明，只有不断地调整校准值，直至用该校准值校准指定的检测系统后，检测系统再检测患者样品，得到的测定值和患者样品的参考测量程序测定值具有满意的可比性，此时校准品的校准值可以被确认。

1.6.3 溯源链和校准等级

1.6.3.1 计量学溯源图

根据 ISO 17511，一个完整的计量学溯源图如图 3.1.6 所示，包括一条不间断的、有层次的比较链，每条链有已知的测定不确定度，使参考物的值或人体样品测定结果可溯源到国家或国际规定的参考标准。校准等级的每一水平应是一个测量程序或测量标准。溯源链自上而下各环节的溯源性逐渐降低，不确定度则逐渐增加。

1.6.3.2 溯源链结构说明

（1）SI 单位：即国际单位制单位，共有七个基本单位。国际单位制是计量学研究的基础和核心。在计量上应尽可能追溯至 SI 单位，无论是基本单位或导出单位。

（2）一级参考测量程序：应以已证实具有分析特异性的测量原理为依据，它不参考某相同量的校准品而提供向 SI 的计量学溯源性，并具有低的测量不确定度。在一定时间内为一级校准品某给定类型的量赋值时，可以由一个以上的一级参考测量程序（用两个这样的程序对指定被测量测得的值间不应有显著性差异，均在规定的不确定度内）赋值。

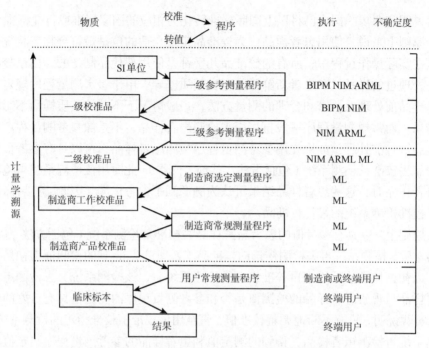

图 3.1.6　完整的校准等级和向 SI 的计量学溯源

注：BIPM. 国际计量局；NIM. 中国计量科学研究院；ARML. 认可参考测量实验室（可以是独立实验室或制造商
　　实验室）；ML. 制造商实验室

（3）一级校准品：是具有最小测量不确定度的测量单位的实物体现。一级校准品应直接用一级参考测量程序赋值，或用适当的分析方法确定该物质杂质后间接赋值。一级校准品一般是高纯度的、物理化学性质明确的分析物，经过稳定性和组成完整性检验，并附有证书（有证标准物质）。一级校准品的认证通常在具备最高计量学能力的实验室进行，如国际或国家计量机构，应满足 ISO 15194 的要求。

（4）二级参考测量程序：是一个或多个一级校准品校准的测量系统，可以由国家计量机构或经权威认可机构认可的参考测量实验室建立。其测量原理可以不同于一级参考测量程序。

（5）二级校准品：由一个或多个二级参考测量程序为之赋值，通常附有证书。二级校准品通常将测量单位从国家计量机构传递至经认可的校准实验室和制造商的校准中心。二级校准品通常是具有基质的物质，使其相似于终端用户常规测量程序所测量的人体来源的样品。

（6）制造商选定测量程序：是一个或多个现有的一级或二级校准品校准的测量系统。制造商选定测量程序可以是二级参考测量程序。

（7）制造商工作校准品：由一个或多个制造商选定测量程序赋值。此校准品有时称为"制造商主校准品"（或内部校准品），应证明该校准品在制造商选定测量程序及被校准的测量程序间有互换性。制造商工作校准品通常是具有基质的物质，相似于终端用户常规测量程序所测量的人体来源的样品。

（8）制造商常设测量程序：由一个或多个制造商工作校准品或更高级的校准品校准、并已验证了分析特异性的测量程序。制造商常设测量程序的测量分析原理和方法可与常规测量程序相同。若希望具有较低的测量不确定度，应通过如大量重复测量和严格的控制系统来实现。

（9）制造商产品校准品：由制造商常设测量程序赋值，用于终端用户常规测量程序的校准。制造商产品校准品一般是具有基质的物质，相似于终端用户常规测量程序所测量的人体来源的样品。

（10）终端用户常规测量程序：是由一个或多个制造商的产品校准品进行校准的测量系统，常由制造商提供。

1.6.4　计量学溯源性的建立

1.6.4.1　计量学溯源性的基本原则

（1）一般原则

1）首先应对被测量有明确的定义，明确被测量中分析物的名称（如果可能需明确化学结构）、预期用途、待测样品类型及报告结果的测量单位。例如，人血清、血浆、脑脊液、尿液中葡萄糖（GLU）的物质的量浓度，单位 mmol/L。

2）应在开始进行最终测量前建立计量学溯源链，应先查找相应的参考测量程序或参考物质，并规定溯源链的最高等级。一般情况下可选择检验医学溯源联合委员会（JCTLM）列表推荐的标准、国家标准和行业标准。某些情况下最高等级就是制造商工作校准品或常设测量程序。

3）有赋值的标准物质可通过溯源链中规定的测量程序，校准下一级测量标准。

4）在给定水平为参考物质赋值时，应带有不确定度，此不确定度应包括所有较高水平校准等级的测量标准和测量程序连续传递的不确定度分量。

5）常规测量程序和参考测量程序的分析特异性应是已知的或经过论证的，参考物质的稳定性和互换性也应是已知的或经过论证的。

6）厂家对溯源链的说明应始于制造商产品校准品的值，止于厂家所使用的最高参考标准，此参考标准的不确定度应包括所有更高计量水平的合成不确定度。

7）当校准等级中一对连续的水平被省略时不确定度会降低。

8）需对仪器设备进行法定计量，如体积、时间、质量、压力、温度等相关仪器设备。

（2）需要考虑的特殊情况：除以上计量学溯源性的一些基本原则，在计量学溯源时还需要考虑以下问题。

1）人体样品中分析物定义不充分。

2）在实现物质的量的单位摩尔时的技术问题，即难以获取指定化学化合物的超纯物质。

3）校准品中分析物的非均一性（异构体、衍生物），难以阐明其物理、化学性质，如酶、抗体、糖蛋白等情况。

4）测量程序对给定校准品中分析物有不同的特异性和选择性，特别是免疫测定。

5）测量的人体样品中的分析物和校准品中的分析物间的微小不一致性。

6）人体样品基质与校准品基质不同。

7）校准品中具有不适宜的"替代分析物"。

8）样品测量过程中，包括分析物的物理或化学修饰。

1.6.4.2　计量学溯源途径

采用已有的参考标准为给定参考物质赋值时，应制定一个完整的计量学溯源方案。根据 ISO 17511 文件的规定，计量学溯源包含了两种情况、共计五个类型的溯源方案：第一种是有一级参考测量程序和一级校准品、能在计量学上溯源至 SI 单位；第二种是不能在计量学上溯源至 SI 单位。不能溯源至 SI 单位的情况，根据溯源最高标准的不同，包含了四种溯源方案：①有国际约定参考测量程序（非一级）和国际约定校准品；②具有国际约定参考测量程序（非一级），无国际约定校准品；③具有国际约定校准品（非一级），但无国际约定参考测量程序；④具有制造商选定测量程序，但既无国际约定参考测量程序，也无国际约定校准品。具体见方案 1～5。

方案 1：具有一级参考测量程序和一级校准品、能在计量学上溯源至 SI 单位，如图 3.1.7。

溯源至 SI 单位是计量学溯源的最佳情况，能够有效保证检测结果的准确性。随着计量技术的不断发展，对计量工作也不断有新的认识。目前，溯源至 SI 单位存在三种情况：①具有参考测量程序和一级有证标准物质，具有对 SI 的完全计量可追溯性，如葡萄糖、胆固醇、电解质、药物等。②具有确定被测量的原级参考测量程序，能够溯源至 SI 单位，但没有真正意义上的原级参考物质，如淀粉酶（AMY）等七个酶学项目的活性浓度量属于这种类型。③用特定的原级校准品校准参考测量程序确定的被测量，能够溯源至 SI 单位。这种情况时参考测量程序测定的是被测量的一个组分量，例如一个多肽片段或者一个位点，不是被测量的整个分子结构。典型的例子是 IFCC 的 HbA1c 参考测量系统。

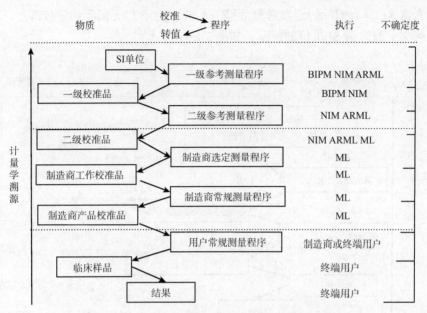

图 3.1.7　选择的校准等级和向 SI 的计量学溯源

方案 2：具有国际约定参考测量程序（非一级）和国际约定校准品，不能在计量学上溯源至 SI 单位的情况，如图 3.1.8。

此种情况没有参考测量程序也没有原级标准物质，不能溯源至 SI 单位，对国际约定校准品的赋值是由国际约定的赋值方案给出的一个人为约定的量值。

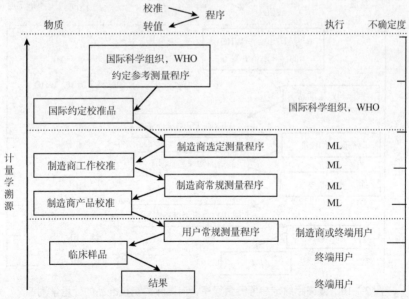

图 3.1.8　校准等级和向国际约定参考测量程序和国际约定校准品的计量学溯源

方案 3：具有国际约定参考测量程序（非一级），但无国际约定校准品，不能在计量学上溯源至 SI 单位的情况，如图 3.1.9。

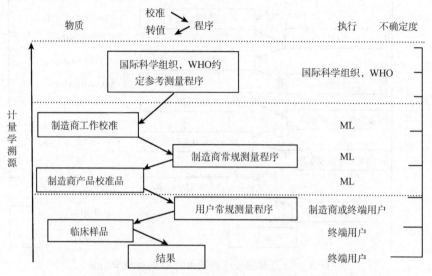

图 3.1.9　无国际约定校准品、向国际约定参考测量程序的计量学溯源

方案 4：具有国际约定校准品（非一级），但无国际约定的参考测量程序，不能在计量学上溯源至 SI 的情况，见图 3.1.10。

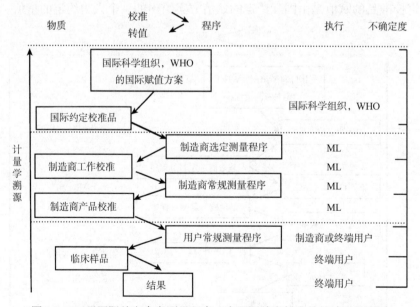

图 3.1.10　无国际约定参考测量程序、向国际约定校准品的计量学溯源

方案 5：具有制造商选定的测量程序，但既无国际约定测量程序，也无国际约定校准品，不能在计量学上溯源至 SI 单位，见图 3.1.11。

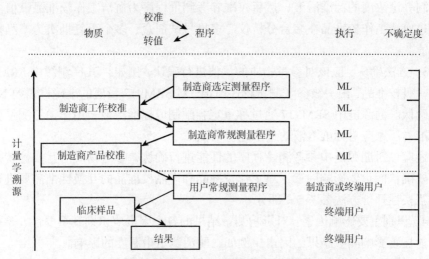

图 3.1.11　向制造商选定测量程序的计量学溯源

1.6.4.3　建立计量学溯源性的方法

（1）制定计量学溯源性方案：在实施计量学溯源性时应先制定计量学溯源性的具体实施方案，根据溯源方案开展计量学溯源性工作，建议按如下顺序制定方案。

1）确定被测量和目标不确定度

A. 确定被测量：首先应对被测量有明确的定义，明确被测量中分析物的名称（如果可能需明确化学结构）、预期用途、待测样品类型，以及报告结果的测量单位。例如，人血清、血浆、脑脊液、尿液中 GLU 的物质的量浓度，单位 mmol/L。

B. 规定测量条件：通常测量条件可以作为被测量的一部分，如果在被测量中没有规定，则应在此做出具体规定。可根据具体情况规定 pH、温度或者其他影响结果的测定条件。例如，血清钙离子测定时，反应温度为 37℃，pH 为 7.5。

C. 确定目标不确定度：应基于临床应用要求建立目标不确定度，目标不确定度应满足临床预期用途的要求。

2）选择测量标准：查找项目已有的参考测量程序或参考物质，并选择合适的参考测量标准作为溯源链的最高等级，可选择 JCTLM 列表推荐的参考标准，或者国家标准和行业标准。

例如，JCTLM 列表推荐的人血清中 GLU 参考测量程序有两种，分别是 ID-GC/MS 法和 CDC 的己糖激酶紫外分光光度法，并且都是以 SRM917 为一级校准品。根据实验条件和常规试剂盒的方法（HK 法），选择 CDC 的己糖激酶紫外分光光度法参考测量程序，以 SRM917 为一级校准品，建立溯源链，并对溯源链各级进行具体描述。例如，SRM917 作为一级校准品，首先通过称重定容方法准确配制一定浓度的标准溶液，然后校准参考测量程序为血清工作校准品赋值。然后通过血清工作校准品在多台分析仪、多批号试剂盒、多个重复批次为产品校准品赋值。

3）方法确认：应该对参考物质的量值进行确认，例如，GLU 溯源中 SRM917 作为一级校准品，由一级参考测量程序赋值，对 SRM917 量值的准确性需要 NIST 进行确认。溯源链中 SRM917 通过称重定容配制成标准溶液，用作参考测量程序的校准，厂家应对标准溶液的量值进行确认。

还应该对溯源链中参考测量程序的性能进行确认，参考物质的互换性就是一个需要确认的重要影响因素，对工作校准品和产品校准品的互换性都需要进行研究，互换性评价方法参考 5.3 部分。

4）识别重要影响因素：对影响测量结果的各个因素应识别其重要性，要重点关注能显著影响测量结果的因素。例如，酶活测定中温度的影响。

5）确定参考标准：根据以上评价和确认结果确定最终的参考标准。

6）不确定度评定：不确定度评定方法参考 1.7 部分。

（2）计量学溯源性具体实施：结合计量学溯源性的五种途径和实际所能获得与使用的参考标准，计量学溯源性工作基本可以归纳为三种溯源实施方案，即溯源至参考测量程序，溯源至参考物质，既无参考测量程序也无有证标准物质的溯源。

溯源实施方案 1：溯源至参考测量程序。

在实验室成功复现参考测量程序后为工作校准品（可以是临床样品，也可以是产品校准品中的一批）赋值，然后使用工作校准品校准常设测量系统与参考测量程序平行测定一组浓度范围分布均匀的临床样品，确定工作校准品的准确性和互换性。通过后以工作校准品校准常设测量系统为产品校准品赋值，再以产品校准品校准的常规检测系统与工作校准品校准的常设测量系统平行测定一组浓度范围分布均匀的临床样品，通过方法学比较，若截距和斜率分别接近 0 和 1，则成功实现该产品的溯源。

参考测量程序在建立之后一般需要参加参考实验室间能力验证活动对参考测量程序进行确认，再用于产品的赋值，见图 3.1.12。

溯源实施方案 2：溯源至参考物质。

有标准物质但无参考测量程序或者实验室无条件建立参考测量程序时，则通过有证标准物质校准选定测量程序，再为工作校准品赋值，然后以有证标准物质校准的选定测量程序和工作校准品校准的常设测量程序平行测定一组浓度范围分布均匀的临床样品，确定工作校准品的准确性和互换性。合格后以工作校准品校准常设测量程序，并为产品校准品赋值，再以产品校准品校准的常规检测系统与

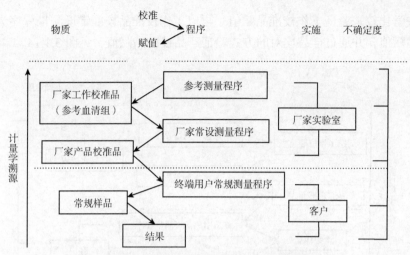

图 3.1.12　溯源至参考测量程序实施方案

工作校准品校准的常设测量系统平行测定一组浓度范围分布均匀的临床样品，通过方法学比较，若截距和斜率分别接近 0 和 1，则成功实现量值传递。

　　但需要注意的是标准物质能否用于溯源需要进行研究。一般情况下优先选择血清基质的标准物质，因其与临床样品基质最为接近，往往具有较好的互换性。其次选择纯品标准物质，可以通过测定其他标准物质进行验证，纯品标准物质还可通过回收实验进行验证，见图 3.1.13。

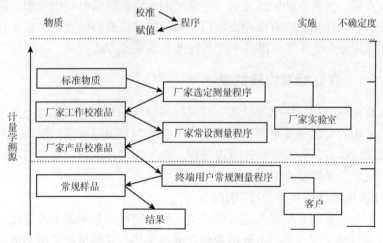

图 3.1.13　溯源至标准物质实施方案

　　溯源实施方案 3：既无参考测量程序也无有证标准物质的溯源。

　　既无参考测量程序也无有证标准物质的情况下，可通过一个或多个性能良好且临床样品检测结果可比性较好的上市产品为工作校准品赋值，经样品比对，通过方法学比较来验证工作校准品赋值。再以工作校准品校准常设测量程序为产品校准品赋值，并通过样品比对的方式验证产品校准品赋值，见图 3.1.14。

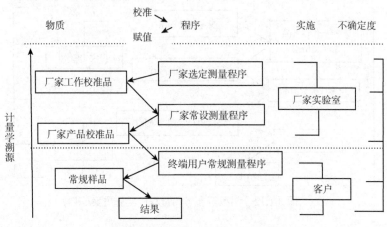

图 3.1.14　溯源至标准物质实施方案

1.6.5　参考物质赋值

　　参考物质的赋值过程情况多样，极为复杂，下文主要介绍参考物质具体赋值的一些操作方法，不作为通用标准，各生产定值单位可根据自身特点设计参考物质的赋值方案。但是本共识描述的一些重要的因素在赋值时应该考虑，例如，对赋值系统的有效性验证。有证标准物质的赋值方式已有明确规定，在此只做简要介绍。重点阐述企业工作校准品和产品校准品的赋值方法。

1.6.5.1　有证标准物质的赋值

　　（1）有证标准物质的赋值模式：有证标准物质的赋值在溯源链上处于较高水平，一般采用较高级别参考测量程序或参考物质为有证标准物质赋值。对于有证标准物质的定值有三种测量模式可以选择。由于有证标准物质的赋值方式已有明确规定，在此只做简要介绍。

　　1）用高准确度的基准测量方法定值。

　　基准测量方法的系统误差是可估计的，相对随机误差的水平可忽略不计。测量时，要求有两个或两个以上分析者独立进行操作，并尽可能使用不同的实验装置，有条件的要进行量值比对。

　　2）若存在两种以上不同原理的已知准确度的可靠赋值方法，可通过两种或多种方法进行赋值。

　　研究不同原理的测量方法的精密度，对方法的系统误差进行估计。采取必要的手段对方法的准确度进行验证。

3）多个实验室合作赋值。

参加合作的实验室应具有该标准物质赋值的必备条件，并有一定的技术权威性。每个实验室可以采用统一的测量方法，也可以选该实验室认为最好的方法。合作实验室的数目或独立定值组数应符合统计学的要求（当采用同一种方法时，独立定值组数一般不少于 8 个；当采用多种方法时，一般不少于 6 个）。赋值负责单位必须对参加实验室进行质量控制和制定明确的指导原则。

而对于企业来说，产品校准品的赋值与有证标准物质的赋值有本质的区别，产品校准品赋值一般通过上一级校准品在多台分析仪、多批号试剂盒、多个重复批次来完成。

（2）赋值数据的统计处理

1）当采用基准测量方法赋值时，测量数据可按如下程序处理：对每个操作者的一组独立测量结果，在技术上说明可疑值的产生并予剔除。当数据比较分散或可疑值比较多时，应认真检查测量方法、测量条件及操作过程。列出每个操作者的测量结果：原始数据、平均值、标准差和测量次数。

对两个（或两个以上）操作者测定数据的平均值和标准差分别检验是否有显著性差异。若检验结果认为没有显著性差异，可将两组（或两组以上）数据合并给出总平均值和标准差。若检验结果认为有显著性差异，应检查测量方法、测量条件及操作过程，并重新进行测定。

2）当采用两种以上不同原理、已知准确度的可靠测量方法进行赋值时，其测量数据处理与使用基准方法大致相同。若检验结果认为没有显著性差异，可将两个（或多个）平均值平均求出总平均值，将两个（或多个）标准差的平方和除以方法个数，然后开方求出标准差。

3）当采用多个实验室合作赋值时，各个实验室的测量数据可剔除可疑值。当数据比较分散或可疑值比较多时，应认真检查测量方法、测量条件及操作过程。列出每个操作者的测量结果：原始数据、平均值、标准差和测量次数。

在数据服从正态分布或近似正态分布的情况下，将每个实验室所测数据的平均值视为单次测量值。构成一组新的测量数据。用 Grubbs 法或 Dixon 法从统计学上剔除可疑值。当数据比较分散或可疑值比较多时，应认真检查每个实验室所使用的测量方法、测量条件及操作过程。用 Cochran 法检查各组数据之间是否等精度。当数据是等精度时，计算出总平均值和标准差。

在全部原始数据服从正态分布或近似正态分布情况下，也可视其为一组新的测量数据，按 Grubbs 法或 Dixon 法从统计学上剔除可疑值，再计算全部原始数据的总平均值和标准差。

当数据不服从正态分布时，应检查测量方法和找出各实验室可能存在的系统误差，对定值结果的处理持慎重态度。

1.6.5.2　工作校准品赋值

理论上在浓度合适的条件下，具有足够好的均匀性、稳定性、互换性的物质都可以作为工作校准品。在实际工作中最好以临床样品作为工作校准品，也可以使用产品校准品中的一批甚至是第三方的参考物质作为工作校准品。

例如，以不同浓度的血清作为工作校准品，血清收集处理的流程如下：收集浓度范围分布均匀的多个浓度的混合血清，并保证数量充足。尽可能收集无干扰的血清，不能有肉眼可见的黄疸、溶血及乳糜。样品值应有临床意义，尽可能分布于检测系统的整个线性范围内，综合考虑参考值、医学决定水平、试剂盒和参考测量程序的测量区间等因素。收集完成后过滤、搅拌均匀，然后分装，深低温保存。混合血清内不可添加任何处理过的材料，也不可稀释。如果必须添加或者稀释才能达到预设的浓度，则必须保证处理不会出现明显的基质效应。

（1）参考测量程序为工作校准品赋值

1）参考测量程序运行有效性验证：使用参考测量程序为工作校准品赋值前应对参考测量程序运行情况进行验证，以保证工作校准品赋值准确。按照已建立的参考测量程序，验证方法的精密度和正确度。精密度测定时可以选择质控品或者一组临床样品进行系统的精密度评价，满足预期要求即判断为精密度合格。正确度测定时应测定有证标准物质，查看测量结果是否在不确定度范围内，或者用 E_n 值法进行判断。精密度和正确度均合格，则参考测量程序可用于工作校准品的赋值。

如果有条件，应在参考测量程序建立之后参加参考实验室能力验证活动，在保证参考测量能力的情况下，使用参考测量程序为产品提供计量学溯源性。

2）工作校准品赋值：使用已通过验证的参考测量程序对工作校准品进行赋值，对每个浓度样品应进行多次重复测定赋值。对数据进行筛查，剔除有明显差错的数据，以有效数据的平均值作为工作校准品的最终赋值。

3）工作校准品赋值有效性验证：使用工作校准品校准的厂家常设测量程序和参考测量程序，同时检测相同的一组浓度分布均匀的临床样品，进行方法学比较，根据回归分析结果判断赋值是否满足要求。并将工作校准品穿插在临床样品中，以评价工作校准品的互换性。如果均符合要求，则工作校准品赋值结果有效。

（2）有证标准物质为工作校准品赋值

1）选定测量程序有效性验证：用有证标准物质校准厂家选定测量程序为工作校准品赋值时，应首先评价标准物质是否适用于该检测系统。可以通过测定其他有证标准物质或者正确度质控品进行验证，计算测定结果的偏倚，满足预期要求则认为有证标准物质可以用于工作校准品的赋值。也可以使用工作校准品校准厂家常设测量系统与参比系统，同时测定一组临床样品，并将工作校准品和标准物质穿插在样品中，评价标准物质和工作校准品在两个检测系统间的互换性。如果互换性良好，则表示有证标准物质可以用于工作校准品的赋值。

2）工作校准品赋值：采用已通过验证的选定测量程序，为工作校准品赋值。赋值方案应严格规定赋值测量条件，赋值过程应考虑检测系统的日间差异、仪器间差异、仪器通道间差异、试剂批间差异等因素。测量完成后需对数据有效性进行筛查，最后计算总均值作为工作校准品的赋值。

3）工作校准品赋值验证：采用工作校准品校准的厂家常设测量系统与有证标准物质校准的厂家选定测量系统，同时检测相同的一组浓度分布均匀的临床样品，进行方法学比较，根据回归分析结果判断赋值是否满足要求。也可以通过测定有证标准物质、正确度质控品进行验证，计算测量结果的偏倚，符合预期要求则证明工作校准品赋值有效。

注意：一般要求工作校准品具有良好的互换性，如果工作校准品互换性较差，则应使用临床样品作为工作校准品进行量值溯源。

（3）既无参考测量程序也无有证标准物质时工作校准品的赋值。

在大量的临床检验项目中，具有参考测量程序和参考物质的项目非常有限，因此很多项目既不能溯源到参考测量程序也不能溯源到有证标准物质，这种情况下，计量学溯源性工作具有很大的挑战。目前比较可行的方式是选择金标准或其他取得注册证的试剂盒作为对照试剂，通过临床样品比对的方式进行溯源。选择对照试剂时应考虑其参考范围是否与待评价系统接近，选择性能较好的试剂。

1）选定测量程序有效性验证：评价对照测量程序的精密度、线性，以及与工作校准品的互换性等重要性能是否满足预期用途。如果通过验证即可认为该检测系统可以作为选定测定程序用于工作校准品的赋值。

2）工作校准品赋值：采用已通过验证的选定测量系统为工作校准品赋值。赋值方案应严格规定赋值测量条件，赋值过程应考虑检测系统的日间差异、仪器间差异、仪器通道间差异、试剂批间差异等因素。测量完成后需对数据有效性进行筛查，最后计算总均值作为工作校准品的赋值。

3）工作校准品赋值验证：采用工作校准品校准的厂家常设测量系统与有证标准物质校准的厂家选定测量系统，同时检测相同的一组浓度分布均匀的临床样品，进行方法学比较，根据回归分析结果判断赋值是否满足要求。也可以通过测定有证标准物质、正确度质控品进行验证，计算测量结果的偏倚，符合预期要求则证明工作校准品赋值有效。

1.6.5.3 产品校准品赋值

（1）赋值测量系统运行有效性验证：在进行产品校准品赋值前需要对赋值系统进行验证，以保证赋值结果准确、可靠。测量系统应具有足够的精密度和正确度，精密度测定时可以选择质控品或者一组临床样品进行系统的精密度评价，满足预期要求即判断精密度合格。正确度测定时可以使用有证标准物质、正确度质控品、工作校准品，或者参考测量程序赋值的样品，计算测定结果的偏倚，满足预期要求即为合格。精密度和正确度都通过则该测量系统可以用于产品校准品的赋值。

（2）产品校准品赋值：采用已通过验证的赋值测量系统，为产品校准品赋值。赋值方案应严格规定赋值测量条件，赋值过程应考虑检测系统的日间差异、仪器通道间差异、试剂批间差异等因素。测量完成后需对数据有效性进行筛查，最后计算总均值作为校准品的初赋值。

（3）产品校准品赋值验证：采用产品校准品校准的常规测量系统与工作校准品校准的厂家常设测量系统，同时检测相同的一组浓度分布均匀的临床样品，进行方法学比较，根据回归分析结果判断赋值是否满足要求。也可以通过测定有证标准物质、正确度质控品、工作校准品，或者参考测量程序赋值的样品进行验证，计算测量结果的偏倚，符合预期要求则证明产品校准品赋值有效。必要时可以对校准品的赋值结果进行修正。

1.6.5.4　标示值和不确定度

特性量的测量总平均值即为该特性量的标示值。

标示值的总不确定度由三个部分组成。第一部分是通过测量数据的标准差、测量次数及所要求的置信水平按统计方法计算出。第二部分是通过对测量影响因素的分析，估计出其大小。第三部分是物质不均匀性和物质在有效期内的变动性所引起的误差。当基准测量方法赋值，且均匀性和稳定性检验所使用的测量方法又不是赋值方法时，引入此项误差尤为重要。将这三部分误差综合就构成标准值的总不确定度。

赋值结果一般表示为：标示值±总不确定度。

要明确指出总不确定度的含义并指明所选择的置信水平。

1.7　测量不确定度评定

测量不确定度是指根据所用到的信息，表征赋予被测量量值分散性的非负参数。1993 年由国际计量局（BIPM）、国际标准化组织（ISO）、国际电工委员会（IEC）、国际法制计量组织（OIML）、国际纯粹与应用化学联合会（IUPAC）、国际纯粹与应用物理联合会（IUPAP）、国际临床化学与检验医学联合会（IFCC）联合制定了《测量不确定度表述指南》（GUM），使不确定度概念在测量领域得到了广泛应用。参考物质特性量值的不确定度评定方法就是以 GUM 方法为基础的。

1.7.1　测量不确定度评定原理

评定测量结果的不确定度，首先必须给出被测量的数学模型，清楚被测量是什么，被测量与其影响量之间的关系。其次，应根据建立的数学模型和测量过程分析影响测量结果的每一个不确定度的来源，对结果有影响的不确定度来源应考虑全面，并且明确各不确定度来源间彼此的关系。再次，将分析得到的每一个不确定度来源通过一定的方法进行转化，得到其相应的每一个分量，并评估每一个分量对合成不确定度的贡献。其中，在所得到的分量中，某些贡献小的分量（即对合成不确定度的影响量小于 1/3）根据实际情况可以忽略。不确定度分量可以利用已有的信息收集，也可以通过附加实验得到，但需要注意的是在计算过程中，不应遗漏任何的不确定度来源，但也应避免同一个分量的重复计算。然后，按照不确定度的传播规律计算合成标准不确定度，再通过乘以一定的包含因子得到扩展不确定度。最后，将计算得到的不确定度和测量结果一起按规定的形式进行报告。

其中，在不确定度评定程序中的一个重要环节就是量化不确定度分量。不确定度分量的量化过程中主要有两种评定方式。

（1）不确定度的 A 类评定：通过测量数据的标准差、测量次数及所要求的置信区间按统计学计算方法进行。

（2）不确定度的 B 类评定：通过借助可利用的相关信息，进行科学的分析判断而得到标准差。

根据参考物质的研制和计量学溯源性的过程，参考物质的不确定度主要从均匀性、稳定性和赋值三个方面进行考虑。

本共识中的不确定度评定方法仅作为不确定度评定的一种建议性方案，可以采用其他合理的不确定度评定方法，也可以对本共识的不确定度评定方法进行修改，但是评定时应至少包含均匀性、稳定性和赋值三个不确定度分量。

1.7.2　不确定度评定方法

1.7.2.1　均匀性引入的不确定度

具有良好的均匀性，是确保参考物质研制成功的条件之一。故参考物质的均匀性引起的不确定度（u_{bb}）是其赋值结果的不确定度（u_{CRM}）的主要分量之一。具体评价方法见均匀性评价方案。

当统计量 $F \geq F_{0.05(v1,v2)}$ 时，认为瓶间均匀性较差，但如果 $\sqrt{\dfrac{MS_{瓶间} - MS_{瓶内}}{n}} \leq \dfrac{u_d}{3}$，可按公式（3.1.12）计算瓶间不均匀性引入的不确定度分量；

当 $1 < F < F_{0.05(v1, v2)}$ 时，认为参考物质的瓶间均匀性良好，可按公式（3.1.12）计算瓶间不均匀性引入的不确定度分量；

$$u_{bb} = s_{bb} = \sqrt{\frac{\mathrm{MS}_{瓶间} - \mathrm{MS}_{瓶内}}{n}} \qquad (3.1.12)$$

式中，u_{bb} 为均匀性所引入的不确定度；s_{bb} 为瓶间均匀性标准差；n 为组内测量次数。

当 $F \leqslant 1$ 或 $s_r > \dfrac{u_d}{3}$ 时，认为均匀性测试方法重复性较差，可选择重复性更好的方法重新评价或者按照公式（3.1.13）计算瓶间不均匀性引入的不确定度分量。

$$u_{bb} = \sqrt{\frac{\mathrm{MS}_{瓶内}}{n}} \times \sqrt[4]{\frac{2}{v_{\mathrm{MS}_{瓶内}}}} \qquad (3.1.13)$$

1.7.2.2　稳定性引入的不确定度

稳定性指在指定条件下储存时，标准物质在规定时间内保持特定特性值在一定限度内的特性。

具有良好的稳定性，也是确保参考物质研制成功的条件之一，故参考物质的稳定性引起的不确定度是其赋值结果的不确定度的主要分量之一。具体评价方法见稳定性评价方案。

稳定性的不确定度计算：在稳定性判断通过之后，可根据公式（3.1.14）计算稳定性引入的不确定度。

$$u_s = s_{(b_1)} \times t \qquad (3.1.14)$$

式中，u_s 为稳定性引入的不确定度；$s_{(b_1)}$ 为斜率的标准差；t 为给定的保存期限。

1.7.2.3　赋值引入的不确定度

参考物质的不均匀性和不稳定性评估均通过之后，对参考物质的特性量进行赋值。赋值引入的不确定度根据 GUM 方法进行评定，主要评定程序概括如下：①建立待定特性量和其输入量之间的函数关系式（数学模型）；②鉴别和分析不确定度的来源；③量化不确定度的分量；④计算合成标准不确定度和扩展不确定度；⑤报告不确定度。

赋值过程引入的不确定度分为两部分：第一部分是按统计学方法计算出的不确定度即不确定度的 A 类评定分量 u_A；第二部分是通过对测量影响因素的分析，以非统计方法评定的不确定度即不确定度的 B 类评定分量 u_B。

（1）不确定度的 A 类评定分量 u_A 即测量不精密度引入的不确定度，通常有两种情况。

假设赋值过程中得到 m 组实验数据：

$x_{1(1)}$，$x_{1(2)}$，$\cdots$，$x_{1(n1)}$，平均值 $\overline{x}_1$，单次测量的标准差为 s_1；

$x_{2(1)}$，$x_{2(2)}$，$\cdots$，$x_{2(n2)}$，平均值 $\overline{x}_2$，单次测量的标准差为 s_2；

......

$x_{m(1)}$，$x_{m(2)}$，$\cdots$，$x_{m(nm)}$，平均值 $\overline{x}_m$，单次测量的标准差为 s_m。

情况一：单一实验室单一型号设备方法。

由单一实验室采用一种（基准）方法获得的单一值及其附带的不确定度就是参考物质的赋值结果。此时，测量不确定度通常取决于对特定条件下测量方法不确定度的评估。通常可认为这 m 组实验数据是等精度的，在剔除离群值后，可按公式（3.1.15）计算总平均值 $\overline{\overline{x}}$。

$$\overline{\overline{x}} = \sum_{i=1}^{m} \overline{x}_i / m \tag{3.1.15}$$

总平均值的不确定度，即测量不精密度引入的不确定度 u_{A} 可用公式（3.1.16）计算得到。

$$u_{\mathrm{A}} = s_{\overline{x}} = \sqrt{\sum_{i=1}^{m} \left(\overline{x}_i - \overline{\overline{x}} \right)^2 / m(m-1)} \tag{3.1.16}$$

情况二：多个实验室和/或多个型号设备方法。

此种情况下应先通过平均值一致性检验各组数据之间有无系统偏差。有系统偏差或系统偏差超过允许范围，则需分开赋值。如无系统偏差，且证明各组数据之间等精度，可参照情况一计算测量不精密度引入的不确定度 u_{A}。

若不等精度，则按加权平均法计算。加权总平均值可按公式（3.1.17）进行计算；加权总平均值的标准不确定度可按公式（3.1.18）进行计算。其中，权按公式（3.1.19）计算得到。

$$\overline{\overline{x}} = \frac{\sum\limits_{i=1}^{m} W_i \overline{x}_i}{\sum\limits_{i=1}^{m} W_i} \tag{3.1.17}$$

$$u_{\mathrm{A}} = s_{\overline{x}} = \sqrt{\frac{\sum\limits_{i=1}^{m} W_i \left(\overline{x}_i - \overline{\overline{x}} \right)^2}{(m-1) \sum\limits_{i=1}^{m} W_i}} \tag{3.1.18}$$

$$W_i \propto \frac{1}{u_i^2} = \frac{1}{\left(s_i / \sqrt{n_i} \right)} \tag{3.1.19}$$

式中，W_i 为第 i 组测量的权；n_i 为各组数据数；u_i 为各组不确定度。

（2）不确定度的 B 类评定分量 u_B 与研制的整个过程有关，需要分析测量过程中可能影响被测成分量的因素。通常情况下估计出某项影响因素的极限值 Δ，然后根据该影响因素所服从的分布转换成标准差 s。Δ 与 s 的关系式如公式（3.1.20）所示。

$$s = \frac{\Delta}{k} \tag{3.1.20}$$

式中，k 为被测量不同分布时的包含因子。当无法判断被测量的分布时，由于大部分被测量可视为正态分布或近似正态分布，因此可假定 $k=2$ 或 3。

赋值引入的测量不确定度按公式（3.1.21）得到。

$$u_{char} = \sqrt{u_A{}^2 + u_B{}^2} \tag{3.1.21}$$

（3）赋值的基本方式有 5 种：①由单一实验室采用单一基准方法进行赋值；②由一个实验室采用两种或者更多不同原理的独立参考测量程序赋值；③使用一种或多种已证明准确性的方法，由多个实验室合作赋值；④利用特定方法进行赋值；⑤利用一级标准物质进行比较赋值。

1.7.2.4　合成不确定度与扩展不确定度

参考物质特性量值的不确定度包括了不均匀性引起的不确定度、不稳定性引起的不确定度和赋值引起的不确定度，可按公式（3.1.22）得到。

$$u_{RM} = \sqrt{u_{char}{}^2 + u_{bb}{}^2 + u_s{}^2} \tag{3.1.22}$$

式中，u_{RM} 为参考物质的合成标准不确定度；u_{char} 为参考物质赋值过程引起的不确定度；u_{bb} 为参考物质不均匀性引起的不确定度；u_s 为参考物质不稳定性引起的不确定度。

注：在各分量不确定度评定过程中，如发现各分量的量值和量纲存在不一致的情况，则应采用经过相对不确定度转化的不确定度分量进行合成。

扩展不确定度 $U = u_{RM} \cdot k$，k 为扩展因子，一般情况下取 $k=2$（包含概率为 95%）。

不确定度一般保留一位有效数字，最多保留两位有效数字，采用只入不舍的规则。

注：对于评定过程中的不确定度分量，可以适当多保留一些位数。

2

共识编写说明

2.1 共识编写背景与过程

近年来我国体外诊断试剂行业发展迅速，对产品的质量要求越来越高，尤其是对检测结果的准确性有了更高要求，这就要求企业、审评或检测机构必须加强产品的制备和溯源性研究，由研制单位负责产品的制备及溯源性建立，审评根据企业技术要求核查制备过程及溯源性，检测机构则对产品的性能包括准确性进行验证。

本共识通过大量收集参考物质制备及溯源性研究和不确定度评定相关资料，包括一系列国际标准和国家标准、行业标准和相关文献，并综合相关材料内容，旨在形成一种能够用于指导体外诊断参考物质制备和计量学溯源性的方法。

2.2 共识涉及范围的说明

本共识的适用范围的制定是综合考虑了目前产品制备和计量学溯源性方面比较成熟的不同类型的体外诊断产品，包括生化、免疫和有形成分三大部分。

另外，由于国际标准对参考物质定义的概念较为宽泛，在共识中规定的参考物质主要包括有证标准物质、工作校准品、试剂盒配套校准品。第三方校准品由于其校准值的计量学溯源性无法评价和保障，因此第三方校准品不包含在本共识范围内，而质控品不需进行溯源和不确定度评定，因此也不在本共识范围内，但如果在制备过程中适用，也可参考本共识内容。

2.3 共识的主要内容和依据

2.3.1 参考物质制备部分编制说明

本部分主要参考了有证标准物质相关标准中的制备方法，但是工作校准品和产品校准品与有证标准物质有一定差异。有证标准物质制备所需样品收集难度较大，制备要求高，需要对制备工艺和原材料及包装材料等各个方面都有严格要求，加上赋值成本很高，所以在有充分需要时才考虑该标准物质的生产。而工作校准品、产品校准品与有证标准物质不同，材料易于获得，而且为了保证产品的长期稳定可以通过添加主要原料、稳定剂、保护剂等多种成分达到预期要求。

2.3.2 参考物质性能评价部分编制说明

本部分主要参考了标准物质定值的一般原则和统计方法文件对参考物质的均匀性、稳定性、互换性评价方法和结果统计判断方法进行阐述，这三个方面性能是参考物质的基本性能，是保证参考物质量值长期有效的基础。

2.3.3 参考物质计量学溯源性部分编制说明

参考物质的计量学溯源性研究是保证检测结果准确性的基础，主要根据GB/T 21415/ISO 17511 和 CLSI EP32 中关于溯源性的建立方法叙述。本部分结合企业在计量学溯源性方面的实际情况，给出不同情况下的赋值方案，包括根据参考测量程序和标准物质为工作校准品赋值的方法，以及既没有参考测量程序也没有有证标准物质时工作校准品赋值方法、产品校准品赋值方法等内容，旨在为企业进行计量学溯源性工作时发挥一定的指导作用。

2.3.4 参考物质不确定度评定部分编制说明

本部分内容主要参考了《标准物质质量控制及不确定度评定》、JJF 1343-2012《标准物质定值的通用原则及统计学原理》、CNAS-GL017《标准物质/标准样品定值的一般原则和统计方法》等标准，并结合实际工作对参考物质研制过程的不确定度进行评定，是一个重点也是个难点。参考物质的不确定度主要包括上一级标准引入的不确定度、均匀性引起的不确定度、稳定性引起的不确定度及赋值过程引入的不确定度等，并且给出了不同赋值模式下的不确定度评定方法。所举实例为比较典型的研制过程的不确定度评定，对于不同类型的项目可能略有不同，应根据实际的研制过程进行不确定度评定。不确定度评定遵循的原则应是充分分析整个过程可能引起的不确定度来源，舍去对最终测量结果影响小的因素，考虑主要不确定度分量并加以量化，最后进行合成，但也应避免不确定度分量的重复评定。

2.3.5 参考物质的级别划分存在一定差异

国际和国内对参考物质的划分存在一定差异，国际上一级参考物质是高纯物质且物理化学性质明确，具有最小测量不确定度。二级校准品通常是具有基质的物质，基质与终端用户常规测量程序所测量的人体来源的样品相似。

国内一般将首先申报的、同时满足国家标准物质中心一级标准物质要求的，无论是纯物质还是具基质的物质，作为一级标准物质，通常用 GBW 表示。滞后于一级标准物质上报的标准物质，均作为二级标准物质。但是纯品标准物质一般会作为一级标准物质。

2.4 与以往标准和文献差异的讨论分析与建议

2.4.1 参考物质是否需要进行互换性评价

2003 年 ISO 17511 发布后，普遍认为只要检测系统可以溯源到标准物质或者参考方法，那么所有实验室检测结果就可以实现跨时空的可比性；然而到目前只有数十个分析物项目有了溯源性，而绝大部分项目连国际公认的参考物质或参考方法都还没有建立。即使有参考物质的分析物，也发现了不少问题。其中最突出的就是缺乏互换性。参考物质的互换性是量值溯源中的重要影响因素，是检测结果标准一致化的基础。因此从量值溯源出发，有证标准物质必须进行互换性的评价，以保证溯源源头的可靠性。工作校准品应进行互换性评价，且建议用互换性较好的材料来制备工作校准品，以降低试剂批次差异、原料批次差异等因素对量值溯源的影响。配套使用的校准品不要求必须具备互换性。

2.4.2 互换性评价方法

目前互换性评价常用的参考标准有 WST 356-2011《基质效应与互通性评估指南》与 CLSI 发布的 EP30-A《医学实验室有互换性参考物质的特性与量值——推荐指南》和 EP14-A3《制备样品的互换性评价——推荐指南》，这三个标准中标准物质具有互换性的评价标准均为标准物质落在 Y 预测值的±95%置信区间内。有两个突出问题：一是 Y 预测值的±95%置信区间实质上是一个变化的标准；二是该方法仅是一个基于统计学公式计算的标准，与标准物质的医学预期用途没有关系。换言之，常规方法与参考/参比方法的一致性越好，标准物质的这个允许偏离的落点区间越小，标准物质获得有互换性结果的可能性也越小。反之，常规方法与参考/参比方法结果的一致性越差，这个区间范围越大，标准物质得到有互换性评价结果的可能性也越大。评价结果和标准物质在医学上的实际用途无关。

IFCC 2018 年连续发表三个互换性评价新方案用来解决以上评价中存在的问题。在 IFCC 互换性评价方案中互换性的评价标准为标准物质的偏移/差±不确定度应落在医学允许偏移的固定范围内。该方法强调了两个关键点：一是标准物质的偏移/差范围应是一个固定标准；二是这个固定标准应与医学预期用途相关。鉴于每个检验项目的测量原理、方法、技术水平等的不同，每个项目的医学预期用途和允许偏移/差各国都有相应的标准，表达形式也不尽相同。IFCC 互换性评价更新方案的评价结果更符合医学预期需求。

2.4.3　没有参考测量程序和有证标准物质情况下的溯源

针对这种情况,本共识推荐一种相对较好的能够保证检测结果准确性的方法，即用已上市的一种或多种方法学性能良好，且临床样品检测结果可比性较好的产品进行比对赋值。但是对于一个全新产品，则可通过基因工程等方式纯化被测物质，通过电泳、质谱等手段进行纯度鉴定，然后再用于产品量值溯源。

此种情况还有两种途径供参考：①如果有纯品物质但不是有证标准物质时，可以通过测定纯品物质的回收实验，确定纯品是否与临床样品表现一致，如果一致即可按照溯源至有证标准物质的方式用于产品的计量学溯源；②可以按照国际临床实验室结果一致性联合会确定的一致化方案进行溯源，能够更好地保证既没有参考测量程序也没有参考物质情况下被测量的计量学溯源性。

2.4.4　参考物质赋值的影响因素

建议参考物质赋值时考虑日内、日间、仪器间、试剂批间等差异，在赋值方案中可包含这些影响因素，以得到更准确可靠的结果和不确定度。

2.4.5　标准物质的选择

标准物质的选择方法可参考 JJF-1507《标准物质的选择与应用》，主要根据产品的预期用途、标准物质的性能等综合考虑选择哪种类型的标准物质，原则上不超出标准物质证书或文件规定的预期用途。标准物质的选择还应考虑标准物质的供应状况、价格等因素。用户可通过包括国际标准物质数据库（COMAR）、国家计量院关键比对数据库及标准物质研制/生产机构网站查询标准物质信息。

2.4.6 具有溯源性的参考区间

溯源完成后应对参考区间进行验证,具体验证方法可参考 CLSI C28 文件或其他相关标准。

2.4.7 存在的问题

溯源过程中还存在很多现实问题目前还没有较好的解决方法,需要进一步研究。例如,标准物质浓度过低如何进行量值传递? 标准物质浓度过高,此类标准物质能否稀释,用什么稀释,如何评定稀释的不确定度?

3

应 用 实 例

3.1　血清电解质工作校准品不确定度评定

3.1.1　概述

实验室制备了一批 3000 支的血清电解质工作校准品，均匀性研究表明，研制的工作校准品的特性量值均匀性良好；稳定性研究结果表明，工作校准品在 12 个月内稳定性良好；采用离子色谱法对工作校准品中的钠离子浓度进行赋值，最后评定工作校准品中钠离子特性量值的不确定度。

3.1.2　均匀性引起的不确定度评定

从工作校准品中抽取 30 支进行均匀性研究，每支测 3 次，分析数据见表 3.3.1。

表 3.3.1　血清电解质工作校准品中钠离子浓度均匀性检查分析数据　（单位：mmol/L）

编号	测赋值			平均值	编号	测赋值			平均值
	1	2	3			1	2	3	
1	129.6	128.5	128.9	129.0	12	130.2	130.4	129.5	130.0
2	129.0	129.1	129.7	129.3	13	129.8	129.6	130.2	129.9
3	128.0	129.9	129.6	129.1	14	129.9	130.6	130.9	130.4
4	130.2	131.2	129.1	130.2	15	129.2	129.1	129.4	129.2
5	129.4	129.0	129.9	129.5	16	130.0	129.5	129.6	129.7
6	129.6	130.0	129.1	129.6	17	129.6	130.5	130.2	130.1
7	130.1	130.6	128.6	129.8	18	128.8	129.0	129.6	129.1
8	130.6	128.1	129.1	129.3	19	129.0	129.5	130.1	129.5
9	131.0	130.2	129.7	130.3	20	130.3	131.3	129.3	130.3
10	129.6	129.9	129.2	129.5	21	129.2	128.9	129.1	129.1
11	130.2	129.5	129.0	129.6	22	129.6	129.5	129.5	129.5

编号	测赋值			平均值	编号	测赋值			平均值
	1	2	3			1	2	3	
23	129.2	129.0	129.0	129.0	27	130.0	128.2	129.6	129.3
24	128.9	130.9	130.2	130.0	28	130.2	130.0	129.9	130.0
25	130.3	130.9	130.1	130.4	29	128.6	129.2	129.7	129.1
26	129.0	129.8	129.5	129.4	30	130.3	128.9	129.0	129.4

由表中数据计算可得

$$\bar{\bar{x}} = 129.6$$

$$s_1^2 = \frac{SS_1}{v_1} = \frac{17.15}{29} = 0.59$$

$$s_2^2 = \frac{SS_2}{v_2} = \frac{24.37}{60} = 0.41$$

$$u_{bb} = s_{bb} = \sqrt{s_{bb}^2} = \sqrt{\frac{1}{n}\left(\frac{SS_1}{v_1} - \frac{SS_2}{v_2}\right)} = \sqrt{\frac{0.59-0.41}{3}} = 0.06\text{mmol/L}$$

因此，血清钠离子工作校准品均匀性引入的不确定度为 0.06mmol/L。

3.1.3 稳定性引起的不确定度评定

从工作校准品中抽取 15 支进行稳定性研究，每 3 个月进行一次稳定性检测，每次检测抽取 3 支，稳定性考察时间为 12 个月，分析数据见表 3.3.2。

表 3.3.2 血清电解质中钠离子浓度稳定性检查分析数据

时间（月）	浓度（mmol/L）			
	1	2	3	平均值
0	130.55	130.18	130.32	130.35
3	130.75	137.89	130.88	133.17
6	130.59	130.65	130.42	130.55
9	130.22	130.12	130.08	130.14
12	130.98	130.56	130.48	130.67

采用线性模型作为经验模型，以时间为 x 轴，浓度为 y 轴，由上表数据可得直线斜率 b_1 为

$$b_1 = \frac{\sum_{i=1}^{n}(x_i - \bar{x})(y_i - \bar{y})}{\sum_{i=1}^{n}(x_i - \bar{x})^2} = -0.0018$$

截距 b_0 为

$$b_0 = \bar{y} - b_1\bar{x} = 130.52$$

直线上每点的标准差为

$$s = \sqrt{\frac{\sum_{i=1}^{n}(y_i - b - b_1 x_i)^2}{n-2}} = 0.316$$

与斜率相关的不确定度为

$$s_{(b_1)} = \frac{s}{\sqrt{\sum_{i=1}^{n}(x_i - \bar{x})^2}} = 0.0333$$

稳定性引起的不确定度：

$$u_s = s_{(b_1)} \cdot t = 0.0333 \times 12 = 0.40 \text{mmol/L}$$

因此，血清钠离子工作校准品稳定性引入的不确定度为 0.40mmol/L。

3.1.4 赋值引起的不确定度评定

血清钠离子工作校准品由一个实验室采用一种参考测量程序进行赋值。

3.1.4.1 赋值方法原理简述

离子色谱法是根据不同离子在性质和结构上的差异，在固定相中滞留的时间有长有短，即保留时间的不同进行定性，按峰高或峰面积进行定量分析的方法。

血清钠离子赋值采用离子色谱法，其检测原理是通过准确测量电导信号的峰面积，结合其测量过程，计算出被测样品中的钠离子浓度，其数学表达式如下：

$$c = (A - b_0)/b_1 \times f_c \times F \qquad (3.3.1)$$

式中，c 为钠离子的测量浓度，mmol/L；A 为检测样品峰面积，$\mu S \cdot \min$；b_0 为校准曲线截距；b_1 为校准曲线斜率；f_c 为标准溶液浓度修正因子；F 为样品处理修正因子。

3.1.4.2 不确定度来源分析

根据血清电解质（钾、钠、钙、镁）参考测量程序，分析血清钠测量结果的不确定度来源。经过分析，血清钠测量结果的不确定度来源有样品的峰面积、校准曲线拟合、标准溶液浓度（包括标准物质纯度的不确定度、称量、定容、稀释、再定容）、样品处理和测量重复性。其中，进样体积、出峰时间等因素已在重复性中体现，故不单独考虑这些因素。因此，主要考虑以下因素：

（1）样品峰面积的不确定度由仪器检测产生。

（2）校准曲线拟合产生的不确定度由校准曲线拟合过程中的截距 b_0 和斜率 b_1 共同影响。

（3）标准溶液浓度修正因子的不确定度由标准物质纯度的不确定度和标准溶液配制过程中的称量和定容产生。

（4）样品处理修正因子的不确定度主要由样品密度测定、称量及定容产生。

（5）样品重复测量产生的不确定度。

3.1.4.3　不确定度评定程序简述

对不确定度评定程序中的不确定度来源分析及评定流程见图 3.3.1。

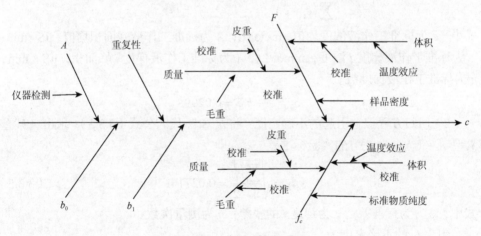

图 3.3.1　分析及评定流程

3.1.4.4　不确定度各分量的计算

（1）峰面积不确定度的评定：已知离子色谱仪读数的最小变化为 $0.001\mu S \cdot min$，按均匀分布计算。仪器的进样体积由定量环和六通阀完成，因此可以忽略进样体积产生的不确定度。峰面积采用软件自动积分，引起的不确定度较小，也可以忽略不计。离子色谱仪引起的不确定度由以下公式得到：

$$u_A = A / \sqrt{3} = 0.001 / \sqrt{3} = 5.8 \times 10^{-4} \mu S \cdot min \qquad （3.3.2）$$

式中，u_A 为样品峰面积的不确定度，$\mu S \cdot min$；A 为离子色谱仪检测峰面积的最小变化值，$\mu S \cdot min$。

（2）校准曲线拟合产生的不确定度评定

1）回归方程计算：设校准曲线的回归方程为

$$A = b_1 c + b_0 \qquad (3.3.3)$$

式中，A 为标准工作液峰面积，$\mu S \cdot min$；c 为标准工作液浓度，mmol/L；b_1 为校准曲线斜率；b_0 为校准曲线截距。

用最小二乘法对表 3.3.3 结果求回归方程，见公式（3.3.4）：

表 3.3.3　钠离子各浓度标准溶液测定面积

	梯度 1	梯度 2	梯度 3	梯度 4	梯度 5	梯度 6	均值
摩尔浓度（mmol/L）	0.000	1.323	2.650	3.963	5.288	6.613	3.306
峰面积（$\mu S \cdot min$）	0.005	8.303	16.623	24.851	33.113	41.364	20.710

$$b_1 = \frac{\sum\limits_{i=1}^{n}(c_i - \overline{c})(A_i - \overline{A})}{\sum(c_i - \overline{c})^2} = \frac{\sum\limits_{i=1}^{n}(c_i A_i - nc\overline{A})}{\sum c_i^2 - n\overline{c}^2} = 6.2553 \qquad (3.3.4)$$

式中，$\overline{c}$ 为标准工作液浓度均值，mmol/L；$\overline{A}$ 为标准工作液峰面积均值，$\mu S \cdot min$；c_i 为标准工作液梯度 i 浓度，mmol/L；A_i 为标准工作液梯度 i 峰面积，$\mu S \cdot min$；n 为标准工作液梯度数。

$$b_0 = \overline{A} - b_1 \overline{c} = 0.02998$$

2）回归方程拟合引起的不确定度：将 b_0 和 b_1 代入公式（3.3.5），求出 A_i 残差 $v_i = [A_i - (b_0 + b_1 c_i)]$ 的实验标准差 $s_{c/A}$，即

$$s_{c/A} = \sqrt{\frac{\sum v_i^2}{n-2}} = 0.02714 \qquad (3.3.5)$$

式中，$s_{c/A}$ 为标准差；v_i 为梯度 i 的残差；n 为测量次数。

斜率 b_1 的不确定度为

$$u_{(b_1)} = s_{c/A} \sqrt{\frac{1}{\sum(c_i - \overline{c})^2}} = 0.00491 \qquad (3.3.6)$$

式中，$u_{(b_1)}$ 为斜率的不确定度；$s_{c/A}$ 为标准差；$\overline{c}$ 为标准工作液浓度均值，mmol/L；c_i 为标准工作液梯度 i 浓度，mmol/L。

截距 b_0 的不确定度为

$$u_{(b_0)} = s_{c/A} \sqrt{\frac{1}{n} + \frac{\overline{c}}{\sum(c_i - \overline{c})^2}} = 0.01423 \qquad (3.3.7)$$

式中，$u_{(b_0)}$ 为截距的不确定度；$s_{c/A}$ 为标准差；n 为测量次数；$\overline{c}$ 为标准工作液浓

度均值，mmol/L；c_i 为标准工作液梯度 i 浓度，mmol/L。

b_0 和 b_1 的协方差为

$$u_{(b_0,b_1)} = -s_{c/A}^2 \times \overline{c} / \sum (c_i - \overline{c})^2 = -u_{(b_1)}^2 \times \overline{c} = -8.00 \times 10^{-5} \quad (3.3.8)$$

式中，$u_{(b_0,b_1)}$ 为截距和斜率的协方差；$s_{c/A}$ 为标准差；$\overline{c}$ 为标准工作液浓度均值，mmol/L；c_i 为标准工作液梯度 i 浓度，mmol/L。

（3）校准曲线修正因子不确定度评定

1）校准工作液的浓度计算：标准工作液各点浓度计算公式为

$$c_i = \frac{m_{标准} \times p}{V_{1000ml}} \times \frac{V_{50ml}}{m_{50ml}} \times \frac{m_i}{V_{25ml}} \quad (3.3.9)$$

式中，c_i 为标准工作液梯度 i 的浓度，mmol/L；$m_{标准}$ 为称取标准物质的质量，g；p 为标准物质的纯度，%；V_{500ml} 为标准储备液的定容体积，ml；V_{50ml} 为标准储备液密度测定时定容体积，ml；m_{50ml} 为标准储备液密度测定时称取质量，g；m_i 为标准工作液梯度 i 配制时称取质量，g；V_{25ml} 为标准工作液梯度 i 配制定容体积，ml。

校准曲线浓度的修正因子 f_c 为 1。其不确定度来源包括标准物质纯度、称量、定容、稀释、再定容等几个因素。其中，6 个梯度标准工作液配制过程中的主要差别在于配制标准工作液中称取的标准储备液质量不同。梯度 2 配制时称取的标准储备液质量最小，称量产生的相对不确定度最大，因此评定标准工作液梯度 2 配制过程产生的不确定度作为标准工作液配制过程产生的不确定度。

2）质量产生的不确定度：质量（m）采用减量法称量得到，包括容器净重（mt）和毛重（mg）两次称量。则得到

$$u_m = \sqrt{u_{mt}^2 + u_{mg}^2}$$

根据天平的校准证书：称量范围为 $0 \leq m \leq 5g$ 时，标准不确定度为 $5 \times 10^{-6}g$；称量范围为 $5g < m \leq 20g$ 时，标准不确定度为 $1.5 \times 10^{-5}g$；$20g < m \leq 81g$ 时，标准不确定度为 $2.5 \times 10^{-5}g$。则称量产生的不确定度如表 3.3.4 所示。

表 3.3.4 标准工作液配制过程中各质量产生的不确定度分量

	分量测赋值		分量标准不确定度	
质量	$m_{标准}$	3.855 16g	$u_{m标准}$	$7.07 \times 10^{-6}g$
	m_{50ml}	50.003 76g	u_{m50ml}	$3.54 \times 10^{-5}g$
	m_2	0.502 63g	u_{m2}	$7.07 \times 10^{-6}g$

3）体积产生的不确定度：体积（V）采用容量瓶定容。容量瓶的不确定度主要包括容量瓶校准和温度效应的影响。根据制造商提供的各个规格容量瓶的最大

允许误差（v）得到各容量瓶校准引入的标准不确定度（u_{vs}），按三角分布计算；温度效应影响引起的不确定度（u_{vt}）通过估算水温波动范围和膨胀系数进行计算。设定水温波动范围为 $\pm 4^{\circ}\text{C}$，水的膨胀系数为 $2.1 \times 10^{-4}/^{\circ}\text{C}$，假设水温变化是均匀分布，因而得到

$$u_{vs} = v / \sqrt{6}$$

$$u_{vt} = V \times 0.00021 \times 4 / \sqrt{3}$$

因此，体积（V）产生的标准不确定度为

$$u_v = \sqrt{u_{vs}^2 + u_{vt}^2}$$

体积产生的不确定度如表 3.3.5 所示。

表 3.3.5 标准工作液配制过程中各体积产生的不确定度分量

		分量测赋值		分量标准不确定度
体积	$V_{1000\text{ml}}$	1000ml	$u_{V_{1000\text{ml}}}$	0.500 19ml
	$V_{50\text{ml}}$	50ml	$u_{V_{50\text{ml}}}$	0.031 70ml
	$V_{25\text{ml}}$	25ml	$u_{V_{25\text{ml}}}$	0.017 23ml

4）标准物质纯度产生的不确定度：配制阳离子标准储备液的氯化钠，证书给出的钠纯度为 39.2747%，不确定度为 0.0075%，包含因子 $k=2$，则钠纯度的标准不确定度为：$u_p = 0.00375\%$。

5）校准曲线修正因子 f_c 的标准不确定度合成：f_c 的标准不确定度的合成公式为

$$
\begin{aligned}
u_{(f_c)} &= f_c \times \sqrt{\left[\frac{u_{m_{标准}}}{m_{标准}}\right]^2 + \left[\frac{u_p}{p}\right]^2 + \left[\frac{u_{V_{1000\text{ml}}}}{V_{1000\text{ml}}}\right]^2 + \left[\frac{u_{V_{50\text{ml}}}}{V_{50\text{ml}}}\right]^2 + \left[\frac{u_{m_{50\text{ml}}}}{m_{50\text{ml}}}\right]^2 + \left[\frac{u_{m_2}}{m_2}\right]^2 + \left[\frac{u_{V_{25\text{ml}}}}{V_{25\text{ml}}}\right]^2} \\
&= 1 \times \sqrt{\left(\frac{7.07 \times 10^{-6}}{3.85516}\right)^2 + \left(\frac{0.00375\%}{39.2747\%}\right)^2 + \left(\frac{0.50019}{1000}\right)^2 + \left(\frac{0.03170}{50}\right)^2 + \left(\frac{3.57 \times 10^{-5}}{50.00376}\right)^2 + \left(\frac{7.07 \times 10^{-6}}{0.50263}\right)^2 + \left(\frac{0.1723}{25}\right)^2} \\
&= 0.001\,07
\end{aligned}
$$

（4）样品处理修正因子不确定度的评定

1）样品处理修正因子计算：样品处理过程中的样品处理修正因子由公式（3.3.10）计算得到，即

$$F = \rho \times \frac{V_{25\text{ml}}}{m_{1\text{ml}}} \tag{3.3.10}$$

式中，F 为样品处理修正因子；ρ 为样品的测定密度，g/ml；$m_{1\text{ml}}$ 为样品处理时移取 1ml 样品的质量，g；$V_{25\text{ml}}$ 为样品处理后稀释样品的定容体积，ml。

样品处理过程中产生的不确定度主要来源于样品密度测定及样品处理中的称量和稀释定容。

2）质量产生的不确定度：样品处理过程中称量产生的不确定度分量如表3.3.6 所示。

表 3.3.6　样品处理过程中各称量产生的不确定度分量

	分量测赋值		分量标准不确定度	
质量	$m_{1\text{ml}}$	1.020 24g	$u_{m_{1\text{ml}}}$	7.07×10^{-6}g

3）体积产生的不确定度：样品处理过程中称量产生的不确定度分量如表3.3.7 所示。

表 3.3.7　样品处理过程中各体积产生的不确定度分量

	分量测赋值		分量标准不确定度	
体积	$V_{25\text{ml}}$	25ml	$u_{V_{25\text{ml}}}$	0.017 23ml

4）样品密度的不确定度：样品密度通过 10ml 容量瓶根据公式 $\rho = \dfrac{m_{10\text{ml}}}{V_{10\text{ml}}}$ 计算得到，测量结果如表 3.3.8 所示。

表 3.3.8　样品密度测量结果

	测试 1	测试 2	测试 3
密度（g/ml）	1.023 99	1.022 85	1.023 78
均值（g/ml）	1.023 54		
标准差	0.000 607		

样品密度测定的不确定度包括质量、体积和重复性测量产生的不确定度。其中，质量和体积产生的不确定度如表 3.3.9 所示。

表 3.3.9　样品密度测定过程中的不确定度分量

	分量测赋值		分量标准不确定度	
质量	$m_{10\text{ml}}$	10.235 4g	$u_{m_{1\text{ml}}}$	2.12×10^{-5}g
体积	$V_{10\text{ml}}$	10ml	$u_{V_{25\text{ml}}}$	0.009 50ml

样品密度的标准不确定度的合成公式为

$$u_\rho = \sqrt{\left[\frac{u_{m_{10ml}}}{m_{10ml}}\right]^2 + \left[\frac{u_{V_{10ml}}}{V_{10ml}}\right]^2 + u_{rel(rep)}^2}$$

$$= \sqrt{\left(\frac{2.12 \times 10^{-5}}{10.2354}\right)^2 + \left(\frac{0.009\,50}{10}\right)^2 + (0.06\%)^2} = 0.00112 g/ml$$

5）样品处理修正因子 F 的标准不确定度的合成：F 的计算公式为

$$F = \rho \times \frac{V_{25ml}}{m_{1ml}} = 1.023\,54 \times 25/1.020\,24 = 25.08$$

F 的标准不确定度的合成公式为

$$u_F = F \times \sqrt{\left[\frac{u_{m_{1ml}}}{m_{1ml}}\right]^2 + \left[\frac{u_{V_{25ml}}}{V_{25ml}}\right]^2 + \left[\frac{u_\rho}{\rho}\right]^2}$$

$$= 25.08 \times \sqrt{\left(\frac{7.07 \times 10^{-6}}{1.020\,24}\right)^2 + \left(\frac{0.01723}{25}\right)^2 + \left(\frac{0.00112}{1.02354}\right)^2}$$

$$= 0.0324$$

（5）浓度 c 的标准不确定度的合成：根据浓度 c 的计算公式

$$c = (A - b_0)/b_1 \times f_c \times F$$

可对公式中的各个分量对应求偏导数，可按表 3.3.9 结果计算得到各个分量的灵敏系数。

峰面积的灵敏度系数为

$$C_A = \frac{\partial f}{\partial A} = \frac{f_c \times F}{b_1} = \frac{1 \times 25.08}{6.2553} = 4.009$$

截距的灵敏度系数为

$$C_{b_0} = \frac{\partial f}{\partial b_0} = -\frac{f_c \times F}{b_1} = -\frac{1 \times 25.08}{6.2553} = -4.009$$

斜率的灵敏度系数为

$$C_{b_1} = \frac{\partial f}{\partial b_1} = -\frac{(A - b_0) \times f_c \times F}{b_1^2} = -\frac{(32.819 - 0.02998) \times 1 \times 25.08}{(6.2553)^2} = -21.016$$

样品处理修正因子的灵敏度系数为

$$C_F = \frac{\partial f}{\partial F} = \frac{f_c \times (A - b_0)}{b_1} = \frac{1 \times (32.819 - 0.02998)}{6.2553} = 5.242$$

标准溶液浓度修正因子的灵敏度系数为

$$C_{f_c} = \frac{\partial f}{\partial f_c} = \frac{F \times (A - b_0)}{b_1} = \frac{25.08 \times (32.819 - 0.02998)}{6.2553} = 131.464$$

已知斜率和截距是相关的，但样品产生的峰面积值与校准曲线无关，可按表 3.3.10 计算得到样品中钠离子浓度的标准不确定度。

表 3.3.10　浓度标准不确定度评定各参数灵敏系数及标准不确定度

参数		参数灵敏系数		参数不确定度	
A	32.819	C_A	4.009	u_A	5.8×10^{-4}
f_c	1	C_{f_c}	131.464	u_{f_c}	1.07×10^{-3}
F	25.08	C_F	5.242	u_F	0.032 4
b_0	0.029 98	C_{b_0}	−4.009	u_{b_0}	0.014 23
b_1	6.2553	C_{b_1}	−21.016	u_{b_1}	0.004 91
				$u_{(b_0, b_1)}$	-8.00×10^{-5}

浓度 c 的标准不确定度的合成公式为

$$u_c = \sqrt{\begin{aligned}&C_A{}^2 \times u_A{}^2 + C_{b_0}{}^2 \times u_{b_0}{}^2 + C_{b_1}{}^2 \times u_{b_1}{}^2 + C_{f_c}{}^2 \times u_{f_c}{}^2 + C_F{}^2 \times u_F{}^2 + 2 \times C_{b_0} \times C_{b_1} \\ &\times u_{(b_0, b_1)}\end{aligned}}$$

$$= \sqrt{\begin{aligned}&\left(4.009 \times 5.8 \times 10^{-4}\right)^2 + \left(-4.009 \times 0.01423\right)^2 + \left(-21.016 \times 0.00491\right)^2 \\ &+ \left(131.464 \times 1.07 \times 10^{-3}\right)^2 + \left(5.242 \times 0.0324\right)^2 + 2 \times (-4.009) \times (-21.016) \\ &\times \left(-8.00 \times 10^{-5}\right)\end{aligned}}$$

$$= 0.2215 \text{mmol} / \text{L}$$

（6）重复测量产生的不确定度评定：用参考测量程序对样品进行了 5 次重复测定，测定结果如表 3.3.11 所示。

表 3.3.11　血清钠的重复测量结果

序号	1	2	3	4	5
摩尔浓度（mmol/L）	130.66	130.86	130.75	130.71	130.64

其测量均值为

$$\bar{c} = \frac{\sum_{i=1}^{n} c_i}{n} = 130.72 \text{mmol/L} \qquad (3.3.11)$$

式中，$\bar{c}$ 为 n 次测量的浓度均值，mmol/L；c_i 为第 i 次测量的浓度，mmol/L；n 为测量次数。

n 次测量的标准差为

$$s_c = \sqrt{\frac{\sum_{i=1}^{n}\left(c_i - \overline{c}\right)^2}{n-1}} = 0.0875\text{mmol/L} \qquad (3.3.12)$$

式中，s_c 为 n 次测量的标准差；c_i 为第 i 次测量的浓度，mmol/L；n 为测量次数。

重复测量产生的不确定度为

$$u_{\text{rep}} = s_c / \sqrt{n} = 0.0875/\sqrt{5} = 0.0391\text{mmol/L}$$

（7）多次样品测量产生的浓度 c 的合成标准不确定度：该不确定度由浓度 c 的合成标准不确定度和多次测量产生的不确定度合成，即

$$u_{c合} = \sqrt{u_{\text{rep}}^2 + u_c^2} = \sqrt{(0.0391)^2 + (0.2215)^2} = 0.225\text{mmol/L}$$

（8）扩展不确定度的计算：数据呈正态分布，当具有 95% 的置信度时，$k = 2$。因此，扩展不确定度为

$$U = k \times u_c = 0.45\text{mmol/L} \qquad (3.3.13)$$

式中，U 为该样品浓度的扩展不确定度，mmol/L；k 为包含因子；u_c 为样品浓度的标准不确定度，mmol/L。

相对扩展不确定度为

$$U_{\text{rel}} = U/\overline{c} \times 100\% = 0.34\% \qquad (3.3.14)$$

式中，U_{rel} 为样品浓度的相对扩展不确定度，%；U 为样品浓度的扩展不确定度，mmol/L；$\overline{c}$ 为样品测量的浓度均值，mmol/L。

因此，工作校准品中钠的测量结果为（130.72±0.45）mmol/L。

3.1.4.5 标准不确定度的合成与扩展不确定度

工作校准品中钠离子特性量值的不确定度的各分量相互独立，因此工作校准品中钠离子浓度的合成标准不确定度为

$$u_{\text{RM}} = \sqrt{u_{\text{char}}^2 + u_{\text{bb}}^2 + u_s^2} = \sqrt{0.45^2 + 0.06^2 + 0.40^2} = 0.61\text{mmol/L}$$

数据呈正态分布，当具有 95% 的置信度时，$k = 2$。因此，扩展不确定度为

$$U = k \times u_c = 1.2\text{mmol/L}$$

因此，血清电解质工作校准品中钠离子的浓度为（130.7±1.2）mmol/L。

3.2 血清总蛋白工作校准品不确定度评定

3.2.1 概述

实验室制备了一批 10 000 支的血清总蛋白工作校准品，均匀性研究表明，研

制的工作校准品的特性量值均匀性良好；稳定性研究结果表明，工作校准品在 12 个月内稳定性良好；采用多家实验室联合赋值法对校准品中的总蛋白浓度进行赋值，最后评定工作校准品中总蛋白特性量值的不确定度。

3.2.2 均匀性引起的不确定度评定

从血清总蛋白工作校准品中抽取 84 支进行均匀性研究，每支测 3 次，分析数据见表 3.3.12。

表 3.3.12 血清总蛋白浓度均匀性检查分析数据 （单位：g/L）

编号	测赋值			平均值	编号	测赋值			平均值
	1	2	3			1	2	3	
1	66.6	66.1	66.3	66.3	24	66.5	66.5	66.8	66.6
2	66.4	66.5	66.8	66.6	25	66.7	66.4	66.4	66.5
3	67.0	66.5	66.8	66.8	26	66.5	66.7	66.4	66.5
4	66.7	66.5	66.5	66.6	27	66.9	66.5	66.2	66.5
5	66.4	66.7	66.5	66.5	28	66.6	66.3	66.2	66.4
6	66.5	66.5	66.9	66.6	29	66.6	67.1	66.3	66.7
7	67.1	66.3	66.3	66.6	30	66.4	66.5	66.4	66.4
8	66.6	66.9	66.8	66.8	31	66.9	67.0	66.9	66.9
9	66.8	66.8	66.6	66.7	32	66.9	66.2	66.6	66.6
10	66.1	66.7	66.3	66.4	33	66.0	66.5	67.0	66.5
11	66.7	66.2	66.7	66.5	34	66.4	67.1	66.5	66.7
12	66.0	66.4	66.9	66.4	35	66.7	66.7	66.7	66.7
13	66.4	67.0	66.7	66.7	36	66.6	66.7	66.4	66.6
14	66.3	66.5	66.4	66.4	37	67.0	66.6	66.8	66.8
15	66.8	66.2	66.6	66.5	38	66.6	66.3	66.4	66.4
16	66.7	66.9	66.5	66.7	39	66.6	66.6	66.2	66.5
17	66.4	66.3	66.5	66.4	40	66.3	66.6	66.7	66.5
18	66.3	66.8	66.9	66.7	41	66.9	66.5	66.5	66.6
19	66.7	67.0	66.5	66.7	42	66.9	66.5	66.5	66.6
20	66.8	66.4	66.8	66.7	43	66.4	66.3	67.2	66.6
21	66.5	66.9	66.5	66.6	44	66.7	66.2	66.5	66.5
22	66.8	66.7	66.5	66.7	45	66.9	67.0	66.6	66.8
23	66.6	66.3	66.8	66.6	46	66.5	66.4	66.3	66.4

续表

编号	测赋值			平均值	编号	测赋值			平均值
	1	2	3			1	2	3	
47	66.4	66.4	66.2	66.3	66	66.5	66.7	66.5	66.6
48	66.9	66.5	66.3	66.6	67	66.3	66.5	67.2	66.7
49	66.5	66.5	66.4	66.5	68	66.5	66.7	66.7	66.6
50	66.8	66.4	66.5	66.6	69	66.9	66.6	66.5	66.7
51	66.9	66.4	66.5	66.6	70	66.8	67.1	67.0	67.0
52	66.3	67.1	66.8	66.7	71	66.8	66.5	66.8	66.7
53	66.7	66.3	66.6	66.5	72	66.8	66.5	67.0	66.8
54	66.5	66.2	66.6	66.4	73	66.5	67.0	66.8	66.8
55	66.7	66.7	65.9	66.4	74	66.9	66.5	66.8	66.7
56	66.7	66.7	66.8	66.7	75	67.0	67.1	66.9	67.0
57	66.2	66.8	66.8	66.6	76	66.7	66.7	66.7	66.7
58	67.3	66.6	66.7	66.9	77	66.7	66.8	67.1	66.9
59	66.6	66.3	66.6	66.6	78	67.2	67.0	67.1	67.1
60	66.3	66.8	66.6	66.6	79	66.6	66.3	66.3	66.4
61	66.6	65.8	66.6	66.3	80	66.4	66.4	66.3	66.4
62	66.4	67.0	66.2	66.5	81	66.1	66.4	66.4	66.3
63	67.1	66.5	66.6	66.7	82	66.3	66.4	66.2	66.3
64	66.6	66.4	66.6	66.5	83	66.6	66.8	66.5	66.6
65	66.9	66.7	66.8	66.8	84	66.5	66.2	66.5	66.4

由表中数据计算可得

$$\bar{\bar{x}} = 66.6$$

$$s_1^2 = \frac{SS_1}{v_1} = \frac{6.786}{83} = 0.0818$$

$$s_2^2 = \frac{SS_2}{v_2} = \frac{10.773}{168} = 0.0641$$

因 $s_1^2 < s_2^2$，即瓶间标准差小于重复性标准差，再用下述公式进行计算：

$$s_{bb} = u_{bb} = \sqrt{\frac{s_2^2}{n}} \cdot \sqrt[4]{\frac{2}{v_{s_2^2}}} = \sqrt{\frac{0.0641}{3}} \cdot \sqrt[4]{\frac{2}{168}} = 0.05 \text{g/L}$$

因此，血清总蛋白工作校准品均匀性引入的不确定度为 0.05g/L。

3.2.3 稳定性引起的不确定度评定

从血清总蛋白工作校准品中抽取 15 支进行稳定性研究，每 3 个月进行一次稳定性检测，每次检测抽取 3 支，稳定性考察时间为 12 个月，分析数据见表 3.3.13。

表 3.3.13 血清总蛋白浓度稳定性检查分析数据

时间（月）	浓度（g/L）			
	1 支	2 支	3 支	平均值
0	67.8	67.8	68.3	68.0
3	67.8	68.1	67.9	67.9
6	67.6	68.1	67.8	67.8
9	68.7	68.3	68.2	68.4
12	67.6	67.8	67.9	67.8

采用线性模型作为经验模型，以时间为 x 轴，浓度为 y 轴，由上表数据可得直线斜率 b_1 为

$$b_1 = \frac{\sum_{i=1}^{n}(x_i - \bar{x})(y_i - \bar{y})}{\sum_{i=1}^{n}(x_i - \bar{x})^2} = 0.0022$$

截距 b_0 为

$$b_0 = \bar{y} - b_1\bar{x} = 67.967$$

直线上每点的标准差为

$$s = \sqrt{\frac{\sum_{i=1}^{n}(y_i - b - b_1 x_i)^2}{n-2}} = 0.286$$

与斜率相关的不确定度为

$$s_{(b_1)} = \frac{s}{\sqrt{\sum_{i=1}^{n}(x_i - \bar{x})^2}} = 0.0301$$

稳定性引起的不确定度为

$$u_s = s_{(b_1)} \cdot t = 0.0301 \times 12 = 0.36 \text{g/L}$$

因此，血清总蛋白工作校准品稳定性引入的不确定度为 0.36g/L。

3.2.4　赋值引起的不确定度评定

由多个实验室采用合作赋值方法为血清总蛋白工作校准品联合赋值。

3.2.4.1　赋值方法原理和模式简述

血清总蛋白的参考测量程序为双缩脲法，测定原理为含有酒石酸铜的蛋白质溶液，在强碱溶液中，蛋白质中肽键能与铜离子结合，生成一种紫红色的具有蛋白质和肽类特征的复合物，此复合物在540nm处有最大吸收峰且吸光度与蛋白质浓度成正比。

联合4家参考实验室分别采用参考测量程序（双缩脲法）为血清总蛋白工作校准品赋值。

3.2.4.2　赋值数据及处理

根据赋值方案，每个实验室要求每批测定5个结果，连续测定3批。4家实验室血清总蛋白工作校准品赋值结果见表3.3.14。

表 3.3.14　血清总蛋白工作校准品赋值结果

实验室编号	各实验室赋值结果（g/L）	标准差	平均值（g/L）	标准差
1	67.09	0.3		
2	67.98	0.3	67.03	0.7
3	66.33	0.1		
4	66.72	0.6		

血清总蛋白工作校准品赋值的不确定度为

$$u_{char} = \frac{s}{\sqrt{n}} = \frac{0.7}{\sqrt{4}} = 0.35 \text{g/L}$$

3.2.5　标准不确定度的合成与扩展不确定度

血清总蛋白工作校准品中特性量值的不确定度的各分量相互独立，因此工作校准品中总蛋白浓度的合成标准不确定度为

$$u_{RM} = \sqrt{u_{char}^2 + u_{bb}^2 + u_s^2} = \sqrt{0.35^2 + 0.05^2 + 0.36^2} = 0.50 \text{g/L}$$

数据呈正态分布，当具有95%的置信度时，$k = 2$。因此，扩展不确定度：

$$U = k \times u_c = 1.0 \text{g/L}$$

因此，血清总蛋白工作校准品的浓度为（67.0±1.0）g/L。

3.3 血清 α-羟丁酸脱氢酶工作校准品不确定度评定

3.3.1 概述

实验室制备了一批 1000 支的血清 α-羟丁酸脱氢酶工作校准品,均匀性研究表明,研制的工作校准品的特性量值均匀性良好;稳定性研究结果表明,工作校准品在 12 个月内稳定性良好;采用已验证通过的选定测量系统为工作校准品赋值,最后评定工作校准品中 α-羟丁酸脱氢酶特性量值的不确定度。

3.3.2 均匀性引起的不确定度评定

从血清 α-羟丁酸脱氢酶工作校准品中抽取 30 支进行均匀性研究,每支测 3 次,分析数据见表 3.3.15。

表 3.3.15 血清 α-羟丁酸脱氢酶浓度均匀性检查分析数据 （单位:U/L）

编号	测赋值			平均值	编号	测赋值			平均值
	1	2	3			1	2	3	
1	387	384	389	387	16	385	386	385	385
2	388	391	388	389	17	388	388	389	388
3	384	386	387	386	18	384	383	385	384
4	385	385	383	384	19	386	387	385	386
5	389	390	384	388	20	381	382	384	382
6	388	389	386	388	21	385	386	391	387
7	386	389	389	388	22	387	392	384	388
8	387	385	386	386	23	384	387	388	386
9	388	384	383	385	24	391	390	384	388
10	381	385	387	384	25	382	385	381	383
11	390	391	387	389	26	388	386	384	386
12	387	390	390	389	27	390	390	388	389
13	381	384	386	384	28	391	385	387	388
14	389	384	392	388	29	382	386	385	384
15	388	387	389	388	30	388	384	387	386

由表中数据计算可得

$$\bar{\bar{x}} = 386$$

$$s_1^2 = \frac{SS_1}{v_1} = \frac{344.4899}{29} = 11.88$$

$$s_2^2 = \frac{SS_2}{v_2} = \frac{310}{60} = 5.17$$

$$u_{bb} = s_{bb} = \sqrt{s_{bb}^2} = \sqrt{\frac{1}{n}\left(\frac{SS_1}{v_1} - \frac{SS_2}{v_2}\right)} = \sqrt{\frac{11.88 - 5.17}{3}} = 1.496 U/L$$

因此，血清 α-羟丁酸脱氢酶工作校准品均匀性引入的不确定度为 1.496U/L。

3.3.3 稳定性引起的不确定度评定

血清 α-羟丁酸脱氢酶工作校准品中抽取了 15 支进行稳定性研究，每 3 个月进行一次稳定性检测，每次检测抽取 3 支，稳定性考察时间为 12 个月，分析数据见表 3.3.16。

表 3.3.16 血清 α-羟丁酸脱氢酶浓度稳定性检查分析数据

时间（月）	浓度（U/L）			
	1 支	2 支	3 支	平均值
0	391	387	388	389
3	391	394	388	391
6	388	390	391	390
9	391	393	389	391
12	393	385	389	389

采用线性模型作为经验模型，以时间为 x 轴，浓度为 y 轴，由上表数据可得直线斜率 b_1 为

$$b_1 = \frac{\sum_{i=1}^{n}(x_i - \bar{x})(y_i - \bar{y})}{\sum_{i=1}^{n}(x_i - \bar{x})^2} = 0.0222$$

截距 b_0 为

$$b_0 = \bar{y} - b_1\bar{x} = 389.733$$

直线上每点的标准差为

$$s = \sqrt{\frac{\sum_{i=1}^{n}(y_i - b - b_1 x_i)^2}{n-2}} = 1.585$$

与斜率相关的不确定度为

$$s_{(b_1)} = \frac{s}{\sqrt{\sum_{i=1}^{n}(x_i - \bar{y})^2}} = 0.1327$$

稳定性引起的不确定度为

$$u_s = s_{(b_1)} \cdot t = 0.1327 \times 12 = 1.59 \text{U/L}$$

因此，血清 α-羟丁酸脱氢酶工作校准品稳定性引入的不确定度为 1.59U/L。

3.3.4 赋值引起的不确定度评定

采用已验证通过的选定测量系统为工作校准品赋值。

3.3.4.1 赋值方法

选用厂家内部选定的测量程序进行赋值。

3.3.4.2 赋值数据及处理

用厂家选定测量程序及试剂盒，随机测定工作校准品 10 瓶，每瓶测 1 次，以 10 瓶测得的平均值作为工作校准品的赋值结果，结果见表 3.3.17。

表 3.3.17 血清 α-羟丁酸脱氢酶工作校准品赋值结果

瓶编号	1	2	3	4	5	6	7	8	9	10
赋值结果（U/L）	391	386	390	386	393	391	385	391	393	388
平均值（U/L）	389									
标准差	2.95									

血清 α-羟丁酸脱氢酶工作校准品赋值的不确定度为

$$u_{\text{char}} = \frac{s}{\sqrt{n}} = \frac{2.95}{\sqrt{10}} = 0.93 \text{U/L}$$

3.3.5 标准不确定度的合成与扩展不确定度

血清 α-羟丁酸脱氢酶工作校准品中特性量值的不确定度的各分量相互独立，

因此，工作校准品中 α-羟丁酸脱氢酶浓度的合成标准不确定度为

$$u_{RM} = \sqrt{u_{char}^2 + u_{bb}^2 + u_s^2} = \sqrt{0.93^2 + 1.496^2 + 1.59^2} = 2.4U/L$$

数据呈正态分布，当具有 95% 的置信度时，$k = 2$。因此，扩展不确定度为

$$U = k \times u_c = 4.8U/L$$

因此，血清 α-羟丁酸脱氢酶工作校准品的浓度为（289.0±4.8）U/L。

3.4　产品校准品不确定度评定

3.4.1　概述

对厂家生产的总蛋白校准品进行赋值并评价其不确定度。选择的仪器为全自动生化分析仪，配套总蛋白检测试剂盒及总蛋白产品校准品。总蛋白校准品的不确定度来源包括均匀性引起的不确定度、稳定性引起的不确定度、赋值过程引起的不确定度及上一级校准品引起的不确定度。

3.4.2　均匀性引起的不确定度评定

取 10 瓶总蛋白产品校准品，每瓶测定 3 次，结果见表 3.3.18。

表 3.3.18　产品校准品均匀性研究数据　　　　（单位：g/L）

瓶编号	测赋值			平均值
	1	2	3	
1	51.5	49.9	50.5	50.6
2	50.7	49.5	49.9	50.0
3	50.2	50.3	50.7	50.4
4	51	50.4	50.9	50.8
5	50.7	50.8	49.9	50.5
6	49.9	51.2	50.5	50.5
7	49.5	50.4	50.7	50.2
8	51.2	50.6	50.1	50.6
9	52	51.4	50.8	51.4
10	51.3	50.9	50.4	50.9

由表中数据计算可得

$$\bar{\bar{x}} = 50.6$$

$$s_1^2 = \frac{SS_1}{v_1} = \frac{3.852}{9} = 0.428$$

$$s_2^2 = \frac{SS_2}{v_2} = 20 = 0.312$$

根据下列公式计算产品校准品均匀性的不确定度：

$$u_{bb} = s_A / \overline{x} = \sqrt{\frac{s_1^2 - s_2^2}{n}} / \overline{x} = \sqrt{\frac{0.428 - 0.312}{3}} / 50.6 = 0.39\%$$

因此，总蛋白产品校准品均匀性引起的相对不确定度为0.39%。

3.4.3 稳定性引起的不确定度评定

将总蛋白产品校准品放置在2~8℃冷库内，分别于第3、6、9、12个月取出，做稳定性检测，测定3次，结果见表3.3.19。

表 3.3.19　产品校准品稳定性研究数据

时间（月）	测赋值（g/L）			平均值（g/L）
	1	2	3	
0	51.4	49.0	51.4	50.6
3	49.9	50.2	52.7	50.9
6	50.4	50.1	52.3	50.9
9	50.2	50.8	52.2	51.1
12	51.7	51.1	51.6	51.5

根据下列公式计算产品校准品稳定性的不确定度：

$$u_{lts} = t \cdot s_{(b_1)} / \overline{x} = t \cdot \sqrt{\frac{\sum_{i=1}^{n}(y_i - b_0 - b_1 x_i)^2}{(n-2) \cdot \sum_{i=1}^{n}(x_i - \overline{x})^2}} / \overline{x} = 0.0113 \times 12 / 51.0 = 0.27\%$$

因此，总蛋白产品校准品稳定性引起的相对不确定度为0.27%。

3.4.4 赋值引起的不确定度评定

总蛋白产品校准品赋值程序：用工作校准品校准试剂盒测定产品校准品 10瓶，每瓶测3次，以10瓶测得的均值作为产品校准品的赋值，结果见表3.3.20。

表 3.3.20　产品校准品赋值瓶间数据

瓶编号	1	2	3	4	5	6	7	8	9	10
测赋值（g/L）	51.7	50.4	52.2	49.7	50.1	50.4	49.7	52.0	51.3	50.5
平均值（g/L）	50.8									
标准差	0.93									
CV（%）	1.83									

由上表数据可知，赋值引起的不确定度为 0.93，相对标准不确定度为 1.83%。

3.4.5　上一级校准品引起的不确定度

本次赋值过程采用血清总蛋白工作校准品作为上一级工作校准品，血清总蛋白工作校准品的浓度为（67.0±1.0）g/L，$k=2$，因此上一级工作校准品的标准不确定度为 0.50g/L，相对标准不确定度为 0.75%。

3.4.6　标准不确定度的合成与扩展不确定度

引起血清总蛋白产品校准品不确定度的各分量相互独立，因此产品校准品中总蛋白浓度的合成标准不确定度为

$$u_c = \bar{x} \cdot \sqrt{u_{\mathrm{rel(char)}}^2 + u_{\mathrm{rel(bb)}}^2 + u_{\mathrm{rel}(s)}^2 + u_{\mathrm{rel}(m\text{-}cal)}^2}$$
$$= 50.8 \times \sqrt{1.83\%^2 + 0.39\%^2 + 0.27\%^2 + 0.75\%^2}$$
$$= 1.0$$

数据呈正态分布，当具有 95% 的置信度时，$k=2$。因此，扩展不确定度为

$$U = k \times u_c = 2.0\mathrm{g/L}$$

因此，血清总蛋白产品校准品的浓度为（50.8±2.0）g/L。

3.5　用户测量结果的不确定度评定

3.5.1　概述

医学检验实验室采用全自动生化分析仪，配套总蛋白检测试剂盒及总蛋白产品校准品进行临床血清样品的检测，评价测量结果的不确定度。

3.5.2 测量结果的不确定度评定

临床样品测量结果的不确定度可以采用自上而下的评定方法。影响测量结果的因素主要为测量偏倚和测量精密度。其中，测量精密度的数据可以来源于室内质控数据、PT 数据或验证数据；而测量偏倚可来源于正确度 PT 数据、校准品的不确定度评估数据等。

若实验室测定总蛋白项目样品测量结果的不确定度来源于试剂盒配套校准品的不确定度（偏倚）和质控数据的不精密度，收集数据见表 3.3.21。

表 3.3.21 总蛋白项目不确定度数据

样品类型	数据	不确定度类型	数据来源
高值质控品	CV 0.5%	A 类	当天检测
低值质控品	CV 0.8%	A 类	当天检测
校准品	标示浓度（50.8±2.0）g/L	B 类	厂家提供

若临床样品测量浓度接近于高值样品，则其测量结果的标准不确定度为

$$u_{\text{rel}(c)} = \sqrt{u_{\text{rel(CV)}}^2 + u_{\text{rel(bias)}}^2} = \sqrt{0.5\%^2 + \left(\frac{1.0}{50.8}\right)^2} = 2.0\%$$

若临床样品测量浓度接近于低值样品，则其测量结果的标准不确定度为

$$u_{\text{rel}(c)} = \sqrt{u_{\text{rel(CV)}}^2 + u_{\text{rel(bias)}}^2} = \sqrt{0.8\%^2 + \left(\frac{1.0}{50.8}\right)^2} = 2.1\%$$

因此，在 $k=2$ 的情况下，高值样品和低值样品对应产生的相对扩展不确定度分别为 4.0% 和 4.2%。

参 考 文 献

邓建平，朱海波，徐继勋，等. 2010. 改良试剂瓶提高生化试剂开瓶稳定性的应用研究. 现代检验医学杂志，25（1）：91-94.

国家标准物质研究中心. 1994. JJF 1006-1994. 一级标准物质技术规范.

国家食品药品监督管理局. 2008. GB/T 21415-2008. 体外诊断医疗器械 生物样品中量的测量校准品和控制物质赋值的计量学溯源性.

国家食品药品监督管理局. 2008. YY/T 0638-2008. 体外诊断医疗器械 生物样品中量的测量校准品和控制物质中酶催化浓度赋值的计量学溯源性.

国家食品药品监督管理总局. 2014. 肿瘤个体化治疗相关基因突变检测试剂技术审查指导原则.

国家质量监督检验检疫总局. 2011. JJF 1001-2011. 通用计量术语及定义.

国家质量监督检验检疫总局. 2012. JJF 1059. 1-2012. 测量不确定度和表示.

国家质量监督检验检疫总局. 2012. JJF 1343-2012. 标准物质定值的通用原则及统计学原理.

国家质量监督检验检疫总局. 2015. JJF 1507-2015. 标准物质的选择与应用.

国家质量监督检验检疫总局. 2016. JJF 1005-2016. 标准物质通用术语和定义.

邝妙欢，徐新华. 2012. 分析不同混匀方法对末梢血血细胞分析结果的影响. 医学信息，25（7）：161.

李琼，周洪，肖时超. 2013. 两种常规人工颠倒混匀全血质控品方法探讨. 中国医药指南，11（31）：174，175.

刘爱胜，叶朝霞，占松涛. 2002. 全血质控物混匀方法探讨. 上海医学检验杂志，17（1）：15.

徐加发，蔡瑶. 2017. 浅析体外诊断试剂稳定性研究. 中国医疗器械信息，23（15）：30-32.

杨必清，潘云华，刘映祥. 2008. 血液细胞分析仪室内质控物分装测试结果讨论. 中国医疗设备，23（4）：91-93.

张力心. 2016. 浅议生化类体外诊断试剂开瓶稳定性. 中国卫生标准管理，7（1）：136.

张妍，王治国. 2012. 体外诊断试剂的稳定性测试. 现代检验医学杂志，27（2）：161，162.

郑松柏，庄俊华，王建兵，等. 复溶过程中多种因素对干粉质控品检测结果的影响评估. 国际检验医学杂志，2012，33（15）：1866-1869.

中华人民共和国卫生部. 2011. WS/T 356-2011. 基质效应与互通性评估指南.

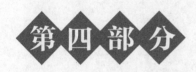

第四部分

体外诊断定量产品的准确度（正确度
与精密度）评价

1

准确度评价总论

1.1 编写目的

本部分旨在为体外诊断定量产品正确度和精密度的确认与临床实验室正确度和精密度的验证提供建议。本文的起草参考了美国临床和实验室标准协会（Clinical and Laboratory Standards Institute，CLSI）的 EP05-A3、EP09-A3 和 EP15-A3，可为体外诊断（IVD）产品生产厂家建立测量程序的正确度和精密度确认提供参考方法，为监管机构（检验所）和临床实验室验证正确度和精密度提供一般性指导原则。本部分可与其他国际标准、国内标准或指导原则一起提供常规的指导。

确认是对规定要求满足预期用途的验证；验证是提供客观证据证明给定项目满足规定的要求；方法学评价则包含确认和验证，确认和验证分别为评价中各自独立的一部分。

1.2 涉及的范围

（1）体外诊断定量产品的正确度和精密度确认。

（2）医学检验所或临床实验室体外诊断定量产品的正确度和精密度验证。

1.3 术语和定义[①]

被测量（measurand）：拟测量的量。

注1：在检验医学中被测量的规定需说明量类（如质量浓度）、含有该量的基质（如血浆），以及涉及的化学实体（如分析物）。

---

① 本部分涉及的术语引自 GB/T 29791.1-2013。

注 2：被测量可以是生物活性。

注 3：其他体外诊断被测量的例子，如 24h 尿蛋白的质量、血浆中葡萄糖的浓度。

注 4：在化学上，分析物或某种物质或化合物的名称，有时被用作"被测量"的术语。此用法是错误的，因为这些术语不能指代量。

测量程序（measurement procedure）：按照一个或多个测量原理和给定的测量方法，基于一种测量模型，对测量所作的详细描述，包括获得测量结果所必需的任何计算。

注 1：测量程序通常在文件中作足够详细的描述，以使操作者能进行测量。

注 2：测量程序可以包括有关目标测量不确定度的说明。

参考测量程序（reference measurement procedure）：被接受作为提供适合其下列预期用途的测量结果的测量程序，预期用途包括评价测量同类量的其他测量程序测得量值的测量正确度、校准或参考物质赋值。

注 1：体外诊断医疗器械参考测量程序的要求在 ISO 15193 中描述。

注 2：ISO 17511 和 ISO 18153 中给出了用参考测量程序为体外诊断医疗器械校准物赋值的举例。

注 3：无须与相同类量的测量标准相关而得到测量结果的测量程序被称为原级测量程序。

测量方法（measurement method）：对测量中所用操作的逻辑性顺序的一般性描述。

注 1：测量方法用于一个特定的测量程序。

注 2：测量方法可以多种方式分类，如直接测量法和间接测量法。

测量准确度（measurement accuracy）：简称准确度（accuracy），一个测得量值与被测量的一个真量值间的一致程度。

注 1：概念"测量准确度"不是一个量，并且不赋予数字量值。当一个测量给出较小的测量误差时说它较准确。

注 2：术语"测量准确度"不应用于测量正确度，并且术语"测量精密度"不应用于测量准确度，然而测量准确度与两个概念都有关。

注 3：测量准确度有时被理解为赋予被测量的测得量值间的一致程度。

测量正确度（measurement trueness）：简称正确度（trueness），无穷多次重复测量所得量值的平均值与一个参考量值间的一致程度。

注 1：测量正确度不是一个量，因而不能以数字来表达。

注 2：测量正确度与系统测量误差反相关，但与随机测量误差不相关。

注 3：术语测量准确度不应用于测量正确度，反之亦然。

系统测量误差（systematic measurement error）：在重复测量中保持恒定或以可

预见方式变化的测量误差分量。

注1：对系统测量误差参考量值是真值，或测量不确定度可忽略的测量标准的测得量值，或约定量值。

注2：系统测量误差及其来源可以是已知的或未知的，对于已知的系统测量误差可用修正值予以补偿。

注3：系统测量误差等于测量误差减去随机测量误差。

注4：对测量仪器的系统误差的估计，参见定义测量偏倚。

测量偏倚（measurements bias）：简称偏倚（bias），系统测量误差的估计值。

注1：偏倚反相关于正确度。

注2：偏倚的估计是一系列测量值的平均值减去参考量值。

测得量值（measured quantity value）：简称测得值（measured value），代表测量结果的量值。

注1：对于涉及重复测量示值的测量，每个示值可用于提供相应的测得量值。此测得量值的集合可被用于计算最终测得量值，如平均数或中位数，其相关测量不确定度通常减小。

注2：当认为代表被测量的真量值范围相比测量不确定度很小时，一个测得量值可认为是基本上唯一的真量值的估计值，并且经常是通过重复测量得到单独测得量值的平均数或中位数。

注3：当认为代表被测量的真量值范围不小于测量不确定度时，一个测得量值可认为是一组真量值的平均数或中位数的估计值。

注4：在 GUM（测量不确定度表示指南）中，对"测得量值"使用术语"测量结果""被测量值的估计"或是"被测量的估计"，在检验医学中通常只使用术语"测量结果"或"结果"。

测量误差（measurement error）：测得的量值减去参考量值。

注1：误差概念可用于两种情况，其一，当有一个单一参考量值作参照时，这发生在如果是通过一个测量不确定度可忽略的测得量值的测量标准来校准，或如果约定量值是给定的情况，在此情况下测量误差是已知的；其二，如果一个被测量假定由一个唯一真值或可忽略范围的一组真值表征，在此情况下测量误差是未知的。

注2：测量误差不应混淆于产生的错误或差错。

注3：差值的符号必须指明。

参考物质（reference material）：一种或多种指定特性足够均匀和稳定，已被证明适合在测量过程中或名义特性检验中预期应用的物质。

注1：具有或没有指定量值的参考物质可用于测量精密度控制，而只有具有指定量值的参考物质可用于校准或测量正确度控制。

注2：在给定测量中，给定参考物质只能用于校准或质量保证之一。

注3：参考物质由包含量及名义特性的物质组成。

包含量的参考物质示例：

示例1：标明纯度的水，其动态黏度用于校准黏度计。

示例2：用作校准物的含有标明质量分数的葡萄糖的血浆。

示例3：对于内在胆固醇浓度没有指定量值的人血清，只用作测量精密度控制的材料。

包含特性的参考物质示例：

示例1：指示一种或多种特定颜色的色图。

示例2：含有特定核酸序列的 DNA 化合物。

示例3：含有 19-雄烯二酮的尿液。

注4：参考物质有时候会整合到一个体外诊断医疗器械中。

示例1：在三相点容器中已知三相点的物质。

示例2：在透射滤光片支架上已知光密度的玻璃片。

示例3：固定在显微镜载玻片上均一尺寸的微球。

注5：带有权威机构发布的证书，并指明用于获得带有相关不确定度和溯源性的指定特性值的有效程序的参考物质被称为有证参考物质。

示例：对胆固醇浓度有指定量值和相关测量不确定度的人血清，用作校准物或测量正确度控制的物质。

注6：有些参考物质的量值在计量学上溯源到一个单位系统之外的测量单位。这些物质包括由世界卫生组织指定国际单位（IU）的生物来源测量标准。

注7：参考物质的性能指标包括其材料的溯源性，说明其来源和处理过程。体外诊断医疗器械参考物质的性能指标要求在 ISO 15194 有描述。

注8：参考物质的用途可以包括测量系统的校准、测量程序的评价、为其他材料赋值及质量控制。

注9：名义特性的检验给出了名义特性的值和相关的不确定度。此不确定度不是测量不确定度。

注10：ISO/REMCO（参考物质委员会）有个类似的定义，但使用术语测量过程来表示检验，涵盖测量和名义特性检验两种含义。

计量学溯源性（metrological traceability）：通过文件规定的不间断的校准链将测量结果与参照联系起来的特性，每次校准均会引入测量不确定度。

注1：本定义中，参照可以是实际实现的测量单位定义，或包含非序量测量单位的测量程序或测量标准。

注2：计量学溯源性需要确立的校准等级关系。用于将测量结果与测量标准相联系的测量标准和校准的顺序被称为溯源链。计量学溯源链用于建立测量结果的计量学溯源性，包括校准物值的溯源性。体外诊断医疗器械相关的溯源链举例见

ISO 17511 和 ISO 18153。

注 3：规定参照的说明中必须包括此参照被用于建立校准等级关系的时间，以及此参照有关的其他任何相关计量学信息，如在校准等级关系中何时进行了第一次校准。

注 4：对于在测量模型中有多于一个输入量的测量，每个量值自身应具有计量学溯源性并且相关的校准等级关系可形成分支结构或网络。为每个输入量建立计量学溯源性所作的努力应与该量对测量结果的相对贡献相适应。

注 5：如果两个测量标准的比较被用于检查及必要时修正一个测量标准的赋予量值和测量不确定度，此比较可被视为校准。

注 6：缩写形式的术语"溯源性"有时用来指代计量学溯源性，也可指代其他概念，如样品的溯源性、文件的溯源性、仪器的溯源性或材料的溯源性等，此时是指事物的历史（回溯）。因此，如果有混淆的可能，最好采用计量学溯源性的术语全称。

确认（validation）：对规定要求满足预期用途的验证。

示例：测量人血清肌酐浓度的程序也能被确认用于人尿中肌酐的测定。

注：GB/T 19000-2008（ISO 9000：2005，IDT）3.8.5 中确认的定义为"通过提供客观证据，对特定预期用途或应用要求已得到满足的认定"。

验证（verification）：为给定项目满足规定要求提供客观证据。

示例 1：对给定参考物质声称的对于其量值和有关测量程序及测量部分小至质量 10mg 的均匀性的证实。

示例 2：对测量系统达到性能特性或法定要求的证实。

示例 3：对目标测量不确定度能够满足的证实。

注 1：给定项目可以是一个过程、测量程序、物质、化合物或测量系统。

注 2：规定要求可以是满足制造商声明或技术指标。

注 3：在法定计量中，验证与对测量仪器的检查、标贴和/或发放验证证书有关。

注 4：验证不应和校准或确认相混淆。

注 5：在化学上，对于物质或活性的特征的验证需描述物质或活性的结构式或特性。

注 6：ISO 9000：2005 的 3.8.4 中验证的定义为"通过提供客观证据，对规定要求已得到满足的认定"。

测量区间（measuring interval）：在规定条件下，可由给定测量仪器或测量系统以规定的仪器不确定度测量的相同类量的量值的集合。

注 1：体外诊断医疗器械性能特征已被验证的测量区间被称为可报告范围。

注 2：测量区间的下限不应和检出限混淆。

注 3：有关"区间"和"范围"间差异的讨论见 GB/T 29791.1-2013 A2.11。

测量精密度（measurement precision）：简称精密度（precision），在规定条件下，对同一或相似被测对象重复测量得到测量示值或测得量值间的一致程度。

注1：测量精密度通常由不精密度的量度以数字表达，如规定测量条件下的标准差、方差和变异系数。

注2：规定的条件可以是测量的重复性条件、测量的中间精密度条件或测量的再现性条件。

注3：测量精密度用于定义测量重复性、中间测量精密度和测量再现性。

注4：重复测量指在同一或相似样品上以不受以前结果影响的方式得到的结果。

中间测量精密度（intermediate measurement precision）：简称中间精密度（intermediate precision），在一组测量条件下的测量精密度，这些条件包括相同的测量程序、相同地点，并且对相同或相似的被测对象在一长时间段内重复测量，但可包含其他相关条件的改变。

注1：应规定改变和未改变的条件，特别是校准物、试剂批号、设备系统、操作者和环境条件等变量。

注2：在体外诊断医疗器械评价中，一般选择的中间精密度条件代表体外诊断医疗器械在一长时间段内的实际使用条件。

注3：相关统计学术语在 ISO 5725-3 中给出。

注4：中间精密度可用结果的分散性特征术语定量表达，如标准差、方差和变异系数。

注5：改写自 ISO/IEC 指南 99：2007，定义 2.22 和 2.23。

测量重复性（measurement repeatability）：简称重复性（repeatability），在一组测量条件下的测量精密度，包括相同测量程序、相同操作者、相同测量系统、相同操作条件和相同地点，并且在短时间段内对同一或相似被测对象重复测量。

注1：在临床化学中，术语批内或序列内精密度有时用于指此概念。

注2：在评估体外诊断医疗器械时，通常选择重复性条件来代表基本不变的测量条件（被称为重复性条件），此条件产生测量结果的最小变异。重复性信息对故障排除目的有用。

注3：重复性可以用结果分散性特征术语定量表达，如重复性标准差、重复性方差和重复性变异系数。相关统计术语在 ISO 5725-2 中给出。

注4：改写自 ISO/IEC 指南 99：2007，定义 2.20 和 2.21。

测量再现性（measurement reproducibility）：简称再现性（reproducibility），在包括了不同地点、不同操作者、不同测量系统的测量条件下对同一或相似被测对象重复测量的测量精密度。

注1：在临床化学中，术语室间精密度有时用于指此概念。

注2：在评估体外诊断医疗器械时，通常选择再现性条件来代表最大改变的条

件（被称为再现性条件），此条件产生独立实验室间比较结果时遇到的测量结果变异，如发生在室间比对计划中（例如，能力比对、外部质量保证或实验室标准化试验）。

注3：再现性可以用结果分散性特征术语定量表达，如再现性标准差、再现性方差和再现性变异系数。相关统计术语在 ISO 5725-2 中给出。

注4：不同的测量系统可使用不同的测量程序。

测量系统（measuring system）：组合在一起的、适合给出规定类量在规定区间内测得量值的一个或多个测量仪器，以及经常和其他器械形成的组合，包括任何试剂和用品。

注：测量系统可以只由一个用于测量的器械组成，它可以只是测量仪器或一个实物量具，并且它可以单独使用或与辅助器械联合使用。

2

体外诊断定量产品的正确度确认

2.1　意义和现状

准确度主要包含两个概念，正确度和精密度，而精密度将在其他章节介绍。

要提高测量系统的正确度，应从体外诊断试剂生产的设计开始。厂家需要确定研发试剂是否有参考物质或者参考测量程序，如何建立一条合理的不间断的溯源链。对于体外诊断产品生产厂家而言，抛开计量学溯源谈正确度是毫无意义的。本节主要介绍在厂家研发阶段的正确度确认，对用户端的验证将在后续章节说明。但不可否认的是，厂家和用户对正确度的评价在原理和方法上有很大的共性。

对于有参考物质或参考测量程序的项目，与参考物质或参考测量程序的比对为正确度评价的优先方法；很多情况下，有些检测项目既无参考物质也无参考测量程序，根据 ISO 17511，体外诊断产品生产厂家可选择当前最佳的测量程序，并根据 EP09-A3 利用临床样品进行方法学比对。

业内也曾将室间质量评价（EQA）或能力验证（PT）靶值作为正确度评价的一种方式，但从经典的正确度概念来讲，其靶值确定方法不具有溯源性，将其视为一致性评价可能更为合适，在正确度评价方面尚不如正确度控制物质。本文亦将此部分纳入供参考。

本部分内容着重于方法性，旨在为体外诊断产品生产厂家进行定量产品正确度的确认提供参考。

2.2　评价方法

2.2.1　与国际或国家有证参考物质的比对

2.2.1.1　概述

如果测量程序有可用的相应国际或国家有证参考物质，则使用国际或国家参考物质进行评价，观察测量结果对相应参考物质靶值的偏倚情况。

2.2.1.2　测量方法

国内不同试剂盒研制的标准中对正确度的评价要求有两种方法。

（1）使用可用于评价常规方法的有证参考物质（CRM），用待评试剂（盒）进行测试，重复测 3 次，取测试结果平均值（M），按公式计算偏倚（B）。

或者用由参考测量程序定值的高、中、低三个浓度的人源样品（可适当添加被测物，以获得高浓度的样品），用待评试剂（盒）进行测试，每个浓度样品重复测 3 次，分别取测试结果均值，按公式（4.2.1）计算偏倚。

$$B = \frac{M-T}{T} \times 100\% \tag{4.2.1}$$

式中，B 为偏倚，%；M 为测试结果均值；T 为有证参考物质标示值或各人源样品定值。

注：本部分参考 GB/T 26124-2011《临床化学体外诊断试剂（盒）》，而允许偏倚标准需要参考各项目的行业标准。

（2）使用可用于评价常规方法的有证参考物质，用待评试剂（盒）进行测试，重复测 3 次，按公式（4.2.2）分别计算偏倚，3 次结果都应符合准确度要求。如有 1 次不符合要求，应重新连续测试 20 次，并分别按照公式（4.2.2）计算偏倚，应 ≥19 次结果符合准确度的要求。

$$B_i = \frac{M_i-T}{T} \times 100\% \tag{4.2.2}$$

式中，B_i 为偏倚，%；M_i 为每次测试结果；T 为有证参考物质标示值或各人源样品定值。

注：本部分参考 YY/T 1230-2014《胱抑素 C 测定试剂（盒）》，测量 CRM 偏倚应 ≤15%。该方法主要考察待评价试剂盒单次测量 CRM 的结果与标示值的偏倚，因此不属于正确度评价而归于准确度评价。

2.2.1.3　注意事项

严格按照参考物质的使用说明，避免引入过多变量影响结果的分析。

2.2.2　E_n 值计算

在测量标准物质或有证参考物质时，还可以根据以下公式计算 E_n 值。E_n 表示在与参考量值比较时，其偏倚是否在规定的不确定度范围内。参考量值由有证参考物质证书或参考实验室提供，某些情况下可通过室间质量评价或能力验证的靶值获得，可按公式（4.2.3）计算。

$$E_n = \frac{X_{\text{lab}} - X_{\text{ref}}}{\sqrt{U^2_{\text{lab}} + U^2_{\text{ref}}}} \quad\quad\quad (4.2.3)$$

式中，X_{lab} 为实验室测量结果；X_{ref} 为标准物质或有证参考物质的参考量值；U_{lab} 为实验室测量结果的扩展不确定度；U_{ref} 为参考物质的扩展不确定度；U_{lab}、U_{ref} 的置信水平为95%，包含因子 k=2。

若 $|E_n| \leqslant 1$，则实验室测量结果满意，否则不满意。

注：本部分参考 CNAS-GL 02：2014《能力验证结果的统计处理和能力评价指南》第 4.4.1.3（f）条款。

2.2.3　回收实验

2.2.3.1　概述

回收实验指用于评价定量检测方法准确测定加入纯分析物的能力，结果用回收率表示。在一些体外诊断试剂的行业标准中提到通过添加标准物质来进行试剂正确度的评价。

2.2.3.2　测试方法

选择合适浓度的常规检测样品，分为体积相同的 3～4 份，将不同体积量的标准溶液 A 加入其中 2～3 份样品（B）中，制成 2～3 个不同浓度的回收样品（低、中、高水平），计算加入待测物的浓度；在另一份样品中加入同样量的无待测物的溶剂，制成基础样品。根据公式（4.2.4）计算回收率 R。加入标准溶液 A 后，样品总浓度应在试剂盒的检测线性范围内，每个浓度重复检测 3 次。

2.2.3.3　计算方式

$$R = \frac{C \times (V_0 + V) - C_0 \times V_0}{V \times C_{\text{s}}} \times 100\%$$

$$(4.2.4)$$

式中，R 为回收率，%；V 为标准溶液 A 的体积；V_0 为样品 B 的体积；C 为将标准溶液 A 加入样品 B 后的检测浓度；C_0 为样品 B 的浓度；C_{s} 为样品 A 的浓度。

注：如项目有对应的国家标准或行业标准要求，则根据各项目标准要求进行。

2.2.3.4　注意事项

（1）加入的待测物标准液体积一般在样品体积的 10% 以内；保证在加样过程中的取样准确度。

（2）尽量使加入标准液后，有一份样品中的被测物浓度达到医学决定水平。

（3）对于免疫试剂可能会因抗体不同而出现不同的结果，应有不同的判断标准。

（4）注意基质效应，尽量采用和临床待测样品一致的基质。

2.2.4　方法学比对

2.2.4.1　概述

本方法主要用于评价同一检验项目两种测量程序之间的偏倚，并确定其偏倚是否在可接受的范围之内。通常两种程序分别被称为参比程序和待评程序，参比程序可以是 JCTLM 推荐的参考测量程序，也可以是厂家选定的参比程序。本部分参考美国临床和标准研究院（CLSI）发布的 EP09-A3。EP09-A3 主要有三方面用途：临床实验室新引入测量程序与参比测量程序的比对；厂家新建立的测量程序和参比测量程序相关性的研究；厂家对新建立的测量程序声明的确认。本部分主要针对厂家的应用。

2.2.4.2　测试方法

（1）目的：生产厂家必须建立定量测定某种待测物的待评测量程序同一个参比测量程序间的关系，理想状态下选用 JCTLM 推荐的参考测量程序。然而，有时一个新的（待评）测量程序的分析性能会优于参比测量程序，例如，使用自动体外诊断程序替代微孔板的手动程序。在这类情况下，主要目的是建立两种程序间的偏倚。

（2）样品要求：比对应使用未经处理的患者样品，分析物浓度应尽可能在测量范围内均匀分布。应记录样品信息，例如，基本信息，临床诊断和样品状态（是否存在脂血、溶血、黄疸、浑浊）。尽量保存足够的样品供重复测定。如需使用处理过的样品（如添加高浓度样品），应少于比对样品总数的 20%。任何处理过的患者样品都需要在结果中注明。

（3）样品储存：必须保证由于运输或储存条件的变化不会影响任何一个测量程序。在待评测量程序和参比测量程序使用的分装样品在储存和处理上应尽可能一致。

（4）样品数量：体外诊断试剂生产厂家用于建立或确认声明标准的，样品数量应不少于 100 份，不同情况下进行比对研究的样品数量要求详见表 4.2.1。如果两种测量程序对于两个临床相关人群的检测关系存在差异，则每一个人群均需要至少 100 份样品的研究。这种差异需要在厂家产品标识或在临床文献中表述。例如，两个免疫检测试剂可能对于妊娠期女性样品具有一种相关性，而对于男性样品具有另一种相关性，可能两种人群的交叉反应物浓度存在差异，从而对两种测量程序产生不同的影响。另一个例子是检测甲状旁腺激素的两种测量程序可能在检测正常肾功能患者样品时非常相近，而在检测透析患者样品时差异很大。

表 4.2.1　EP09-A3 对厂家和实验室比对研究样品的数量要求

研究类型	执行者	样品数量（份）	待评方法重测次数	待评方法数量	偏倚评估方法
建立测量方法声明标准	厂家	≥100	1 次或多次	1 个或多个	回归分析
确认声明标准	厂家	≥100	1 次	1 个或多个	回归分析
新引进测量方法的验证	实验室	≥40	1 次或多次	1 个或多个	差异图或回归分析

（5）测试次数：用于确认声明的标准，重测 1 次；如果是其他用途，可重测 1 次或多次。

（6）测量区间：对于体外诊断产品生产厂家而言，建立和声称确认的研究都是确定待选和参比测量程序在最宽的检测区间的关系。需要收集测量程序在整个测量区间的样品，而不仅仅是参考区间或医学决定水平。

（7）测量时间和期限：对于一个给定的样品，待评程序和参比程序应在待测物稳定的时间段内进行测试。如果可能，最好使用当天的样品进行测试。如果使用储存的样品，应确保样品的稳定性，以满足参比程序和待评程序的要求。两种程序的测量样品需要以相同方式保存，以避免储存条件不同引入新的变量。

（8）测量顺序：参比程序和待评程序应按随机顺序测定每批样品。

（9）数据收集期间的检查和质控：数据收集期间需要进行检查，防止出现错误。实验中必须遵循合适的质控（QC）程序，保留质控图。

（10）参比程序的选择：最好能溯源至标准物质或参考测量程序。然而，有很多产品并没有参考测量程序，也没有参考物质，无法溯源至 SI 单位，没有办法进行标准化，而只能进行一致化。可以选择市场上已有的产品或者接受度较好的非同种方法与待测物产品进行比较。

2.2.4.3　数据处理和分析

体外诊断试剂厂家可基于 EP09-A3 叙述的基本程序对收集的数据作初步考察，并选用任何一种有效的统计方法分析数据，但最终应在有关医学决定水平上确定待评程序与参比程序之间的偏倚。

（1）方法学比对与偏倚：对参比程序和待评程序的测定结果作图并进行目测检查。通过绘制偏差图、散点图初步判断样品浓度的分布情况并了解方法间差值变化情况，为此后选择何种统计方法进行更合理的评估作分析。

偏差图分为数值偏差图和排序偏差图，数值偏差图的 x 轴为参比方法测量值，y 轴为待评程序与参比程序的差异值或者差异值的百分比；排序偏差图是对参比程序的测量值进行排序，以序号为 x 轴，y 轴为待评程序与参比程序的差异值或者差异值的百分比。对于程序间差值呈比例变化[恒定变异系数（CV）]者，排序偏差图更优。

散点图中，x 轴为参比程序结果，y 轴为待评程序结果。散点图可以表示因变量随自变量变化的大致趋势。

（2）离群值检查：按照 EP09-A3 要求，通过广义极端学生化偏差（extreme studentized deviate，ESD）方法检验离群点。具体步骤为：①根据 100 份样品的测定结果计算 $(y-x)/x$ 的平均值和标准差，根据平均值和标准差计算最大偏倚 ESD_i；②根据检验统计的样品量 100 计算临界值（λ_i）；③若 $ESD_1 > \lambda_1$，则认为该观察值为离群值，排除后进行第二个（$i=2$）最大偏倚比较；④离群值的个数是通过找到最大的 i 使得 $ESD_i > \lambda_i$；⑤排除离群值后补充数据，达到至少 100 例样品数量要求。

$$d_i = y_i - x_i \tag{4.2.5}$$

$$\overline{d} = \sum_{i=1}^{N} d_i / N \tag{4.2.6}$$

$$s = \sqrt{\frac{n \times \sum x^2 - \left(\sum x\right)^2}{n \times (n-1)}} \tag{4.2.7}$$

$$ESD = \max(|d_i - \overline{d}|) / s \tag{4.2.8}$$

式中，d_i 为第 i 个样品待评方法与参比方法的差异值；y_i 为第 i 个样品待评方法测量值；x_i 为第 i 个样品参比方法测量值；$\overline{d}$ 为所有样品差异值的平均值；n 为样品数量；s 为离群值的标准差。

根据以上公式计算 ESD，计算出所有可能的离群值。根据 EP09-A3，离群值应不超过样品结果数量的 5%（取整数），如果样品为 112 个，那么其离群值的数量（h）应不超过 5 个。

$$\lambda_i = \frac{t_{v,p} \times (n-i)}{\sqrt{(n-i+1) \times (v + t_{v,p}^2)}} \tag{4.2.9}$$

式中，n 为未剔除离群值样品的数量；$i=1$，2，$\cdots$，h；$v=n-i-1$；$t_{v,p}$ 为 t 学生分布单侧 v 自由度和概率 p 下对应的 t 值。

$$p = 1 - \frac{\alpha}{2 \times (N-N+1)} \tag{4.2.10}$$

式中，α 为显著性水平，常用的有 0.05、0.01。

离群值是通过 $ESD_i > \lambda_i$ 来进行查找的，如果 ESD_h 和 ESD_{h+1} 相等，则数据集中无离群值。

（3）利用偏差图进行评估：对于恒定标准差（方法间差值较恒定）或者恒定CV（方法间差值呈比例变化）的偏差图，如果两种测量程序间的差值呈正态分布，则利用差值平均值作为估算偏倚；如果两种程序间的差值呈非正态分布，则用中位数作为估算偏倚。

（4）利用散点图进行线性拟合（回归分析）：临床实验室比对试验研究可以先进行偏差图分析，如果不理想再进行线性拟合回归分析。但是厂家在建立和确认比对声明时，必须进行回归分析。回归分析类型包含常规线性回归法（ORL）、加权最小二乘法（WLS）、Deming 回归法和 Passing-Bablok 回归法。

（5）医学决定水平处偏倚及回归：将医学决定水平浓度代入回归方程，确定其偏倚是否可接受。

2.2.5　其他正确度评价

通过对权威机构提供的室间控制品进行检测，检测结果与已知的"靶值"和可接受限进行比对，计算检测结果和"靶值"的偏倚，看是否在可接受的范围内。实验室室间质评物被众多实验室分析，它们的均值可以用于评估测量程序的一致性。

EQA 或正确度 PT 是为了客观比较一个实验室的测定结果与靶值的差异，用于评价实验室测定的准确度。由外单位机构采取一定的方法，连续、客观地评价实验室的结果，发现误差并校正结果，使各实验室之间的结果具有可比性。这是对实验室操作和实验方法的回顾性评价，而不是用来决定实时测定结果的可接受性。

2.3　共识编写说明

2.3.1　共识的主要内容和依据

本共识主要参考了临床生化各项目对应的一系列国家标准、行业标准和EP09-A3，包含了常用的正确度评价方法。

2.3.2　共识与以往标准和文献的差异及可能产生争议的问题

2.3.2.1　准确度与正确度、精密度

准确度包含正确度和精密度两个概念。准确度是一个测得量值与被测量的一

个真量值间的一致程度,因临床检测患者样品时只进行一次测量,在本共识 2.2.1.2 中第(2)种测试方法中体现的是对准确度的评价;内容主要涉及正确度,而精密度将在后文详细表述。

2.3.2.2　偏移与偏倚的概念

偏移与偏倚,经历次共识讨论会各位专家建议,本共识中使用偏倚,等同于偏移,二者不冲突。

2.3.2.3　方法学比对基于的文件

本共识的方法学比对是基于 EP09-A3。由于 EP09-A2 在临床的应用超过 10 年,大部分实验室的质量手册、厂家的临床比对均是基于此文件,而国内对 EP09-A3 的应用报道很少。EP09-A3 相比于 EP09-A2,其文件架构、实验方案、样品检测和统计方法等内容均作了较大修改,对离群点的判断和剔除,以及回归分析方法均有较大差异,今后在临床实验室比对和厂家建立并验证声明标准时,EP09-A3 将会成为主流。

2.3.2.4　待评测量程序较参比测量程序线性范围更宽时的处理方法

根据 EP09-A3,厂家开发待评测量程序的目的有时是为了满足临床需要,获得更宽的测量范围。如果有覆盖更宽浓度范围的参考测量程序,可以使用其进行比较。然而通常情况下,没有参考方法且参比测量程序的测量范围具有局限性。这种情况下,如果参比测量程序的稀释能力得到了验证,以将未处理的高浓度样品进行稀释后再用参比测量程序测定,以覆盖更宽的测量范围。

2.3.2.5　比对试验中的重复次数

根据 EP09-A3,对于厂家建立的测量程序,样品测量应≥1 次。可以对样品进行多次重复测量并取平均值进行比对,以减小偏倚估计的系统误差。如果进行了 3 次或更多次的测量,使用中位数比均值更合理。

2.3.2.6　样品的处理

根据 EP09-A3,任何处理过的样品需要在结果中注明。根据具体情况,可能会采取添加或稀释被测物的措施对样品进行处理。如果使用处理过的样品,那么其数量应不超过样品总数的 20%。如果从单个患者得不到所需的样品量,可以将多个(如果可能,使用 2 个)病史相同、被测物浓度也相近的患者样品混合成"微混合"样品。但是需要注意,混合过程会通过平均化掩盖样品的特殊性或对样品产生特定的影响,从而导致两种程序间比对的乐观假象。为了使这种影响最小化,单个患者的样品仅可在一份"微混合"的样品中使用。然而，对于罕见疾病或样品，可能需要单个样品不同的待测物浓度。

2.3.2.7 质量控制和记录保存

实验中应遵循合适的质控试验并保留质控图，任何需要删除的数据（重复或样品）均应仔细记录，并记录原因或发现的问题。对于实验过程中的记录错误、仪器错误等也需要记录相应的原因，保证实验和数据的完整性。

2.3.2.8 新项目的处理

当体外诊断产品生产厂家进行一个新项目研究，市场上无相关产品，也没有对应的标准纯品，并且无比对测量程序时，第一个研发厂家可自行制定该项目的标准，第二个、第三个……厂家会以第一个作为参比测量程序，逐渐实现该项目测量结果一致化；但随着技术的不断发展，可能其他厂家/研究者会开发出更准确的方法，比如 HbA1c，这种情况下须逐渐向标准化看齐，但这需要一个过程。

2.3.2.9 参考物质的使用注意事项

建议参考物质（有证参考物质）按说明书使用，不能超范围使用；若超范围使用，则证书上的相关信息不再与之对应，故不能使用证书上的信息。

2.3.2.10 偏倚或相对偏差在评价正确度时的参考标准

建议优先参考相关项目的国家标准、行业标准、技术审评指导原则等，也可以参考国内室间质评活动中各项目对应的评价标准或 CLIA'88 附录中对各项目的允许误差要求。

2.3.2.11 离群值的统计方法

离群值的统计方法有多种，GB 4883-2008《数据的统计处理和解释 正态样本离群值的判断和处理》中也有关于离群值的判断方法，可供读者参考；对于共识未涉及的其他方法，只要具有统计学依据均可进行参考，本共识不再一一列举。

2.3.2.12 关于体外诊断定量产品临床实验时的正确度要求

体外诊断定量产品在进行临床实验时，可参考相关行业标准进行，基本内容本共识均已包括，但具体实施情况可根据各项目的实际情况进行。

2.4　相关配套共识及其相互关系

本部分为体外诊断厂家准确度评价，主要关注准确度概念中的正确度概念，而准确度概念中的精密度概念将在下文详细表述。

2.5　应用实例

2.5.1　用国际和/或国家有证参考物质的比对研究

（1）用有证参考物质进行正确度确认：使用 α-淀粉酶有证参考物质（ERM-AD456/IFCC，标示值为9.1μkat/L）对检测系统进行正确度确认，用检测系统重复测量该参考物质 3 次，结果为 8.9μkat/L、8.9μkat/L、9.0μkat/L，按公式（4.2.1）计算偏倚为−1.8%，小于 1/3 允许总误差，表明该检测系统正确度良好。

（2）用有证参考物质进行准确度确认：胱抑素 C 水溶液标准物质[GBW（E）090437]标示值为4.47mg/L，某厂家胱抑素 C 试剂盒检测该标准物质结果为4.08mg/L、4.24mg/L 和 4.70mg/L。根据 YY/T 1230-2014《胱抑素C测定试剂（盒）》，按照公式（4.2.2）计算，3 次结果均应符合要求，即相对偏差不超过 15%，如果 3 次结果中有 2 次符合、1 次不符合，应重新连续测试 20 次。

该厂家 3 次测定结果的偏差分别为：−8.7%、−5.1%和 5.1%，3 次测试结果均符合要求。

2.5.2　E_n 值计算

牛血清白蛋白有证参考物质（BW 3627-10）的标示值为 5.0mg/L，扩展不确定度为 0.4mg/L（$k=2$）。某厂家检测结果为 5.2mg/L、5.4mg/L 和 4.9mg/L，实验室扩展不确定度为 0.6mg/L（$k=2$）。

根据公式（4.2.3）计算，$E_n=0.72$；$E_n \leqslant 1$，实验室测量结果满意。

2.5.3　回收实验实例分析

根据 YY/T 1162-1009 甲胎蛋白（AFP）定量测定试剂（盒）（化学发光免疫分析法）行业标准 6.3 进行回收实验。将浓度约为 100IU/ml 的 AFP（A 液）加入浓度为 2IU/ml 的血清 B 中，A 液和 B 液的体积比为 1：9，详见表 4.2.2。

表4.2.2　甲胎蛋白回收实验结果　　　　　　　　（单位：IU/ml）

重复检测次数	A 液	B 液	C 液
1	101.2	2.1	12.2
2	102.3	1.9	11.7
3	99.8	2.0	12.3
平均值	101.1	2.0	12.1

测得浓度为 12.1IU/ml。按公式（4.2.4）计算回收率如下：

$$R = （12.1 \times 10 - 2.0 \times 9） / （101.1 \times 1） \times 100\% = 101.9\%$$

回收率满足该行业标准 5.3 准确度要求中的 85%～115% 范围。

2.5.4　方法学比对实验实例分析

2.5.4.1　背景简介

A 厂家研发降钙素原（PCT）化学发光免疫分析法试剂盒，计划同市场上另一厂家 B 的 PCT 化学发光免疫分析法试剂盒进行比对。

2.5.4.2　方法

（1）样品收集和检测：按照 EP09-A3 要求，收集 100 份临床血清样品，样品符合要求（无溶血、黄疸、脂血和浑浊）且样品量足够。基于 A、B 两个测量程序对每份样品各检测 1 次。两种测量程序各获得 100 次有效检测结果，共 200 个测试数据，详见表 4.2.3。

表4.2.3　A、B 两个厂家 100 份样品的测试结果　　　（单位：ng/ml）

序号	A	B	序号	A	B	序号	A	B
1	0.11	0.13	10	0.33	0.32	19	0.54	0.49
2	0.12	0.14	11	0.37	0.41	20	0.57	0.60
3	0.13	0.15	12	0.39	0.37	21	0.57	0.62
4	0.15	0.14	13	0.39	0.35	22	0.58	0.53
5	0.16	0.17	14	0.43	0.39	23	1.01	0.96
6	0.17	0.19	15	0.44	0.52	24	1.03	0.99
7	0.24	0.25	16	0.45	0.41	25	1.07	1.12
8	0.25	0.22	17	0.49	0.53	26	1.09	1.05
9	0.27	0.34	18	0.54	0.52	27	1.35	1.41

序号	A	B	序号	A	B	序号	A	B
28	1.38	1.33	53	2.39	2.50	78	4.30	3.78
29	1.39	1.45	54	2.55	2.67	79	4.38	4.11
30	1.40	1.47	55	2.56	2.35	80	4.38	4.92
31	1.42	1.30	56	2.56	2.68	81	4.91	4.23
32	1.54	1.49	57	2.65	2.91	82	5.09	5.34
33	1.56	1.70	58	2.69	2.78	83	5.10	4.66
34	1.56	1.43	59	2.76	2.67	84	5.19	5.44
35	1.59	1.66	60	2.87	2.78	85	5.36	4.87
36	1.65	1.73	61	2.89	3.01	86	6.98	5.12
37	1.67	1.61	62	2.98	3.12	87	7.01	6.25
38	1.80	1.89	63	3.01	3.16	88	8.41	10.33
39	1.86	1.95	64	3.03	2.69	89	8.95	7.02
40	1.87	1.81	65	3.07	2.57	90	9.45	9.04
41	1.94	2.03	66	3.09	2.90	91	10.87	12.12
42	1.95	2.01	67	3.12	3.43	92	10.97	12.06
43	1.97	2.07	68	3.56	3.98	93	12.76	10.09
44	1.98	1.92	69	3.65	3.28	94	12.76	12.37
45	1.99	1.93	70	3.77	3.95	95	21.91	19.38
46	2.01	1.84	71	3.86	3.74	96	30.46	27.88
47	2.05	1.89	72	3.87	4.29	97	35.33	33.04
48	2.08	2.18	73	3.89	3.57	98	48.43	50.90
49	2.08	1.88	74	3.97	3.44	99	52.00	54.17
50	2.09	2.19	75	4.08	4.66	100	61.64	63.11
51	2.16	2.26	76	4.09	3.84			
52	2.17	2.38	77	4.22	4.43			

　　测定前两个测量程序均需要对仪器进行校准，并且确保质控结果在控。如果有离群样品，排除离群样品，再补充相应浓度样品进行测定。

　　（2）数据分析软件：采用 Excel 2013 及 ANALYSE-IT 进行数据分析。

　　（3）离群值检查：按照 EP09-A3 的要求，通过广义极端学生化偏差（ESD）方法检验离群点。通过检验，并无离群点，详见表 4.2.4。

表 4.2.4 根据 ESD 法进行离群值检查

计算	值	计算	值
n	100	$\max(|d_i - \bar{d}|)$	2.611
$\bar{d}$	0.06	ESD	3.452
s	0.76	λ（i=1 时）	3.75

$\text{ESD}_1 < \lambda_1$，因此无离群值。

以上计算全部可通过 Excel 完成。

（4）数据分析

1）散点图：绘制散点图，以 A 厂家测量程序的测量值为 y 轴，以 B 厂家测量程序的测量值为 x 轴，从图中可以看出测量值的大致变化趋势，如图 4.2.1 所示。

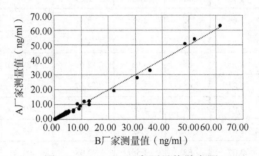

图 4.2.1　A、B 厂家测量值散点图

2）偏差图：根据 EP09-A3，作数值偏差图和排序偏差图。

A. 数值偏差图：x 轴为参比程序被测物的测量值，y 轴为待评程序与参比程序的差异值。

数值偏差图中的偏差可分别用绝对值和相对值表示，如图 4.2.2 中 A 图的 y 轴表示待评程序与参比程序的绝对偏差，B 图的 y 轴则表示待评程序与参比程序的相对偏差。

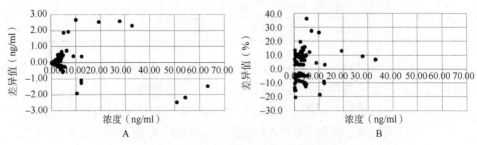

图 4.2.2　两种测量程序数值偏差图

A. 数值偏差图；B. 比例偏差图

B. 排序偏差图：将参比程序的测量值从低到高排序，以序列号为 x 轴，本例序列号最大值为 100；以待评程序与参比程序的差异值为 y 轴，如图 4.2.3 所示。

排序偏差图中的偏差可分别用绝对值和相对值表示，如图 4.2.3 中 A 图的 y 轴表示待评程序与参比程序的绝对偏差，B 图的 y 轴则表示待评程序与参比程序的相对偏差。

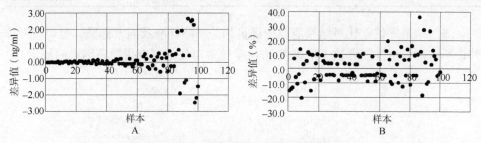

图 4.2.3　两种测量程序排序偏差图

A. 数值偏差图；B. 比例偏差图

根据图 4.2.4，y 轴为差值，x 轴为样品浓度。两种程序间的差值呈正态分布，因此利用差值平均值作为估算的偏倚。差值的平均值为 6.97%，符合可接受标准。

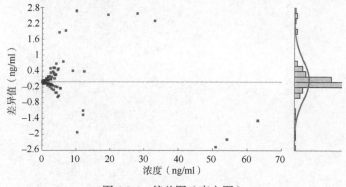

图 4.2.4　偏差图（直方图）

3）方法比对与偏倚评估：本结果符合恒定变异系数，则最适合使用 WLS 模型。本研究采用 WLS 和 Passing-Baklok 进行曲线拟合，并在医学决定水平附近进行偏倚的计算，详见表 4.2.5。

表 4.2.5　两种测量程序在医学决定水平处偏倚比较

回归模型	回归方程	决定水平（x_c）	估计值（y_c）	（x_c+y_c）/2	绝对偏倚	相对偏倚（%）
WLS	$y=1.023x-0.01299$	0.5	0.50	0.50	0.00	0.3
		2	2.03	2.02	0.03	1.6
		10	10.22	10.11	0.22	2.1

续表

回归模型	回归方程	决定水平（x_c）	估计值（y_c）	（x_c+y_c）/2	绝对偏倚	相对偏倚（%）
Passing-Baklok	$y=1.0000x-0.01000$	0.5	0.49	0.50	0.01	2.0
		2	1.99	2.00	0.01	0.5
		10	9.99	10.00	0.01	0.1

（5）结果评估：比对结果应至少满足相关国际标准及国家标准，也可参考体外诊断试剂分析性能评估（准确度-方法学比对）技术审查指导原则中的规定。

3

体外诊断定量产品的精密度确认

3.1　意义和现状

在临床检验中，临床患者样品一般只进行一次测量，体外诊断试剂的精密度符合要求才能保证临床结果的准确度，好的精密度是获得良好准确度的先决条件。因此，精密度在体外诊断定量产品研发阶段就应受到重视。

精密度是体外诊断测量系统的重要分析性能之一，是产品研发、产品标准建立及注册等过程中需要确认的重要技术指标，其资料是评价拟上市产品有效性的重要依据，也是产品注册所需的重要申报资料之一。目前国内体外诊断产品生产厂家主要依据各项目的国家标准、行业标准评价产品的精密度，主要评价重复性（批内精密度）和中间精密度（批间精密度）。CLSI EP05-A3（以下简称 EP05-A3）在 A2 的基础上对体外诊断定量产品精密度的评价方法进行了详细介绍。

本部分基于临床生化各项目系列行业标准、《体外诊断试剂注册管理办法》、EP05-A3 等文件对精密度评价的基本原理和确认方法进行了阐述。本部分内容着重于方法性，旨在为体外诊断产品生产厂家进行定量方法的精密度确认提供一般性指导原则。本节可与其他国际标准、国内标准或指导原则一起提供常规指导。

3.2　基本原则

（1）操作者应熟悉测量程序和/或仪器工作原理，了解并掌握仪器的操作步骤和各注意事项，能在确认阶段维持仪器的可靠性和稳定性。

（2）用于确认实验的样品一般采用临床实验室收集的稳定、冷冻储存的混合血清（或血浆）；当临床样品不稳定或不易得到时，可考虑其他稳定的以蛋白质为基质的商品物质，如校准品或质控品。

（3）进行精密度确认时，应评估 2～5 个浓度水平样品的精密度。所选样品浓度应在测量范围内有医学意义，即至少有一个浓度在医学决定水平左右。不要为了得到较小的精密度，都选用较高值的样品，甚至超出测量范围；也不建议选用靠近最低检出限的样品，此时所得的精密度往往偏大。相当多的检验项目低值常无实际临床意义，但有少数检验项目，其低值也有临床价值，此时就需要评价有判断价值的低值精密度。如没有医学决定水平，可在参考区间上限左右选一个浓度。此外，再根据检验项目的性质在线性区间内选择另一个浓度。如与厂商或文献报道的精密度进行比较，所选浓度应与被比较精密度的浓度相近。否则有可能得出不恰当的结论。

3.3　类型

精密度的类型包括测量重复性、测量再现性、中间精密度等。

临床化学工作中将一个"分析批"的测量条件视为"短时间段内"，因此"重复性"有时也被称为"批内精密度""序列内精密度"。"再现性"又被称为"实验室间精密度""室间精密度"。重复性和再现性为两种极端情况的精密度，而介于两者之间的精密度被称为中间精密度。

中间精密度条件不同可得到不同的精密度，体外诊断产品生产厂家应在精密度确认报告中明确中间精密度条件。

GB/T 6379.3-2012/ISO 5725-3：994 列举了四种中间精密度条件，即时间、校准、操作者和设备。根据不同中间精密度条件可采用两种方法进行实验设计：一种是在连续的实验期间不断改变条件，如重新校准、改变操作者、改变设备（或试剂批号）；另一种是进行嵌套设计，如可将操作者或设备作为主要因素，每个主要因素下又可分为"批间"或"批内"等次要因素。相对应的统计学处理，前者一般直接用贝塞尔公式计算，后者进行方差分析（ANOVA）。ANOVA 的实验设计应充分考虑其"平衡"性，即各个次要因素的数据组的测量次数是一致的。本共识应用 ANOVA 的平衡实验设计。

EP05-A3 将同一设备在一个实验室内的中间精密度称为"实验室内精密度"或"设备内精密度"，或"单点精密度"；而将设备间（同一测量程序）的精密度称为"再现性"，或"多点精密度"。ISO 5725 将设备间（同一测量程序）的精密度仍然视为中间精密度的一种，本部分将其称为"设备间精密度"。

体外诊断产品生产厂家对体外诊断医疗器械进行精密度性能评价时，宜对重复性、实验室内精密度、设备间精密度进行评价。设备间精密度评价使用的设备应该是各自独立的，同一流水线上的两台设备不应视为独立的，多台设备可以在同一实验室内，也可在不同实验室内；在多个实验室时，其中一个实验室起主导作用，一般为制造商实验室。

3.4 评价方法和数据处理

3.4.1 重复性

重复性是在一组测量条件下的测量精密度，包括相同测量程序、相同操作者、相同测量系统、相同操作条件和相同地点，并且在短时间段内对同一或相似被测对象重复测量。

临床化学工作中将一个"分析批"的测量条件视为"短时间段内"，因此"重复性"有时也被称为"批内精密度"。

3.4.1.1 试剂和校准品

应使用同一种类、同一批号的试剂和校准品，如可能，只进行一次校准。使用不同批号试剂和多次校准都会增加检验结果的变异程度。

3.4.1.2 确认方法

在以上条件满足的情况下，在一批内对样品进行重复测量，至少进行 10 次重复测量。

3.4.1.3 质量控制

检验时应同时至少测一个质控品。当质控品结果超出规定的失控限时，不论实验结果是否满意都应弃去不用，须重新进行实验以取得 10 个实验数据，同时应保存所有的质控数据和失控处理记录。

3.4.1.4 数据收集

在进行数据分析前，检查数据中有无偶然差错引起的离群值，可用 Grubbs 法进行离群值的筛查。为了能收集到至少 10 个有效数据，除补充由于质控失控而增加的测试外，还应再增加由于去除了离群值后的检验次数。

在进行这种批内精密度评价实验时，一次只允许出现一个离群值，当离群值超过 1 个时，应怀疑是否为方法不稳定或操作者不熟悉所致；此时，所有实验数据均应废弃，检查问题和解决问题后重新开始评价实验。

3.4.1.5 数据的记录

将所收集到的数据记录在表 4.3.1 中。

表 4.3.1 批内精密度实验原始数据记录表

序号	测量值	（均值–测量值）^{2}
1		
2		
…		
10		
均值		

3.4.1.6 批内精密度估计值的计算

求出均值：

$$\bar{x} = \sum x_i / n \tag{4.3.1}$$

使用下列公式计算出批内估计值的标准差：

$$s_r = \sqrt{\sum (x_i - \bar{x})^2 / (n-1)} \tag{4.3.2}$$

然后除以均值，计算 CV%。

式中，$\bar{x}$ 为 10 次测量结果的均值；x_i 为第 i 次测量的结果（i=1, 2, …, 10）；n 为总的测量次数（n=10）；s_r 为 n 次测量结果的标准差。

注：本部分参考 GB/T 26124 《临床化学体外诊断试剂（盒）》中 6.7.1 条款规定。

3.4.2 批间差

用同一个质控品或临床患者样品分别测试 3 个不同批号的试剂（盒），每个批号重复测量 3 次，计算均值，同时按以下公式计算相对极差。

$$R = (\bar{x}_{\max} - \bar{x}_{\min}) / \bar{x}_t \times 100\% \tag{4.3.3}$$

式中，R 为相对极差；$\bar{x}_{\max}$ 为 3 个批号中最大测量结果；$\bar{x}_{\min}$ 为 3 个批号中最小测量结果；$\bar{x}_t$ 为 3 个批号测量结果的均值。

注：本部分参考 GB/T 26124 《临床化学体外诊断试剂（盒）》中 6.7.3 条款规定。

3.4.3 重复性和实验室内精密度（单点精密度）

3.4.3.1 概述

此部分内容参考 CLSI EP05-A3 中的单点精密度评价，实验模型为 20×2×2，待评价的精密度主要有两种类型：重复性、实验室内精密度。

重复性与标准差相关，可通过一个样品在单批内多次重复的分析结果粗略估计。

实验室内精密度是中间精密度的一种，又称为设备内精密度、总精密度、点精密度（此处"点"可理解为一个实验室或一台仪器）。

在评价精密度前研发人员应对引起精密度变异的原因（潜在的影响因素）进行详细分析，如批、天、校准周期、试剂批号、校准品批号等；本部分在数据统计分析中考虑各因素间的相互影响，按95%置信区间进行精密度估计；从实验模型的统计分析入手，简单介绍嵌套方差分析（也有称巢式方差分析、交互方差分析等）模型和精密度评价时所用到的统计公式，以方便用户直接使用。

3.4.3.2　评价方法

在实施此项评价工作时，在同一台设备（或同一实验室），由同一（组）操作员使用同一测量程序和同种、同一批号试剂（包括相同批号校准品），在一段时间内（一般为1个月或20个工作日）对同一测试样品测量。

每天做2个批次测量，每批测量时，对同一样品重复测量2次，共测20天。评价结束时数据共有40对，即80个测量结果。

在每一批次测量中，必须同时测量质控品，以保证结果是可靠的，数据能够被采用。

该实验也可每日进行一个批次测量，一个批次中对同一样品重复测量4次，共测20个工作日，由80个数据求出批内和批间精密度；如果取得稳定样品有困难，也可改为测5日，每日测2个批次，每个批次测一个样品、共测8次，这样仍有80个数据。从10个批次中每个样品8次差异计算出批内精密度。从所有80个结果计算出批间精密度。

3.4.3.3　数据收集

要收集到足够有效的数据（至少为80个数据）。除补充质控失控而增加的测试外，应在进行数据分析前，检查数据中有无由于偶然差错引起的离群值，可根据下述剔除值的标准进行剔除。

从实施段已收集的40对均值的数据计算出总均值和标准差，出现下列任何一种情况都可认为是离群值：①任何一对均值和总均值的差超过4倍标准差；②任何一对中两个结果的绝对差值超过4倍标准差。

离群值不用于精密度的计算，在剔除后应再增加检验次数，以保证至少有40批次、80个数据进行计算。任何一次实验的剔除值不能超过总测量数的2.5%。当超过时，应怀疑是否为方法不稳定或操作者不熟悉所致；此时，所有实验数据均应废弃，并重新开始实验。

3.4.3.4　数据的记录

将所收集到的数据记录在表 4.3.2。

表 4.3.2　精密度实验原始数据记录表

序号	日期	第一批			第二批		
		结果 1	结果 2	均值	结果 1	结果 2	均值
1							
2							
...							
19							
20							

3.4.3.5　数据统计分析

数据应无缺失，为平衡的，采用嵌套方差进行分析。表 4.3.3 即为 20×2×2 的方差分析结果，适用于任何一个样品产生的双因素嵌套随机效应的方差模型。

表 4.3.3　单点精密度（20×2×2）嵌套方差分析汇总

变异来源	SS	DF	MS
天	SS_{day}	$DF_{day}=n_{day}-1=19$	MS_{day}
批（天）	SS_{run}	$DF_{run}=(n_{run}-1)\times n_{day}=20$	MS_{run}
误差	SS_{error}	$DF_{error}=N-n_{day}\times n_{run}=40$	MS_{error}
总变异	SS_{total}	$DF_{total}=N-1=79$	

注：DF. 有效自由度；MS. 均方；SS. 离均差平方和。

数据可借助统计分析软件进行分析，也可通过以下公式进行计算：

$$SS_{total} = \sum_i \sum_j \sum_k (x_{ijk}-\bar{X})^2 \qquad (4.3.4)$$

$$SS_{day} = n_{run} \times n_{rep} \times \sum_i (\bar{X}_i-\bar{X})^2 \qquad (4.3.5)$$

$$SS_{day(run)} = \sum_i \sum_j n_{ij} \times (\bar{X}_{ij}-\bar{X}_i)^2 \qquad (4.3.6)$$

$$SS_{error} = \sum_i \sum_j \sum_k (x_{ijk}-\bar{X}_{ij})^2 \qquad (4.3.7)$$

$$SS_{total} = SS_{day} + SS_{day(run)} + SS_{error} \qquad (4.3.8)$$

式中，i 为实验天数（$i=1, 2, \cdots, 20$）；j 为批次（$j=1, 2$）；k 为重复次数（$k=1, 2$）；n_{day} 为实验天数（$n_{day}=20$）；n_{rep} 为重复测量次数（$n_{rep}=2$）；x_{ijk} 为第 i 天第 j 批第 k 次测量的结果；$\bar{X}$ 为 80 个测量结果的总均值；$\bar{X}_i$ 为第 i 天测量结果均值；$\bar{X}_{ij}$ 为第 i 天第 j 批测量结果均值；SS_{total} 为 80 个测量结果的总变异；SS_{day} 为 20 天间测量结果变异；$SS_{day（run）}$ 为批间测量结果变异；SS_{error} 为批内测量结果变异。

天、批、误差对应的方差分别为 V_{day}、V_{run}、V_{error}，如分析软件未给出，可通过以下公式进行计算：

$$V_{error} = MS_{error} \qquad (4.3.9)$$

$$V_{run} = \frac{(MS_{run} - MS_{error})}{n_{rep}} \qquad (4.3.10)$$

$$V_{day} = \frac{(MS_{day} - MS_{run})}{n_{run} \times n_{rep}} \qquad (4.3.11)$$

公式（4.3.10）中，如果 $MS_{run} < MS_{error}$，计算结果为负数时，V_{run} 为 0；同理，公式（4.3.11）中，如果 $MS_{day} < MS_{run}$，计算结果为负数时，V_{day} 为 0。

重复性的标准差（s_R）直接对应残差或误差（术语为 V_{error}），而实验室内精密度 SD（s_{WL}）对应于三个方差分量的总和，分别可通过以下公式进行计算：

$$s_R = \sqrt{V_{error}} \qquad (4.3.12)$$

$$s_{WL} = \sqrt{V_{day} + V_{run} + V_{error}} \qquad (4.3.13)$$

将样品所有的测量结果除以总平均值，然后乘以 100%，表示为 CV。

3.4.3.6　精密度估计的置信区间

根据 Satterthwaite 方法，计算重复性和实验室内精密度对应的有效自由度。重复性对应的有效自由度为

$$df_R = DF_{error} = N - n_{day} \times n_{run} \qquad (4.3.14)$$

实验室内精密度估计的自由度，不能等同于方差分析的总的自由度 DF_{total}，可通过以下 Satterthwaite 公式的转换式进行计算：

$$df_{WL} = \frac{(\alpha_{day} \times MS_{day} + \alpha_{run} \times MS_{run} + \alpha_{error} \times MS_{error})^2}{\dfrac{(\alpha_{day} \times MS_{day})^2}{DF_{day}} + \dfrac{(\alpha_{run} \times MS_{run})^2}{DF_{run}} + \dfrac{(\alpha_{error} \times MS_{error})^2}{DF_{error}}} \qquad (4.3.15)$$

对完整的（平衡的，80 个结果）$20 \times 2 \times 2$ 数据集来说，$\alpha_{error} = 0.50$，$\alpha_{run} = 0.25$，$\alpha_{day} = 0.25$。如果实验模型发生改变，α_{error}、α_{run}、α_{day} 的值可以按照本部分 3.7 的内容进行推导。

在评价或验证精度性能时，一般对 95%置信区间感兴趣，对应于 α 的水平是 $\alpha=0.05$。在这种情况下，在 $1-\alpha=0.95$ 的置信水平，精确估计的置信区间范围应计算为

$$s \times \sqrt{\frac{DF}{\chi^2_{\left(1-\frac{\alpha}{2}\right),DF}}} \quad 和 \quad s \times \sqrt{\frac{DF}{\chi^2_{\frac{\alpha}{2},DF}}} \qquad (4.3.16)$$

式中，s 为精密度估计，表达为 SD；DF 为精密度估计的自由度；$\chi^2_{CL,DF}$ 为卡方分析值，期望的置信水平和 DF。

3.4.4 设备间精密度（多点精密度）

当分析评价显示不同设备间的变异可能很大时，需要考虑进行设备间精密度的评价，大多数情况下这些设备不在同一地方，因此又称"多点精密度"评价。

设备间精密度评价的经典模型是 $3\times5\times5$，一般可同时评价重复性、实验室内精密度（设备内精密度）和设备间精密度。

3.4.4.1 评价方法

至少需要三台相同型号的设备，可在同一实验室或位于三个实验室，如三台设备在三个实验室，其中一个实验室应是厂家或研发者，是精密度评价方案的发起者或设计者，另两个实验点可以是外部的。

实验应至少需要 5 天（不一定是连续工作日），不需要所有设备在相同日期开始实验；每天一批，每个样品重复测定 5 次，均使用相同的试剂和校准品，并在测量程序开始前进行校准，随后的校准应按制造商指定的频率进行。该实验包括两个因素："点"和"天"，"天"嵌套在"点"中。

3.4.4.2 数据统计分析

表 4.3.4 为多点精密度 $3\times5\times5$ 方差分析的结果，即 $n_{site}=3$，$n_{day}=5$（每天 1 批）和 $n_{rep}=5$（每批重复 5 次），每个样品共有 75 个测量结果。

表 4.3.4 多点精密度（$3\times5\times5$）嵌套方差分析汇总表

变异来源	SS	DF	MS
实验点	SS_{site}	$DF_{site}=n_{site}-1=2$	MS_{site}
天（实验点）	SS_{day}	$DF_{day}=(n_{day}-1)\times n_{site}=12$	MS_{day}
误差	SS_{error}	$DF_{error}=N-n_{site}\times n_{day}=60$	MS_{error}
总变异	SS_{total}	$DF_{total}=N-1=74$	

注：DF. 有效自由度；MS. 均方；SS. 离均差平方和。

数据可通过软件进行分析，各变异来源的计算也可通过以下公式进行计算：

$$SS_{total} = \sum_i \sum_j \sum_k (x_{ijk} - \bar{X})^2 \tag{4.3.17}$$

$$SS_{site} = n_{day} \times n_{rep} \sum_i^{n_{实验点}} (\bar{X}_i - \bar{X})^2 \tag{4.3.18}$$

$$SS_{day(run)} = \sum_i \sum_j n_{ij} \times (\bar{X}_{ij} - \bar{X}_i)^2 \tag{4.3.19}$$

$$SS_{error} = \sum_i \sum_j \sum_k (x_{ijk} - \bar{X}_{ij})^2 \tag{4.3.20}$$

式中，i 为实验点（i=1, 2, …, 3）；j 为天（批）（j=1, 2, …, 5）；k 为重复次数（k=1, 2, …, 5）；n_{day} 为实验天数；n_{rep} 为重复测量次数；x_{ijk} 为第 i 个实验点第 j 天第 k 次测量的结果；$\bar{X}$ 为75个测量结果的总均值；$\bar{X}_i$ 为第 i 个实验点测量结果均值；$\bar{X}_{ij}$ 为第 i 个实验点第 j 天测量结果均值；SS_{total} 为实验点间75个测量结果总变异；SS_{site} 为实验点间测量结果变异；$SS_{day（run）}$ 为天（批）间测量结果变异；SS_{error} 为批内测量结果变异。

一些常规的方差分析将提供相关方差组分的模型，包括 V_{site}、V_{day}、V_{error}。如果没有提供该信息，可根据以下统计公式进行计算。

$$V_{error} = MS_{error} \tag{4.3.21}$$

$$V_{day} = \frac{(MS_{day} - MS_{error})}{n_{rep}} \tag{4.3.22}$$

$$V_{site} = \frac{(MS_{site} - MS_{day})}{n_{day} \times n_{rep}} \tag{4.3.23}$$

公式（4.3.22）中，如果 $MS_{day} < MS_{error}$，计算结果为负数时，V_{day} 为0；同理，公式（4.3.23）中，如果 $MS_{site} < MS_{day}$，计算结果为负数时，V_{site} 为0。

相比仅有重复性和实验室内精密度类型的单点研究，多点研究中重复性标准差（s_R）直接对应残差或误差——术语方差分量（V_{error}），而实验室内精密度 SD（s_{WL}）对应于前两个方差分量的总和，复现性标准差（s_{REP}）则对应于三个方差分量的总和：

$$s_R = \sqrt{V_{error}} \tag{4.3.24}$$

$$s_{WL} = \sqrt{V_{day} + V_{error}} \tag{4.3.25}$$

$$s_{REP} = \sqrt{V_{site} + V_{day} + V_{error}} \tag{4.3.26}$$

这些方差分量除以所有样品测量结果的总平均值，然后乘以100%，表示为 CV。

3.4.4.3　精密度估计的置信区间

与 3.3.3.6 部分相同，从估计有效自由度构建置信区间来限制精密度估计的结果。

假设一个平衡设计和一个完整数据集（无结果丢失）、重复性估计的自由度（s_R）可以从研究大小中直接计算：

$$df_R = N - n_{site} \times n_{day} \tag{4.3.27}$$

$$df_{WL} = \frac{(\alpha_{day} \times MS_{day} + \alpha_{error} \times MS_{error})^2}{\dfrac{(\alpha_{day} \times MS_{day})^2}{DF_{day}} + \dfrac{(\alpha_{error} \times MS_{error})^2}{DF_{error}}} \tag{4.3.28}$$

$$df_{REP} = \frac{(\beta_{site} \times MS_{site} + \beta_{day} \times MS_{day} + \beta_{error} \times MS_{error})^2}{\dfrac{(\beta_{site} \times MS_{site})^2}{DF_{site}} + \dfrac{(\beta_{day} \times MS_{day})^2}{DF_{day}} + \dfrac{(\beta_{error} \times MS_{error})^2}{DF_{error}}} \tag{4.3.29}$$

DF、MS 在方差分析总表的右侧（详见表 4.3.4）。α 是系数，$\alpha_{day} = 0.5$，$\alpha_{error} = 0.5$，$\beta_{site} = 0.25$，$\beta_{day} = 0.25$，$\beta_{error} = 0.50$。

如果数据集的大小与这个标准不同，应查阅相关文献（或咨询统计学家，或依靠适当的分析软件），或者参考本部分实例 3.7 内容进行推导。在评估或验证精密度性能时，一般对 95% 置信区间感兴趣，对应于 α 的水平是 0.05。置信区间的计算如公式 4.3.30 所示。

$$s \times \sqrt{\frac{DF}{\chi^2_{\left(1-\frac{\alpha}{2}\right), DF}}} \text{ 和 } s \times \sqrt{\frac{DF}{\chi^2_{\frac{\alpha}{2}, DF}}} \tag{4.3.30}$$

式中，s 代表精密度估计，表达为 SD；DF 为精密度估计的自由度；$\chi^2_{CL, DF}$ 为卡方分析值，期望的置信度水平（CL）和 DF。

3.5　共识编写说明

3.5.1　编写背景与过程

随着近几年国内体外诊断行业的快速发展，如何科学、全面评价定量产品的精密度成为各厂家关注的问题；目前国内尚无统一标准，各厂家在评价产品精密度时主要依据各项目对应的行业标准或技术审评指导原则；美国 CLSI 发布的 EP05-A3 对定量产品的精密度评价进行了详细描述，国内有些厂家也在逐渐参考 EP05-A3 进行产品精密度的评价。

3.5.2 共识涉及的主要范围

本共识涉及的主要范围是体外诊断定量产品的精密度评价，面向广大体外诊断产品生产厂家。

3.5.3 共识的主要内容和依据

本共识在参考国内一系列相关行业标准、技术审评指导原则、体外诊断试剂分析性能指导原则、EP05-A3 等文件的基础上编制而成，可供厂家评价产品精密度时参考。

3.5.4 共识与以往标准和文献的差异及可能争议的问题

（1）共识在参考 GB/T 26124-2011 及部分产品行业标准的基础上，继续采用批内精密度、批间精密度的评价方法，与国标和或行业标准无冲突。

（2）考虑到体外诊断定量产品精密度评价应与国际接轨，共识在参考 EP05-A3 的基础上，将单点精密度、多点精密度的评价方法进行了简单介绍，EP05-A3 的统计方法与 A2 有明显不同；本共识采用 A3 版的统计学方法，另外对精密度的变异因素进行了详细分析，但 EP05-A3 在统计分析实例时未指明使用哪种统计软件及方法，本共识在参考相关统计学知识的基础上对其分析过程中涉及的公式进行了整理，以方便读者使用。

（3）建议厂家优先进行批内精密度、批间精密度的评价（满足行业标准和注册评审要求），而单点精密度（重复性和实验室内精密度）和多点精密度可选择使用。

（4）与国内产品标准、技术审评指导原则中的批内精密度、批间精密度相比，单点精密度、多点精密度的评价虽然更为科学、全面，评价的精密度数据更能反映定量产品的实际情况，但实验时间和数据处理更为复杂，这意味着体外诊断产品生产厂家需要投入更多的人力、物力进行此项工作。基于此，厂家可根据实际情况进行定量产品的精密度评价工作，而非强制执行。

3.5.5 需注意的问题

在精密度评价过程中，应注意定量产品所包含的要素或者说测量系统的组成（对全自动仪器而言，人员间的差异可不考虑），精密度的评价是针对该测量系统的，如果系统发生重要变化，如仪器变换，则需要重新进行精密度评价；相同的仪器、不同的项目也需要重新进行精密度评价。

3.5.6　关于精密度的类型

精密度的类型比较多，目前常用的有批内精密度、批间精密度、重复性、实验室内精密度、实验室间精密度、再现性、中间精密度等；建议在进行精密度评价时，记录关键信息，使精密度类型与评价过程能一一对应；有文件规定的则需根据文件要求进行，注意避免概念的混淆。

3.5.7　再现性与复现性、重现性

这三个词均可用来表示不同地点、不同操作者、不同测量系统，对同一或相似被测对象重复测量的精密度，本共识中以再现性表述这一概念。

3.5.8　有效自由度

本共识在精密度评价中引入了有效自由度的概念，并提供了一部分计算过程，感兴趣的读者可参考相关的统计学书籍进一步学习。

3.5.9　关于离群值的分析方法

离群值的分析方法有多种，GB 4883-2008《数据的统计处理和解释　正态样本离群值的判断和处理》中有关于离群值的判断方法，可供读者参考；对于其他方法，只要具有统计学依据均可参考，本共识不再一一列举。

3.5.10　相关配套共识及其相互关系

本共识为体外诊断定量产品精密度评价，与检验所和临床实验室精密度验证共识配套，主要聚焦于准确度概念中的精密度概念。而准确度概念中的正确度概念将在体外诊断定量产品正确度确认及检验所和临床实验室正确度验证两个共识中详细表述。

3.6 应用实例

3.6.1 重复性（批内精密度）

以丙氨酸氨基转移酶试剂盒产品其中一个批号试剂对低值样品进行测量为例，结果如表 4.3.5 所示。

表 4.3.5 批内精密度实验原始数据记录表

序号	测量值（U/L）	（均值–测量值）^{2}
1	40	0.04
2	42	3.24
3	40	0.04
4	39	1.44
5	39	1.44
6	41	0.64
7	41	0.64
8	40	0.04
9	40	0.04
10	40	0.04
均值	40.2	7.6

表 4.3.5 中数据根据 3.4.3.3 标准进行分析显示无离群值。

根据公式（4.3.1）求出均值，均值为 40.2U/L，根据公式（4.3.2）计算出批内估计值的标准差。

$$s_R = \sqrt{\sum (\overline{x} - x_i)^2 / (n-1)} = \sqrt{7.6/9} = 0.92 \qquad (4.3.31)$$

$$CV\% = s_R / \overline{x} = 0.92 / 40.2 \times 100\% = 2.3\% \qquad (4.3.32)$$

丙氨酸氨基转移酶批内精密度为 2.3%。

3.6.2 批间差

以白蛋白试剂盒产品为例，取 3 个不同批号的试剂，在质控合格的前提下对同一份样品进行测量，结果如表 4.3.6。

表 4.3.6　白蛋白试剂盒产品批间精密度实验原始数据记录表　（单位：g/L）

序号	批号 1	批号 2	批号 3
1	40	39	39
2	42	40	40
3	41	39	41
均值	41.0	39.3	40.0
总均值	40.0		

表 4.3.6 中数据根据 5.3.3 标准分析显示 3 个批号测量白蛋白结果均无离群值。根据公式（4.3.3）计算极差：

$$R = (\overline{x}_{max} - \overline{x}_{min}) / \overline{x}_t \times 100\% = (41.0 - 39.3) / 40.1 \times 100\% = 4.2\% \quad （4.3.33）$$

该白蛋白试剂盒产品的批间精密度为 4.2%。

3.6.3　重复性和实验室内精密度（单点精密度）实例分析

本实例为单点精密度评价的数据分析，考虑到实验中可能会测量多个浓度样品，下面仅以其中一个样品的数据为例进行分析，原始数据记录详见表 4.3.7。

实验设计遵循经典的 20×2×2 设计：使用一个试剂批号；使用一个测量系统；测试 20 天；每天测试 2 批；每批测试 2 次。

表 4.3.7　超氧化物歧化酶（SOD）精密度评价原始数据记录表　（单位：U/ml）

测试天数	第一批		第二批	
	结果 1	结果 2	结果 1	结果 2
1	238.5	236.5	216.9	220.4
2	220.4	218.1	216.8	219.7
3	218.8	232.0	216.8	217.2
4	218.1	223.3	228.2	231.8
5	230.3	235.3	231.4	227.9
6	224.2	219.2	219.2	216.7
7	228.6	223.9	224.7	230.0
8	243.2	236.7	243.7	248.3
9	242.8	242.7	239.2	233.6
10	238.7	241.6	236.8	241.6
11	230.3	226.5	240.5	241.9
12	239.3	234.2	240.5	244.3

续表

测试天数	第一批		第二批	
	结果 1	结果 2	结果 1	结果 2
13	227.4	234.3	224.0	219.6
14	231.3	229.4	223.5	222.6
15	226.7	225.1	234.6	227.9
16	226.3	226.3	234.8	239.7
17	231.8	232.0	230.2	231.6
18	223.9	219.6	232.2	227.1
19	228.4	233.4	222.4	224.0
20	224.5	222.3	224.4	224.3

80 个数据来源于 20 天的重复测试，每批检测样品均来自同一份分装后的样品，可排除样品前处理或操作者的影响。无丢失数据，是一个平衡数据集。

为了观测异常结果，将每天每批每次重复测量的结果作图，如图 4.3.1 所示。从图 4.3.1 可以看出，无明显异常值。数据根据 3.4.3.3 标准进行统计分析，显示无离群值。

数据通过公式（4.3.4）～公式（4.3.8）采用双因素嵌套方差分析，各变异来源的均方和结果见表 4.3.8。

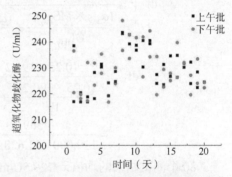

图 4.3.1 超氧化物歧化酶精密度评价研究结果

代表 20 天每天 2 批、每批 2 次的测量结果，其中方形的点代表上午测试批，圆形的点代表下午测试批

表 4.3.8 超氧化物歧化酶方差分析结果

变异来源	SS	DF	MS
天	3 613.6	19	190.2
批（天）	1 219.5	20	61.0
误差	383.91	40	9.60
总变异	5 217.01	79	

注：DF. 有效自由度；SS. 离均差平方和；MS. 均方。

$$V_{\text{error}} = \text{MS}_{\text{error}} = 9.60 \tag{4.3.34}$$

$$V_{\text{run}} = (\text{MS}_{\text{run}} - \text{MS}_{\text{error}}) / n_{\text{rep}} = (61.0 - 9.60) / 2 = 25.7 \tag{4.3.35}$$

$$V_{\text{day}} = (\text{MS}_{\text{day}} - \text{MS}_{\text{run}}) / n_{\text{run}} \times n_{\text{rep}} = (190.2 - 61.0) / (2 \times 2) = 32.3 \tag{4.3.36}$$

以上 3 种变异来源用来计算重复性 s_R 和实验室内 s_{WL} 的变异，即

$$s_R = \sqrt{V_{\text{error}}} = \sqrt{9.60} = 3.10 \text{U} / \text{ml} \tag{4.3.37}$$

$$s_{WL} = \sqrt{V_{\text{day}} + V_{\text{run}} + V_{\text{error}}} = \sqrt{32.3 + 25.7 + 9.6} = 8.22 \text{U} / \text{ml} \tag{4.3.38}$$

重复性 s_R 的自由度为

$$\text{df}_R = N - n_{\text{day}} \times n_{\text{run}} = 80 - 20 \times 2 = 40 \tag{4.3.39}$$

实验室内 s_{WL} 的自由度为

$$\text{df}_{WL} = \frac{(\alpha_{\text{day}} \times \text{MS}_{\text{day}} + \alpha_{\text{run}} \times \text{MS}_{\text{run}} + \alpha_{\text{error}} \times \text{MS}_{\text{error}})^2}{\dfrac{(\alpha_{\text{day}} \times \text{MS}_{\text{day}})^2}{\text{DF}_{\text{day}}} + \dfrac{(\alpha_{\text{run}} \times \text{MS}_{\text{run}})^2}{\text{DF}_{\text{run}}} + \dfrac{(\alpha_{\text{error}} \times \text{MS}_{\text{error}})^2}{\text{DF}_{\text{error}}}} \tag{4.3.40}$$

$$\text{df}_{WL} = \frac{(0.25 \times 190.2 + 0.25 \times 61.0 + 0.5 \times 9.60)^2}{\dfrac{(0.25 \times 190.2)^2}{19} + \dfrac{(0.25 \times 61.0)^2}{20} + \dfrac{(0.5 \times 9.60)^2}{40}} \tag{4.3.41}$$

$$= \frac{4569.76}{119.000 + 11.628 + 0.576} = 34.8 \approx 35$$

80 个测试结果的均值 $\bar{x}$=229.5U/ml，变异系数为

$$\text{CV}_R = (s_R / \bar{x}) \times 100\% = (3.10 / 229.5) \times 100\% = 1.4\% \tag{4.3.42}$$

$$\text{CV}_{WL} = (s_{WL} / \bar{x}) \times 100\% = (8.22 / 229.5) \times 100\% = 3.6\% \tag{4.3.43}$$

精密度评价研究结果可用表 4.3.9 简单概括：

表 4.3.9 超氧化物歧化酶精密度研究结果（重复性和实验室内精密度）

样品信息	均值（U/ml）	重复性		实验室内精密度	
		s_R	CV（%）	s_{WL}	CV（%）
患者混合血清	229.5	3.10	1.4	8.22	3.6

双因素 95%置信限可通过公式（4.3.16）进行计算，将相关的 DF、从公式（4.3.9）～公式（4.3.15）计算出来的结果输入，α=0.05 时超氧化物歧化酶样品的精密度置信区间如表 4.3.10 所示。

表 4.3.10　超氧化物歧化酶精密度置信区间（95%，α=0.05）

	重复性	实验室内精密度
精密度估计值（s, U/ml）	3.10	8.22
DF	40	35
$\chi^2 (1-\alpha/2)$, DF	24.4	20.6
$\chi^2 (\alpha/2)$, DF	59.3	53.2

将上表中数据代入公式（4.3.16），得到重复性精密度、实验室内精密度在置信区间的上下限，如公式（4.3.44）、公式（4.3.45）所示：

$$3.10\times\sqrt{\frac{40}{59.3}}=2.55U/ml \quad 和 \quad 3.10\times\sqrt{\frac{40}{24.4}}=3.97U/ml \quad （4.3.44）$$

$$8.22\times\sqrt{\frac{35}{53.2}}=6.67U/ml \quad 和 \quad 8.22\times\sqrt{\frac{35}{20.6}}=10.71U/ml \quad （4.3.45）$$

以上为标准差，转化为 CV 需除以测量均值 229.5U/ml，再乘以 100%，则精密度区间分别为：重复性 1.1%～1.7%；实验室内 2.9%～4.7%。

3.6.4　设备间精密度实例分析

下文介绍的设备间精密度（或多点精密度）研究模型为 3 台设备（或 3 个实验室）、多个浓度水平的样品精密度评估模型[检测人血清中碱性磷酸酶（ALP）催化活性浓度]。

3 台设备均使用相同的样品。进行 6 个浓度样品的检测实验，临床混合样品按浓度由低到高依次标记为 P1、P2、P5，同时采用的质控样品为 Q3、Q4、Q6，原始数据详见表 4.3.11。

表 4.3.11　ALP 精密度评价原始数据记录表　　（单位：U/L）

测试天数	样品	设备1	设备2	设备3	样品	设备1	设备2	设备3	样品	设备1	设备2	设备3
1	P1	60.0	54.9	61.4	Q3	176.0	157.6	174.2	P5	389.0	370.2	396.2
1	P1	58.7	56.1	60.9	Q3	168.3	158.7	171.0	P5	384.5	366.5	391.5
1	P1	59.3	55.9	60.2	Q3	170.7	156.8	170.6	P5	389.8	365.4	396.5
1	P1	57.3	54.7	61.4	Q3	168.8	161.8	172.3	P5	389.2	370.5	397.2
1	P1	56.6	52.3	60.9	Q3	171.5	154.6	175.6	P5	390.6	366.8	396.3
2	P1	57.6	53.9	59.1	Q3	168.4	163.7	170.0	P5	391.6	367.5	394.2
2	P1	57.8	55.4	59.6	Q3	169.7	158.1	172.3	P5	392.5	366.1	393.9
2	P1	59.4	50.8	59.4	Q3	167.7	157.6	174.5	P5	395.6	366.8	393.8

续表

测试天数	样品	设备 1	设备 2	设备 3	样品	设备 1	设备 2	设备 3	样品	设备 1	设备 2	设备 3
2	P1	58.3	52.4	60.3	Q3	173.0	158.3	173.2	P5	390.1	365.4	394.6
2	P1	57.5	50.0	60.2	Q3	171.1	159.6	172.8	P5	390.5	368.9	395.2
3	P1	58.9	56.1	60.7	Q3	171.6	160.9	172.9	P5	388.7	370.2	396.7
3	P1	59.6	56.0	60.3	Q3	168.4	164.2	174.5	P5	386.5	370.5	397.0
3	P1	57.0	55.1	60.2	Q3	169.8	161.9	176.2	P5	384.5	369.8	397.8
3	P1	56.2	53.5	59.4	Q3	171.5	165.2	172.6	P5	387.6	368.4	396.4
3	P1	57.5	55.5	59.2	Q3	177.8	157.3	170.6	P5	387.9	367.1	396.3
4	P1	55.4	56.2	58.6	Q3	169.2	165.2	174.2	P5	388.5	364.2	398.8
4	P1	56.8	56.8	59.2	Q3	177.5	161.6	174.3	P5	386.5	363.1	399.2
4	P1	57.6	56.9	58.7	Q3	166.8	160.6	175.2	P5	389.2	363.8	397.4
4	P1	59.4	55.9	60.1	Q3	169.8	159.8	176.3	P5	390.1	363.9	396.8
4	P1	56.7	55.5	59.7	Q3	170.2	162.3	174.0	P5	390.6	362.8	396.1
5	P1	59.3	56.8	59.8	Q3	169.4	164.5	174.9	P5	388.7	365.0	397.2
5	P1	56.7	52.7	58.7	Q3	171.3	166.9	172.6	P5	387.6	365.8	397.8
5	P1	55.4	51.0	60.1	Q3	170.5	168.2	173.4	P5	387.5	364.2	398.6
5	P1	59.8	52.8	60.0	Q3	169.8	163.1	173.9	P5	386.4	363.8	399.0
5	P1	58.1	51.9	59.9	Q3	173.5	166.1	173.8	P5	385.1	362.0	399.4
1	P2	72.8	68.9	73.5	Q4	281.2	270.6	288.6	Q6	450.9	412.9	451.2
1	P2	71.9	67.5	73.6	Q4	283.4	273.5	290.1	Q6	450.6	418.3	449.8
1	P2	72.5	69.8	74.2	Q4	285.4	275.2	287.4	Q6	444.9	411.8	445.9
1	P2	70.6	70.1	74.3	Q4	280.9	274.9	288.0	Q6	445.2	410.9	446.8
1	P2	72.0	69.8	74.1	Q4	278.5	273.5	279.2	Q6	444.9	408.4	442.9
2	P2	70.1	71.4	73.6	Q4	279.6	276.3	290.1	Q6	440.6	421.5	442.1
2	P2	70.3	70.9	72.8	Q4	285.3	275.2	291.2	Q6	450.1	419.6	449.4
2	P2	73.5	71.3	73.1	Q4	284.1	274.5	289.4	Q6	442.1	417.2	445.6
2	P2	72.1	71.5	72.4	Q4	283.3	274.9	288.6	Q6	445.1	415.7	439.6
2	P2	73.4	72.3	71.9	Q4	279.9	275.9	289.4	Q6	440.2	414.8	437.9
3	P2	72.2	68.7	71.8	Q4	282.6	273.5	288.1	Q6	439.6	421.4	439.7
3	P2	71.9	69.4	68.7	Q4	281.9	273.8	289.6	Q6	441.2	416.8	451.0
3	P2	70.8	68.6	67.4	Q4	280.9	272.6	290.3	Q6	446.7	419.3	450.0
3	P2	70.2	67.8	68.5	Q4	281.0	272.9	290.0	Q6	445.8	418.6	448.2
3	P2	72.6	69.4	69.8	Q4	280.1	273.4	292.2	Q6	450.3	411.9	450.6

续表

测试天数	样品	设备 1	设备 2	设备 3	样品	设备 1	设备 2	设备 3	样品	设备 1	设备 2	设备 3
4	P2	72.5	70.4	73.4	Q4	285.6	275.6	289.6	Q6	437.9	419.3	450.7
4	P2	73.0	70.5	74.2	Q4	284.7	276.2	289.7	Q6	447.9	418.9	448.6
4	P2	70.8	70.9	75.2	Q4	283.0	274.8	289.2	Q6	444.8	415.6	442.3
4	P2	71.9	71.0	73.8	Q4	284.1	273.9	288.1	Q6	445.6	412.3	445.9
4	P2	71.6	72.1	74.2	Q4	284.6	275.2	289.0	Q6	439.6	411.9	443.8
5	P2	72.1	69.7	73.9	Q4	280.9	276.6	290.1	Q6	439.7	412.5	440.9
5	P2	70.9	68.5	72.2	Q4	280.1	276.1	290.8	Q6	442.3	418.5	446.8
5	P2	70.8	67.9	73.6	Q4	279.2	275.4	291.2	Q6	445.6	416.2	447.2
5	P2	71.3	68.2	74.1	Q4	283.2	274.2	292.3	Q6	447.8	408.9	449.2
5	P2	72.4	69.3	73.9	Q4	284.1	273.9	293.2	Q6	449.5	409.7	445.2

数据通过公式（4.3.17）～公式（4.3.20）采用嵌套方差分析，各变异来源的均方计算结果如表 4.3.12。

表 4.3.12　ALP 精密度研究 6 个样品方差分析结果

	SS_{site}	MS_{site}	SS_{day}	MS_{day}	SS_{error}	MS_{error}	SS_{total}
P1	394.84	197.42	60.85	5.07	100.92	1.68	556.61
P2	108.48	54.24	116.54	9.71	51.36	0.86	276.38
Q3	2 017.71	1 008.85	202.39	16.87	360.08	6.00	2 580.18
Q4	2 781.57	1 390.78	115.28	9.61	196.95	3.28	3 093.80
P5	12 290.82	6 145.41	251.58	20.97	151.06	2.52	12 693.46
P6	15 109.12	7 554.56	246.75	20.56	874.13	14.57	16 230

利用表 4.3.12 数据通过公式（4.3.21）～公式（4.3.23）计算各样品的 V_{error}、V_{day}、V_{site} 等，结果如表 4.3.13 所示，其中的百分比表示各分量方差占总方差百分比。

表 4.3.13　ALP 精密度研究 6 个样品双因素嵌套方差分析结果

样品	均值(U/L)	V_{error}（天内）		V_{day}（天间）		V_{site}（设备间）	
		方差值	百分比	方差值	百分比	方差值	百分比
P1	57.4	1.68	16.7	0.68	6.8	7.69	76.5
P2	71.4	0.86	19.5	1.77	40.1	1.78	40.4
Q3	168.6	6.00	12.5	2.17	4.5	39.68	82.9
Q4	282.1	3.28	5.5	1.27	2.1	55.25	92.4
P5	383.9	2.52	1.0	3.69	1.5	244.98	97.5
Q6	435.4	14.57	4.6	1.20	0.4	301.36	95.0

表 4.3.13 的数据再经过公式（4.3.24）～公式（4.3.26）计算，可得出各设备（实验点）的重复性、实验室内精密度、设备间精密度等数据，详见表 4.3.14。

表4.3.14 设备间（实验点）精密度评价结果

样品	均值(U/L)	重复性		实验室内精密度		设备间精密度	
		s	CV（%）	s	CV（%）	s	CV（%）
P1	57.4	1.30	2.3	1.54	2.7	3.17	5.5
P2	71.4	0.927	1.3	1.62	2.3	2.10	2.9
Q3	168.6	2.45	1.5	2.86	1.7	6.92	4.1
Q4	282.1	1.81	0.6	2.13	0.76	7.73	2.7
P5	383.9	1.59	0.4	2.49	0.65	15.85	4.1
Q6	435.4	3.82	0.9	3.97	0.91	17.81	4.1
P1	57.9	1.41	2.4	1.41	2.4		
P2	71.8	1.06	1.5	1.06	1.5		
Q3	170.9	3.02	1.8	3.02	1.8		
Q4	282.3	1.98	0.70	2.17	0.77	设备1	
P5	388.7	1.88	0.48	2.63	0.68		
Q6	444.8	3.98	0.89	3.98	0.89		
P1	54.4	1.65	3.0	2.15	4.0		
P2	69.8	0.76	1.1	1.46	2.1		
Q3	161.4	2.49	1.5	3.72	2.3		
Q4	274.5	1.11	0.40	1.43	0.52	设备2	
P5	366.4	1.52	0.41	2.78	0.76		
Q6	415.3	3.56	0.86	4.02	0.97		
P1	59.9	0.57	0.95	0.82	1.4		
P2	72.7	0.93	1.3	2.19	3.0		
Q3	173.4	1.63	0.94	1.71	0.99		
Q4	289.4	2.17	0.75	2.63	0.91	设备3	
P5	396.6	1.30	0.33	2.00	0.50		
Q6	446.0	3.90	0.87	3.98	0.89		

注：CV. 变异系数；s. 标准差。

以设备 1 的重复性为例，不同样品浓度为 x 轴、对应的重复性为 y 轴作图，绘制 ALP 的精密度曲线，如图 4.3.2 所示。

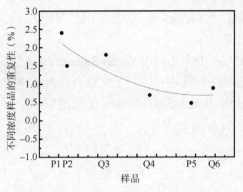

图 4.3.2　ALP 不同浓度样品对应的重复性曲线（设备 1）

表 4.3.14 的数据再经过计算，可得出各个样品测定的重复性、实验室内精密度和设备间精密度的 95% 置信区间，详见表 4.3.15。

表 4.3.15　ALP 各样品 95% 置信区间

样品	重复性		实验室内精密度		设备间精密度	
	s	CV（%）	s	CV（%）	s	CV（%）
P1	1.10～1.58	1.9～2.8	1.18～2.20	2.1～3.8	1.80～11.80	3.1～20.6
P2	0.79～1.13	1.1～1.6	1.20～2.50	1.7～3.5	1.19～7.83	1.7～11.0
Q3	2.08～2.98	1.2～1.8	2.21～4.05	1.3～2.4	3.92～25.80	2.3～15.3
Q4	1.54～2.20	0.6～0.8	1.60～3.01	0.6～1.1	4.38～28.80	1.6～10.2
P5	1.35～1.94	0.4～0.5	1.85～3.79	0.5～1.0	8.98～59.10	2.3～15.4
Q6	3.24～4.65	0.7～1.1	3.19～5.25	0.7～1.2	10.00～166.40	2.3～15.3

注：CV. 变异系数；s. 标准差。

3.7　方差齐性及 Satterthwaite 公式的应用

EP05-A3 中涉及的方差分析为嵌套方差分析（也有称为巢式方差分析），其有效自由度的计算公式来源于 Satterthwaite 公式，下文对其进行简要介绍。

在进行方差分析时，理论上要求两个相应总体的方差相等，即所谓方差齐（homogeneity）。即使两总体方差相等，也可能由于抽样误差导致两个样本方差不同，此时可进行方差齐性检验。在进行两个独立样本的 t 检验时，常可出现方差不齐现象。

如果方差不齐，就要按照方差不齐的统计学方法进行样本处理，又称为 t' 检验（亦称近似 t 检验）。方差不齐的处理方法有多种，如 Cochran & Cox 法、Welch 法、Satterthwaite 法等，Cochran & Cox 法是对临界值校正，Welch 法和 Satterthwaite

法是对自由度进行校正。Satterthwaite 法是应用较多的方法，有文献将校正后的自由度又称为有效自由度。

EP05-A3 和 EP15-A3 中主要利用 Welch-Satterthwaite 公式得到校正的自由度，用来决定精密度验证允许上限的 F 值。下文结合单点精密度部分公式（4.3.9）～公式（4.3.15）内容介绍 Welch-Satterthwaite 公式的应用。

Welch-Satterthwaite 原始公式为

$$v_{\text{eff}} = \frac{u_c^{\,4}(y)}{\displaystyle\sum_{i=1}^{N} \frac{u_i^{\,4}(y)}{v_i}} \tag{4.3.46}$$

根据公式（4.3.9）～公式（4.3.15）可推导出以下公式：

$$V_{\text{WL}} = V_{\text{day}} + V_{\text{run}} + V_{\text{error}} \tag{4.3.47}$$

$$V_{\text{WL}} = \frac{\text{MS}_{\text{day}} - \text{MS}_{\text{run}}}{n_{\text{run}} \times n_{\text{rep}}} + \frac{\text{MS}_{\text{run}} - \text{MS}_{\text{error}}}{n_{\text{rep}}} + \text{MS}_{\text{error}} \tag{4.3.48}$$

$$V_{\text{WL}} = \frac{\text{MS}_{\text{day}} - \text{MS}_{\text{run}}}{n_{\text{run}} \times n_{\text{rep}}} + \frac{n_{\text{run}} \times (\text{MS}_{\text{run}} - \text{MS}_{\text{error}})}{n_{\text{run}} \times n_{\text{rep}}} + \frac{n_{\text{run}} \times n_{\text{rep}} \times \text{MS}_{\text{error}}}{n_{\text{run}} \times n_{\text{rep}}} \tag{4.3.49}$$

将公式（4.3.49）通分整理后得公式（4.3.50）：

$$V_{\text{WL}} = \frac{(n_{\text{run}} \times n_{\text{rep}} - n_{\text{run}}) \times \text{MS}_{\text{error}} + (n_{\text{run}} - 1) \times \text{MS}_{\text{run}} + \text{MS}_{\text{day}}}{n_{\text{run}} \times n_{\text{rep}}} \tag{4.3.50}$$

设 $\alpha_{\text{error}} = (n_{\text{run}} \times n_{\text{rep}} - n_{\text{run}}) / (n_{\text{run}} \times n_{\text{rep}}) = (2 \times 2 - 2) / (2 \times 2) = 0.50$

$\alpha_{\text{run}} = (n_{\text{run}} - 1)/(n_{\text{run}} \times n_{\text{rep}}) = 1/(2 \times 2) = 0.25$

$\alpha_{\text{day}} = 1/(n_{\text{run}} \times n_{\text{rep}}) = 1/(2 \times 2) = 0.25$

根据 Welch-Satterthwaite 公式建立的原理，可得到以下公式：

$$\frac{(\alpha_{\text{day}} \times \text{MS}_{\text{day}} + \alpha_{\text{run}} \times \text{MS}_{\text{run}} + \alpha_{\text{error}} \times \text{MS}_{\text{error}})^2}{\text{df}_{\text{WL(总)}}}$$

$$= \frac{(\alpha_{\text{day}} \times \text{MS}_{\text{day}})^2}{\text{DF}_{\text{day}}} + \frac{(\alpha_{\text{run}} \times \text{MS}_{\text{run}})^2}{\text{DF}_{\text{run}}} + \frac{(\alpha_{\text{error}} \times \text{MS}_{\text{error}})^2}{\text{DF}_{\text{error}}}$$

从而得到公式：

$$\text{df}_{\text{WL(总)}} = \frac{(\alpha_{\text{day}} \times \text{MS}_{\text{day}} + \alpha_{\text{run}} \times \text{MS}_{\text{run}} + \alpha_{\text{error}} \times \text{MS}_{\text{error}})^2}{\dfrac{(\alpha_{\text{day}} \times \text{MS}_{\text{day}})^2}{\text{DF}_{\text{day}}} + \dfrac{(\alpha_{\text{run}} \times \text{MS}_{\text{run}})^2}{\text{DF}_{\text{run}}} + \dfrac{(\alpha_{\text{error}} \times \text{MS}_{\text{error}})^2}{\text{DF}_{\text{error}}}} \tag{4.3.51}$$

以上为 $20 \times 2 \times 2$ 单点精密度实验模型有效自由度的推导过程，如果实验模型发生变化，可参考此推导过程进行有效自由度的统计计算。

3.8　精密度的作用

有了科学、全面评价的精密度数据，可看出哪些是影响精密度的重要潜在因素，利用这些数据可以指导研发人员重点关注这些潜在因素，并采用合适的办法予以消除，从而整体提高体外诊断定量产品的精密度，降低测量不确定度，进而提高体外诊断定量产品的准确度，为临床准确检测患者样品提供保障。

4

检测机构和临床实验室体外诊断定量产品的正确度验证

4.1 意义和现状

正确度是反映体外诊断产品的重要指标之一，对于检测机构来讲正确度是评价体外诊断产品性能的必测项目，而对于临床实验室而言，正确度是保证检测结果准确可靠的根本。

随着体外诊断行业的不断发展，检验机构和临床实验室对于体外诊断产品正确度验证活动的不断实践和认识，国家、行业、客户对产品质量要求的不断提高，业内已经出台多项标准文件。但是目前行业内已有的国家标准、行业标准及相关的技术审查指导原则等文件，在实施的过程中存在很多争议，导致部分检验机构和临床实验室对于体外诊断产品正确度验证方法不能达成一致意见，不同地区、不同临床实验室对于验证方法理解差异很大。为方便临床更好地进行正确度验证，编制本共识供参考。

本部分内容着重于方法性，分别针对临床实验室和检测机构关于正确度的验证方法作出相关的建议。

4.2 验证方法

4.2.1 测试国际或国家有证参考物质

该测量方法可参考 GB/T 26124-2011《临床化学体外诊断试剂（盒）》中 6.8 条款，本共识中等同采用体外诊断定量产品正确度确认中 2.2.1.2 测量方法。

测试国际或国内有证参考物质（CRM）是目前体外诊断定量产品正确度验证公认性非常高的一种方法，其中 CRM 选择是该方法的关键所在，实验室在选择 CRM 时应考虑实验目的，检验机构和临床实验室可以根据实验具体需求购买

CRM。除了可以购买 CRM 外，一些其他来源的样品也可以作为参考物质来使用。

（1）用可溯源的参考方法对人源样品进行测量，并确认其靶值，该临床样品可用作参考物质。

该种情况需要实验室具有运行参考测量程序的能力，要求较高；检验机构和临床实验室可以选择使用具有该能力的企业实验室提供的参考物质进行验证，企业应提供该参考物质赋值的完整溯源流程及不确定度等相关信息，确保所提供的参考物质有良好的溯源性。

（2）通过国内/国际公认的实验室间比对计划，如室间质量评价（EQA）/ 能力验证（PT）获得的样品；该能力验证样品由组织机构根据参考测量程序或国际标准确定其靶值，并且提供靶值的不确定度。

（3）具有合适特定值的商业性质控品。

如果验证目的是为了给实验室引进新检测方法，参考物质至少要能够代表 2 个临床相关浓度水平。参考物质应尽可能代表或能完全取代患者样品类型，应有足够的稳定性，可满足临床多次检测需求。

检验机构和临床实验室购买的参考物质应有标示值或认定值，应明确标示值或认定值的计算方法、不确定度和相关实验数据的统计学方法。如果这些内容都没有，该标示值或认定值建议被当成没有不确定度来源处理。

4.2.2 用已知浓度的样品进行测量

对 CRM 或 EQA/PT 样品可分 5 天、每天 1 批、每批重复测量 5 次，即采用 5×5 实验模型，将测量结果均值与靶值或标示值进行比较，计算偏倚并与厂家声明进行比较。该样品也可用于精密度验证实验，这样通过一个实验就可以达到正确度、精密度同时验证的目的。

该部分内容参考 CLSI EP15-A3，因原文件中涉及的统计分析方法较复杂，不便于用户进行正确度验证，本共识在保留 EP15-A3 中实验模型的基础上，建议采用较简单的偏倚计算方法进行正确度验证；判断标准可参考厂家声明的正确度偏倚、行业标准或室间质评标准等。

4.2.3 回收实验

回收实验方法可采用本部分"体外诊断定量产品正确度确认"2.2.3.2 中回收实验的方法。

4.2.4　比对实验

（1）目的：检验机构和临床实验室对体外诊断定量产品通过临床样品进行比对实验时，比对方法一般要求与待验证方法采用相同的单位或能够转换成相同的单位，具有比待验证方法更低的不确定度，优先选择参考测量程序或标准方法，最理想的是 JCTLM 推荐的参考测量程序，一般也可选择同类上市后评价较好的产品或方法作为比对试验方法。

（2）实验方法：在比对实验过程中涉及的样品要求、样品储存、测试次数、测量区间、测量时间和期限、测量顺序、数据收集期间的检查和质量控制、参比程序的选择、数据处理和分析方法等方法和操作步骤均可参照本部分"体外诊断定量产品的正确度确认"2.2.4 中的方法学比对，关于样品数量可参照 EP9-A3 的要求，样品数量应不少于 40 份，详见本部分表 4.2.1。

4.2.5　实验室间比对

EQA/PT 作为一种质量控制方式可帮助检验机构和临床实验室发现潜在的质量问题，建议检测机构或临床实验室定期参加相关权威机构组织的 EQA/PT。将参加 EQA/PT 的满意度作为检测机构和/或临床实验室体外诊断定量产品准确度或正确度的判定依据。

检测机构或临床实验室宜参加满足 GB/T 27043（ISO/IEC 17043）相关要求的实验室间比对计划。

4.3　共识编写说明

4.3.1　编写背景与过程

准确度与正确度这两个概念在检验机构和临床实验室存在混用的情况。在临床检测中均是对患者样品进行一次测量而得出检测结果，而正确度是无穷多次重复测量的平均值，虽然无法获取无穷多次结果的平均值，但在产品性能中有精密度的测量，而精密度是反映随机误差的一种指标，在一定程度上反映了测量值与被测物随机误差的差异程度。

目前体外诊断定量产品生产厂家及检验机构所依据的国际标准、行业标准中多数采用的是准确度的概念，但是检测方法却与准确度存在一定的偏差，而临床实验室中使用准确度的概念更符合临床检测需求，本共识对这一问题做了一定的补充说明。

关于采用比对实验进行准确度的验证过程,本共识参考了 CLSI 的 EP09-A3、EP15-A3 文件,具有可应用范围更广泛、可操作性更强、统计分析更科学等优点。

4.3.2　共识的主要内容和依据

本共识主要内容为关于检测机构和临床实验室正确度的验证方法,重点说明了正确度的三种验证方法,即测量国际或国家参考物质、回收实验和比对实验等,主要依据国家相关法规和行业标准,参考国内外相关文献,尤其是 CLSI 的 EP 文件等,并结合检验机构及临床实验室在实践中遇到的一些问题进行综合应用。

4.3.3　共识与以往标准和文献的差异及可能具有的争议问题

(1)待验证产品可报告范围比市场上现有产品宽的时候怎么验证?例如,自己的产品为 0.5~1000mg/L,市场上的产品都是 1~500mg/L。

建议首先需要确认是否能够对样品进行稀释后再采用待验证测量程序、参比测量程序测量,如果可以,将超出线性范围的样品稀释到测量区间内,用两种方法重新进行检测,乘以相应的稀释倍数,然后再进行比较。

(2)市场上首个产品研发出来的时候厂家怎么验证准确度?

作为某产品的第一个研发厂家,可自行确立该产品准确度的验证方式;待市场上出现第二家、第三家甚至更多家的产品时,随着对该产品的认识和技术手段的发展,逐渐统一对该产品准确度的验证方式。

(3)关于比对实验过程中同一种被检测物分别使用不同的方法学进行检测,如何比较准确度,同一个被测物能否分别使用生化法和发光免疫分析法进行比较?

建议在进行临床比对实验时,尽可能使用同一种参考方法与实验方法。

(4)关于使用参考物质或有证参考物质的水平个数,大多数是 1 个,HCY(同型半胱氨酸)有 2 个,取多少比较好?

建议根据情况选择,可选择多个,但至少要有 1 个。

(5)在进行比对实验时,发现同一项目检测 40 个样品时,总有个别样品检测结果偏差超出规定的范围,这种异常结果可能是多个,应该如何取舍?

建议根据 EP09-A3 文件执行,可以剔除异常的检测结果。

(6)比对实验在选择参考系统时,如果参考系统存在批间差,该如何处理?

应选择相对比较稳定的参考系统进行比对实验,可事先进行相应的考察和分析,确保所选择的参考系统能够适合于实验比对。

（7）当临床实验室发生哪些改变时，应对体外诊断产品的准确度或正确度进行验证？

1）当实验室引进新的厂家体外诊断产品时，或者更换试剂批号时。

2）仪器或者检验系统进行一次大的预防性维护或者更换了重要部件，并有可能影响体外诊断产品的分析性能时。

3）质控反映出异常的趋势或偏移，或者超出了实验室规定的接受限，采取一般性纠正措施后无效时。

4）参加室间质评计划，检测结果超出要求的范围时。

4.4　应用实例

4.4.1　背景简介

全自动生化分析仪及配套胶乳增强免疫比浊法测定糖化血红蛋白浓度（Y），与 HPLC 测量程序（X）进行比对。

4.4.2　样品收集和检测

按照 EP09-A3 要求，收集 40 份临床血清样品，样品符合要求（无溶血、黄疸、脂血和浑浊）且样品量足够。基于 X、Y 两种测量方法对每份样品各测定 1 次。每种方法获得 40 次有效检测结果，共 80 个试验数据（表 4.4.1）。

表 4.4.1　X、Y 两种方法 40 个样品的检测结果

序号	X（%）	Y（%）	序号	X（%）	Y（%）
1	4.3	4.2	12	7.1	7.4
2	15.3	15.0	13	6.9	6.9
3	12.7	12.1	14	13.5	13.3
4	7.5	7.2	15	14.3	14.2
5	5.5	5.3	16	15.2	15.7
6	9.2	9.4	17	12.4	12.2
7	16.2	16.1	18	10.6	10.8
8	11.5	11.2	19	6.9	6.7
9	10.5	10.3	20	5.9	5.7
10	4.9	4.7	21	7.2	7.0
11	4.8	4.6	22	8.1	8.1

续表

序号	X（%）	Y（%）	序号	X（%）	Y（%）
23	4.9	4.9	32	11.5	11.5
24	9.2	9.2	33	17.6	17.2
25	10.5	10.4	34	15.8	15.8
26	6.3	6.5	35	14.3	14.3
27	7.5	7.0	36	5.9	5.8
28	10.5	10.9	37	15.6	15.6
29	5.8	5.4	38	7.9	8.0
30	8.6	9	39	6.3	6.2
31	9.2	9.2	40	4.8	4.6

测量前两种测量方法均需要进行校准，并且确保质控结果在控。如果发现有离群值，应排除离群值后，安排重测或补充相应浓度样品进行测定。

4.4.3 数据分析软件

采用 Excel 2013、SPSS 19.0 和 Medcalc 15.2.2 进行数据分析。

4.4.4 离群值检查

按照 EP9-A3 的要求，通过 ESD 方法检验离群点。通过检验，并无离群点。

4.4.5 数据分析

（1）散点图：绘制散点图，以糖化血红蛋白试剂盒（胶乳增强免疫比浊法）测量值为 y 轴，以 HPLC 测量程序测量值为 x 轴，从图 4.4.1 可以看出测量值的大致变化趋势，目测无离群值。

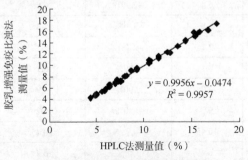

图 4.4.1　两种方法测量值散点图

（2）偏差图：根据 EP09-A3，分别根据数值偏差表（表 4.4.2）和排序偏差表（表 4.4.3）作数值偏差图和排序偏差图。①数值偏差图：x 轴为参比方法被测物的浓度值，y 轴为待评方法与参比方法的差异值；②排序偏差图：根据参比方法测定的浓度，从低到高排序，以序列号为横轴，以待评方法与参比方法的差异值为 y 轴。数值偏差图和排序偏差图分别见图 4.4.2 和图 4.4.3。

表 4.4.2　数值偏差表

序号	差异值（d）		差异值（d）与浓度成比例变化		
	$d=y_i-x_i$	$(x_i+y_i)/2$	$d_i=(y_i-x_i)/x_i$	$Z_i=(x_i+y_i)/2$	$(y_i-x_i)/[(y_i+x_i)/2]$
1	−0.1	4.25	−2.33%	4.25	−2.35%
2	−0.3	15.15	−1.96%	15.15	−1.98%
3	−0.6	12.4	−4.72%	12.4	−4.84%
4	−0.3	7.35	−4.00%	7.35	−4.08%
5	−0.2	5.4	−3.64%	5.4	−3.70%
6	0.2	9.3	2.17%	9.3	2.15%
7	−0.6	16.4	−3.59%	16.4	−3.66%
8	−0.3	11.35	−2.61%	11.35	−2.64%
9	−0.2	10.4	−1.90%	10.4	−1.92%
10	−0.2	4.8	−4.08%	4.8	−4.17%
11	−0.2	4.7	−4.17%	4.7	−4.26%
12	0.3	7.25	4.23%	7.25	4.14%
13	0	6.9	0.00%	6.9	0.00%
14	−0.2	13.4	−1.48%	13.4	−1.49%
15	−0.1	14.25	−0.70%	14.25	−0.70%
16	0.5	15.45	3.29%	15.45	3.24%
17	−0.2	12.3	−1.61%	12.3	−1.63%
18	0.2	10.7	1.89%	10.7	1.87%
19	−0.2	6.8	−2.90%	6.8	−2.94%
20	−0.2	5.8	−3.39%	5.8	−3.45%
21	−0.2	7.1	−2.78%	7.1	−2.82%
22	0	8.1	0.00%	8.1	0.00%
23	0	4.9	0.00%	4.9	0.00%
24	0	9.2	0.00%	9.2	0.00%
25	−0.1	10.45	−0.95%	10.45	−0.96%
26	0.2	6.4	3.17%	6.4	3.13%

序号	差异值（d）		差异值（d）与浓度成比例变化		
	$d=y_i-x_i$	$(x_i+y_i)/2$	$d_i=(y_i-x_i)/x_i$	$Z_i=(x_i+y_i)/2$	$(y_i-x_i)/[(y_i+x_i)/2]$
27	−0.5	7.25	−6.67%	7.25	−6.90%
28	0.4	10.7	3.81%	10.7	3.74%
29	−0.4	5.6	−6.90%	5.6	−7.14%
30	0.4	8.8	4.65%	8.8	4.55%
31	0	9.2	0.00%	9.2	0.00%
32	0	11.5	0.00%	11.5	0.00%
33	−0.4	17.4	−2.27%	17.4	−2.30%
34	0	15.8	0.00%	15.8	0.00%
35	0	14.3	0.00%	14.3	0.00%
36	−0.1	5.85	−1.69%	5.85	−1.71%
37	0	15.6	0.00%	15.6	0.00%
38	0.1	7.95	1.27%	7.95	1.26%
39	−0.1	6.25	−1.59%	6.25	−1.60%
40	−0.2	4.7	−4.17%	4.7	−4.26%

表 4.4.3　排序偏差表

序号	x HPLC法测定值	y 免疫比浊法测定值	差异值（d）		差异值（d）与浓度比值		
			$d_k=y_k-x_k$	$(y_k+x_k)/2$	$d=(y_k-x)/x_k$	$Z_k=(y_k+x_k)/2$	$(y_k-x_k)/[(y_k+x_k)/2]$
1	4.3	4.2	−0.1	4.25	−2.33%	4.25	−2.35%
2	4.8	4.6	−0.2	4.7	−4.17%	4.7	−4.26%
3	4.8	4.6	−0.2	4.7	−4.17%	4.7	−4.26%
4	4.9	4.7	−0.2	4.8	−4.08%	4.8	−4.17%
5	4.9	4.9	0	4.9	0.00%	4.9	0.00%
6	5.5	5.3	−0.2	5.4	−3.64%	5.4	−3.70%
7	5.8	5.4	−0.4	5.6	−6.90%	5.6	−7.14%
8	5.9	5.7	−0.2	5.8	−3.39%	5.8	−3.45%
9	5.9	5.8	−0.1	5.85	−1.69%	5.85	−1.71%
10	6.3	6.5	0.2	6.4	3.17%	6.4	3.13%
11	6.3	6.2	−0.1	6.25	−1.59%	6.25	−1.60%
12	6.9	6.9	0	6.9	0.00%	6.9	0.00%
13	6.9	6.7	−0.2	6.8	−2.90%	6.8	−2.94%

序号	x HPLC 法测定值	y 免疫比浊法测定值	差异值（d）		差异值（d）与浓度比值		
			$d_k=y_k-x_k$	$(y_k+x_k)/2$	$d=(y_k-x)/x_k$	$Z_k=(y_k+x_k)/2$	$(y_k-x_k)/[(y_k+x_k)/2]$
14	7.1	7.4	0.3	7.25	4.23%	7.25	4.14%
15	7.2	7	−0.2	7.1	−2.78%	7.1	−2.82%
16	7.5	7.2	−0.3	7.35	−4.00%	7.35	−4.08%
17	7.5	7	−0.5	7.25	−6.67%	7.25	−6.90%
18	7.9	8	0.1	7.95	1.27%	7.95	1.26%
19	8.1	8.1	0	8.1	0.00%	8.1	0.00%
20	8.6	9	0.4	8.8	4.65%	8.8	4.55%
21	9.2	9.4	0.2	9.3	2.17%	9.3	2.15%
22	9.2	9.2	0	9.2	0.00%	9.2	0.00%
23	9.2	9.2	0	9.2	0.00%	9.2	0.00%
24	10.5	10.3	−0.2	10.4	−1.90%	10.4	−1.92%
25	10.5	10.4	−0.1	10.45	−0.95%	10.45	−0.96%
26	10.5	10.9	0.4	10.7	3.81%	10.7	3.74%
27	10.6	10.8	0.2	10.7	1.89%	10.7	1.87%
28	11.5	11.2	−0.3	11.35	−2.61%	11.35	−2.64%
29	11.5	11.5	0	11.5	0.00%	11.5	0.00%
30	12.4	12.2	−0.2	12.3	−1.61%	12.3	−1.63%
31	12.7	12.1	−0.6	12.4	−4.72%	12.4	−4.84%
32	13.5	13.3	−0.2	13.4	−1.48%	13.4	−1.49%
33	14.3	14.2	−0.1	14.25	−0.70%	14.25	−0.70%
34	14.3	14.3	0	14.3	0.00%	14.3	0.00%
35	15.2	15.7	0.5	15.45	3.29%	15.45	3.24%
36	15.3	15	−0.3	15.15	−1.96%	15.15	−1.98%
37	15.6	15.6	0	15.6	0.00%	15.6	0.00%
38	15.8	15.8	0	15.8	0.00%	15.8	0.00%
39	16.7	16.1	−0.6	16.4	−3.59%	16.4	−3.66%
40	17.6	17.2	−0.4	17.4	−2.27%	17.4	−2.30%

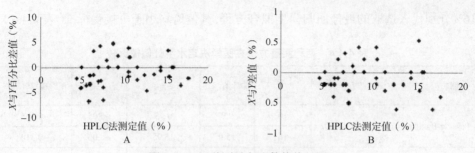

图 4.4.2 两种测量方法数值偏差图

A. 相对值偏差图；B. 绝对值偏差图

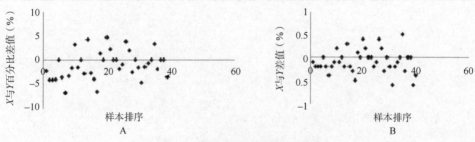

图 4.4.3 两种测量方法排序偏差图

A. 相对值偏差图；B. 绝对值偏差图

以差值为 x 轴、样品数为 y 轴，绘制两种测量方法间的差值分布图。由图 4.4.4 可见，两种测量方法间的差值呈正态分布，因此利用差值平均值作为估算的偏倚。差值的平均值为−1.14%，符合可接受标准。

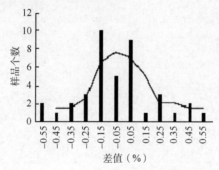

图 4.4.4 X 与 Y 两种测量方法间差值分布图

4.4.6 回归分析与偏倚评估结果

参照 EP09-A3 文件，文件中提供了 OLR、WLS、Deming 和 Passing-Baklok 共 4 种模型进行回归分析，根据 3 种方法测定结果数值变化特征，选取最佳回归模型进行拟合（Deming、Passing-Baklok），将糖化血红蛋白两个医学决定水平 10%、

16%分别代入选取的最佳回归模型拟合方程,其偏倚均小于可接受标准(表4.4.4)。

表4.4.4　两种测量方法在医学决定水平处偏倚比较

回归模型	回归方程	决定水平 (x_c)	估计值(y_c)	(x_c+y_c)/2	绝对偏移	相对偏移（%）
Passing-Baklok	$y = -0.100+1.000x$	10	9.9	9.95	−0.05	−0.505
		16	15.9	15.95	−0.05	−0.314
Deming	$y = -0.0601+0.997x$	10	9.91	9.955	−0.045	−0.454
		16	15.89	15.945	−0.05	−0.315

5

体外诊断定量产品的精密度验证

5.1 意义和现状

随着体外诊断行业的不断发展，检验机构和临床实验室对体外诊断产品精密度验证活动的不断实践和认识，国家、行业和客户对产品质量要求的不断提高，为了使检验机构和临床实验室对体外诊断产品精密度验证达成统一共识，故编制了精密度验证共识。本共识规定了检验机构和临床实验室定量测量项目精密度验证程序。

本共识旨在为检验机构和临床实验室体外诊断定量产品精密度验证方法提供相关建议。如果对定量产品的操作步骤、用量、计算等进行了重大修改，只进行验证是不够的，应使用比较全面和复杂的评价方法，可参考准确度和精密度确认相关内容。

5.2 验证方法和数据处理

5.2.1 方法简介

本共识主要参考 CLSI EP15-A3 精密度验证方法: 在 5 个工作日内重复检测同一批样品，每个样品重复测量 5 次。如需要更可靠的稳定性，则建议增加实验天数。需要做好实验计划，合理选择样品，实验需在 1 周内完成。精密度验证的基本流程如图 4.5.1 所示。

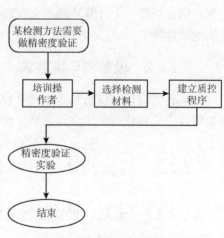

图 4.5.1　精密度验证基本流程

5.2.2　准备工作

5.2.2.1　熟悉期

明确需要做精密度验证的检测系统后，工作人员必须熟悉仪器的操作和维护、样品准备方法、检测系统的校准。因检测系统和方法的复杂程度不同，熟悉期的长度也不同，操作者应能很熟练地操作仪器。

（1）人员培训：在实验正式开始前，要对相关操作人员培训。培训内容如下：

1）仪器：仪器的操作、维护程序、异常识别等。

2）实验材料：样品或质控品准备方法、使用注意事项、剩余样品的处理方法；其他耗材的需求及使用注意事项。

（2）质控程序：在熟悉期就应该建立该方法的质控程序。根据厂家说明书，确认仪器操作在控，可使用厂家推荐的质控方法，但不应使用厂家建立的靶值和控制限建立质控范围。关于质控程序的建立，可以参考 CLSI C24。

（3）实验记录：为确保实验期间数据的可追溯性，应详细记录实验过程。需要记录的内容：仪器名称和检测信息（分析物种类、数量和单位），试剂和校准品批号，选择某测量浓度的理由，样品信息（组成、不确定度等），精密度声明的来源[通常是厂家提供的说明书（PI）中的表格]，实验所用的软件工具及其版本，检测数据回顾和数据处理的个人责任，实验设计和延期的任何决定。

（4）数据处理方法：选定一种数据处理的方法后，应注意一些潜在的误差来源，例如，每一个计算步骤的公式转变、有效数字的取舍、表格的完整性和公式的正确性等。

5.2.2.2　设备和环境要求

实验前应核查设备是否处于受控状态，在设备运行期间应保持实验室内环境始终处于受控状态，无空气污染，保持足够的通风。

5.2.3　实验设计

5.2.3.1　天数、批次及重复次数

精密度验证实验采用基本的 5×5 设计，检测至少 2 个不同浓度的样品，检测 5 天，每天检测 1 批，每批每个样品重复测量 5 次。每个样品总共得到 25 个结果。

为了提高验证结果的精确性，实验可以增大检测批次。如为了获得更可靠的实验室内不精密度，在不降低重复性的情况下，精密度验证实验检测天数可为 7 天，

每个样品每天检测 4 次。

5.2.3.2 样品

（1）样品选择：应至少选择 2 个样品，最好是临床患者单份血清或混合血清，或者商业性的质量控制材料。

（2）浓度选择：样品应该有不同的检测浓度，至少包含两个浓度水平；最好有一个代表了临床决定值（临界值）或参考限，或分别落在正常和异常范围。

（3）样品保存：为保证整个实验中样品的稳定性，应注意样品的准备和储存。同时注意死腔体积，避免出现用量不够的情况。

1）厂家生产的质控品或校准品：由于精密度验证实验需进行 5 天，进行精密度验证的样品应具有很好的稳定性和均匀性。若选用样品为冻干品或干粉，为避免瓶间差造成的影响，宜取多瓶样品复溶，充分混匀后分装在密闭小瓶中，根据质控品或校准品的特征选择相应的温度储存。每天在测量前取出，室温平衡混匀后进行精密度实验。

2）自制样品：应有充分证据证实其具有很好的稳定性和均匀性。

（4）过程：实验开始时，根据厂家说明书对检测系统进行校准。如果实验过程中进行多次校准，须在实验报告中予以说明，并考虑校准对实验结果造成的影响。

安排好日常工作，保证实验操作人员的固定性很重要。因为操作者引起的变异，如样品处理，这些因素会影响全自动检测分析方法。

每个样品检测 5 天或更多天，每天检测 1 批，每批重复检测 5 次。检测时应先做质控，根据质控结果判断是接受还是拒绝本批次的检测结果。

对于那些在分析前样品需预处理（如提取或稀释）的检测方法，则应平行预处理 5 份再进行样品的检测，而不能简单处理样品一次就进行重复性检测。样品处理过程要与厂家建立精密度时所声明的保持一致。

5.2.4 精密度验证实验流程

精密度验证实验为用户提供了精密度性能验证的指导和方法。为了区分厂家的 SD 声明和用户的 SD 验证值，本共识分别用希腊字母和罗马字母下标来表示精密度类型（表 4.5.1）。

表 4.5.1 精密度术语的命名

精密度类型	厂家声明	用户评估验证
重复性	σ_R	s_R
实验室内不精密度	σ_{WL}	s_{WL}

通常，厂家有两种精密度声明——重复性（批内不精密度）σ_R和实验室内不精密度σ_{WL}。本部分内容提供了从这两种声明中识别总变异的统计学方法。图4.5.2为样品的（重复性和实验室内）不精密度的验证和分析过程。

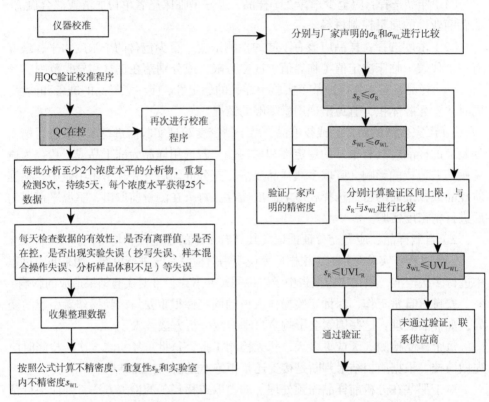

图 4.5.2　样品精密度（重复性和实验室内不精密度）验证分析过程

为了更适用于检验机构和临床实验室用户，本共识精密度验证中样品检测次数比确认时要少，厂家确认精密度一般依据 20×2×2 进行，两个实验均用方差（ANOVA）分析来计算不精密度。

5.2.5　数据分析

5.2.5.1　测量数据判断

（1）数据完整性判断：每天都应检查所有结果，如果由于检测系统或室内质控不合格导致该批结果被拒绝，那么应弃掉该批所有结果，并根据需要及时查找原因，补充数据。

（2）各样品数据分析。

注意：本文是假设用户实验时采用了最基本的 5×5 设计，也可多 1~2 个批次，这种实验设计的数据使用单因素 ANOVA 软件计算。

首先是制表和观察结果，表 4.5.2 是列表的一种方法，是按照最基本的 5×5 设计进行实验得到的结果（以总胆汁酸为例）。

表 4.5.2　总胆汁酸精密度验证原始数据　　　　　（单位：μg/L）

	第一批	第二批	第三批	第四批	第五批
1	19.62	19.53	19.50	20.33	19.81
2	19.62	19.55	19.53	20.02	19.9
3	19.27	19.50	19.39	20.02	19.62
4	19.56	19.55	19.50	20.01	19.74
5	19.47	19.48	19.25	19.96	19.82

观察原始数据，每一批样品检测结果的数量相同，也没有缺失值，该组数据是平衡的。

5.2.5.2　离群值判断

即使在纠正或排除所有可疑数据后，某一结果仍可能与其他结果不一致，如偏高或偏低。这可能是由于一些与性能评价无关的因素导致，剔除这样的结果会更合理。有时明显的极端结果很可能真实地代表了测量方法的性能，如果从大量研究结果进行分析，该极端结果也许不会显得与其他结果不一致，此时该极端结果就不应被当做离群值舍弃。保留一个明显离群值可能会扩大不精密度的估算值，而剔除该离群值则可能导致计算结果"过分乐观"。

本共识允许将一些明显不一致的结果当做统计学上的离群值，但需符合某些条件以确保客观性。

（1）每个样品最多只有一个结果被当做统计学意义上的离群值。

（2）这个结果应通过适当的方法验证或检验才能被冠以离群值。

（3）整个实验所有样品中最多只有 2 个结果可以被当做统计学上的离群值。

5.2.5.3　Grubbs 法判断离群值

有多种统计学方法可用来判断某测量结果是否为统计学上的离群值，对于其他方法，只要具有统计学依据并有详细阐述也可使用，如 GB 4883-2008《数据的统计处理和解释　正态样本离群值的判断和处理》中也有关于离群值的判断方法，本共识不再一一列举。本共识推荐使用 Grubbs 法。如果某检测结果高于 Grubbs

法上限，则被定义为统计学上的离群值。具体方法如下：计算所有结果的平均值和标准差。这里平均值和标准差是根据样本 N 个结果计算得到的，N 个结果包括被怀疑的离群值。Grubbs 因子 G（取决于 N）如表 4.5.3 所示。

表 4.5.3　Grubbs 因子 G 与总的结果均值

第五批			第六批			第七批		
N	G	n_0	N	G	n_0	N	G	n_0
23	3.087	4.565	28	3.199	4.643	33	3.286	4.697
24	3.112	4.792	29	3.218	4.828	34	3.301	4.853
25	3.135	5	30	3.236	5	35	3.316	5

表 4.5.3 中 n_0 代表平均每批实验得到的有效结果，N 代表总有效结果。以表 4.5.2 中总胆汁酸的数据为例，所有检测结果的均值和标准差分别是 19.66μmol/L 和 0.26μmol/L。由于实验设计的是 5 个检测批，从表 4.5.3 得到当 N=25 时，G=3.135。然后，计算 Grubbs 范围的上限和下限：

Grubbs 限值＝均值 ± G×标准差 ＝19.66±3.135×0.26 = 18.84μmol/L 或 20.48μg/L

由于所有结果都在这个范围内，所以数据中没有离群值。

5.2.5.4　精密度实验数据的单因素方差分析

单因素方差分析是计算每个样品的重复性和实验室内不精密度的基础。如果没有专门的统计学软件如 CLSI's StatisPro2，建议用户使用方差分析（ANOVA）程序。

单因素方差分析的主要输出结果见表 4.5.4。

表 4.5.4　数据进行单因素方差分析的输出结果

变异来源	SS	DF	MS
批间	SS_1	$DF_1=k-1$	MS_1
批内	SS_2	$DF_2=DF_{total}-DF_1=$ （$N-1$）－（$k-1$）=$N-k$	MS_2
总变异	SS_{total}	DF_{total}	

注：DF.有效自由度；DF_{total}.总自由度；MS. 均方；SS.离均差平方和；SS_{total}.总平方和。

$$SS_{total} = \sum\sum(x_{ij} - \overline{X})^2 \tag{4.5.1}$$

$$SS_1 = n_{rep} \times \sum_{i=1}^{k}(\overline{X_i} - \overline{X})^2 \tag{4.5.2}$$

$$SS_2 = \sum\sum(x_{ij} - \overline{X_i})^2 \tag{4.5.3}$$

其中

$$SS_1+SS_2=SS_{total}$$

式中，x_{ij} 为第 i 天第 j 次测量结果；$\bar{X}$ 为所有测量结果的平均值；n_{rep} 为重复测量次数；$\bar{X_i}$ 为第 i 天测量结果的平均值。

有些 ANOVA 程序还提供批间和批内方差分量，即 V_B 和 V_W 的计算。如果没有提供，可以通过 ANOVA 表格中的数据计算 V_B 和 V_W。

设 V_W=MS$_2$，如果 MS$_1$≤MS$_2$（相对罕见），设 V_B=0，否则

$$V_B = (MS_1 - MS_2)/n_0 \qquad (4.5.4)$$

n_0 从表 4.5.3 获得，根据检测批次和样品结果的总数查表 4.5.3。

变异分量 V_W 直接与重复性变异相关，V_B 单纯地与批间变异相关。批间变异可纠正为批内变异，但两种变异分量（V_B 和 V_W）的总和与实验室内不精密度相关。取平方根得到用 s 表示的预期精密度。

$$s_R = \sqrt{V_W} \qquad (4.5.5)$$

$$s_B = \sqrt{V_B} \qquad (4.5.6)$$

$$s_{WL} = \sqrt{V_W + V_B} \qquad (4.5.7)$$

相对而言，$CV_R = s_R \times 100/\bar{X}$ 和 $CV_{WL} = s_{WL} \times 100/\bar{X}$，$\bar{X}$ 是样品所有结果的平均值。仍以表 4.5.2 总胆汁酸样品数据为例，单因素方差分析后得到表 4.5.5。

表 4.5.5 总胆汁酸经单因素方差分析结果

变异来源	SS	DF	MS
批间	1.368	4	0.342
批内	0.276	20	0.0138
总变异	1.644	24	

根据表内数据，V_W=MS$_2$=0.0138，由于 MS$_1$（0.342）≥MS$_2$（0.0138），计算 V_B：

$$V_B = (MS_1 - MS_2)/n_0 = (0.342 - 0.0138)/5.0 = 0.0656 \qquad (4.5.8)$$

根据检测批次 5 和样品结果的总数 N=25 查表 4.5.3 得到 n_0=5。

根据这些变异分量数值，可以计算用标准差为表示单位的不精密度：

$$s_R = \sqrt{V_W} = \sqrt{0.0138} = 0.117 \qquad (4.5.9)$$

$$s_B = \sqrt{V_B} = \sqrt{0.0656} = 0.256 \qquad (4.5.10)$$

$$s_{WL} = \sqrt{V_W + V_B} = \sqrt{0.0138 + 0.0656} = 0.28 \qquad (4.5.11)$$

如果用 CV 来表示，根据均值为 $19.66\mu mol/L$，$CV_R = 0.61\%$，$CV_B = 1.30\%$，$CV_{WL} = 1.42\%$。用 s_R，s_B，s_{WL} 表示，可以帮助用户识别精密度的变异来源。

5.2.6　用户获得的不精密度的评价

5.2.6.1　用户获得的不精密度与厂家的声明进行比较

在完成精密度验证实验每个样品的重复性和实验室内不精密度计算后，用户应检查验证的不精密度是否与厂家声明的一致。如果实际获得的不精密度均值约等于厂家声明的不精密度，那么由于单独的机会性，观察到的不精密度将会比厂家声明的不精密度大 50%。

为降低因单独机会性造成的验证厂家精密度声明的失败率，可计算厂家声明的上限验证值（UVL）。当厂家精密度声明正确时，UVL 表示从相同样本量和相同实验设计方案的用户精密度实验中获得的不精密度估计的 95%上限。用户宁可使用 UVL 也不单独使用厂家声明作为验证实验是否通过的判断标准，可以避免由于随机性引起的不恰当的验证失败，使验证试验成功率至少提高 5%。

对于某给定样品，只有在用户重复性估计值小于或等于厂家声明值（若失败，必须小于或等于厂家声明的相关 UVL）时，才能说用户验证的某浓度样品重复性与厂家声明一致。由于 UVL 经常大于相关的声明，用户估计值有时大于厂家声明的 30%，仍然算通过。

用户可以按下列两个步骤有效地进行一致性检验：

第一步，将所有浓度样品的重复性和实验室内不精密度的估计值直接与相对应的厂家声明进行比较。

第二步，任何估计值如果超出了厂家声明值，计算相关的 UVL，并将估计值与 UVL 进行比较。

通过简单的检查一般都能判断出样品在某测量浓度的一致性，不必正式计算厂家声明 UVL。

5.2.6.2　识别厂家的精密度声明

本共识假设厂家精密度声明是具有代表性的，该声明具有典型性或可以反映检测系统的平均性能，这些声明通常总结在厂家的 PI 表内，PI 表是指通过实验计算得到的检测系统检测一定浓度样品的重复性和实验室内不精密度，通常用平均值、s 和/或 CV 表示，并列于 PI 表内。PI 表也可能包含关于重复性和/或实验室内不精密度的精密度特征曲线，可显示 CV（或 s）如何随着样品浓度的变化而变化。

为验证用户不精密度估计值是否与厂家声明一致，有必要清楚精密度验证实验中样品的相关声明。用户观察到的平均检测浓度不一定完全符合 PI 表内的浓度。有时厂家 PI 表中可能会选择接近平均值的浓度样品 CV 作为该浓度的精密度声明。用户可从 PI 表内取该水平浓度相邻的 2 或 3 个平均值，比如通过插入或选平均值来确定平均值处的精密度声明更合适。

5.2.6.3 进行比较

如果用户的不精密度没有超出厂家声明，说明一致性符合。

如果用户的估计值超出了厂家声明，则需要补充一致性检验，并将得到的估计值与声明的 UVL 比较。

可根据下列三个步骤计算 UVL：

（1）计算待考察的精密度估计的自由度 df（df_R 是重复性的自由度，df_{WL} 是实验室内不精密度的自由度）。

（2）从表 4.5.7 查得 UVL 的 F 因子。

（3）利用 UVL 的 F 因子计算 UVL 和厂家的声明。将用户的不精密度与 UVL 进行比较。

对于重复性比较，计算重复性的自由度 df_R：

$$df_R = N - k \qquad (4.5.12)$$

式中，N 为结果的总数目；k 为检测批次的数目。

对于实验室内不精密度比较，首先计算声明的比率 ρ，如公式 4.5.13 所示：

$$\rho = \sigma_{WL} / \sigma_R = CV_{WL}\% / CV_R\% \qquad (4.5.13)$$

ρ 是用厂家的实验室内精密度声明除以厂家的重复性声明，可以用 s 表示，也可以用 CV 表示。然后查表 4.5.6 得到大概的自由度，df_{WL}。

表 4.5.6 厂家声明的比率对应的自由度 df_{WL}，第五至第七批，每批重复 5 次

第五批		第六批		第七批	
ρ	df_{WL}	ρ	df_{WL}	ρ	df_{WL}
2.74	5	3.02	6	3.27	7
2.06	6	2.25	7	2.42	8
1.78	7	1.93	8	2.06	9
1.62	8	1.74	9	1.85	10
1.51	9	1.62	10	1.71	11
1.43	10	1.52	11	1.61	12
1.37	11	1.46	12	1.54	13
1.32	12	1.40	13	1.48	14
1.28	13	1.35	14	1.42	15

第五批		第六批		第七批	
ρ	df_{WL}	ρ	df_{WL}	ρ	df_{WL}
1.24	14	1.32	15	1.38	16
1.21	15	1.28	16	1.35	17
1.19	16	1.25	17	1.31	18
1.16	17	1.23	18	1.29	19
1.14	18	1.20	19	1.26	20
1.12	19	1.18	20	1.24	21
1.10	20	1.16	21	1.22	22
1.08	21	1.14	22	1.20	23
1.05	22	1.12	23	1.18	24
1.03	23	1.11	24	1.16	25
1.00	24	1.09	25	1.14	26
		1.07	26	1.13	27
		1.05	27	1.11	28
		1.03	28	1.10	29
		1.00	29	1.08	30
				1.07	31
				1.05	32
				1.03	33
				1.00	34

表 4.5.7　实验中样品数量从 1～6 时对应的 UVL F 因子

	样品数量					
DF	1	2	3	4	5	6
5	1.49	1.60	1.66	1.71	1.74	1.76
6	1.45	1.55	1.61	1.65	1.67	1.70
7	1.42	1.51	1.56	1.60	1.62	1.65
8	1.39	1.48	1.53	1.56	1.58	1.60
9	1.37	1.45	1.50	1.53	1.55	1.57
10	1.35	1.43	1.47	1.50	1.52	1.54
11	1.34	1.41	1.45	1.48	1.50	1.52
12	1.32	1.39	1.43	1.46	1.48	1.49

续表

DF	1	2	3	4	5	6
			样品数量			
13	1.31	1.38	1.42	1.44	1.46	1.47
14	1.30	1.37	1.40	1.42	1.44	1.46
15	1.29	1.35	1.39	1.41	1.43	1.44
16	1.28	1.34	1.38	1.40	1.41	1.43
17	1.27	1.33	1.36	1.39	1.40	1.41
18	1.27	1.32	1.35	1.37	1.39	1.40
19	1.26	1.31	1.34	1.36	1.38	1.39
20	1.25	1.31	1.34	1.36	1.37	1.38
21	1.25	1.30	1.33	1.35	1.36	1.37
22	1.24	1.29	1.32	1.34	1.35	1.36
23	1.24	1.29	1.31	1.33	1.35	1.36
24	1.23	1.28	1.31	1.32	1.34	1.35
25	1.23	1.28	1.30	1.32	1.33	1.34
26	1.22	1.27	1.30	1.31	1.32	1.34
27	1.22	1.26	1.29	1.31	1.32	1.33
28	1.22	1.26	1.29	1.30	1.31	1.32
29	1.21	1.26	1.28	1.30	1.31	1.32
30	1.21	1.25	1.27	1.29	1.30	1.31
31	1.20	1.25	1.27	1.29	1.30	1.31
32	1.20	1.24	1.27	1.28	1.29	1.30
33	1.20	1.24	1.26	1.28	1.29	1.30
34	1.20	1.24	1.26	1.27	1.28	1.29

5.2.7 结果解释

完成所有数据分析和一致性检验后，用户可得到以下结果：

（1）实验中每个样品的重复性和实验室内不精密度的估计值。

（2）不精密度估计值的一致性检验结果（通过或失败）。

用户还应检查实验中所使用的样品浓度有没有覆盖厂家精密度确认实验的范围。如果所有浓度样品精密度结果都在验证范围内，则用户精密度与厂家声明一致。

注：由于样品数量有限，这些统计结果有可能接受了错误的通过和错误的

失败。

通过与厂家声明进行比较，一般会有以下有几种情况：

情况 1A：所有估计值通过，均接近或低于厂家声明或 UVL。所有实验结果都与厂家声明一致，这些数据证明了用户实验室的精密度与厂家声明具有可比性。

情况 1B：所有估计值通过，但有些是勉强通过，该结果分布表明用户实验室所有结果或者部分检测范围内的不精密度可能超出了厂家声明。总体而言，该验证实验在统计学上还是与厂家声明一致。但由于缺乏接近 UVL 的结果，用户应认真监控日常质控结果，以保证检验系统的精密度与厂家声明一致。

情况 2：大多数估计值通过，但有些没通过。实验负责人应系统回顾实验，判断该检验程序的精密度是否与厂家声明完全不符，该检验程序是否仍可接受。如果可以接受，实验室负责人应具体阐述接受该检验程序精密度性能的理由，并认真监控日常质控结果的不精密度。

情况 3：好几个估计值都没有通过，实验总体与厂家声明不一致。实验室可以有以下选择：①完全拒绝该检验程序；②寻找故障，可以在厂家帮助下，重新进行精密度验证实验；③为确认该检验程序不精密度性能的特征，实验室可以利用相关文献如 EP05-A3，进行天数和次数更多的实验。

5.2.8　注意事项

完成精密度验证实验后，检验程序被投入日常使用。实验室应建立室内质控，作为实验室精密度的主要参考，质控的设定范围应与厂家声明及精密度验证实验中的实验室内精密度一致。从精密度验证实验中得到实验室内精密度值的整个过程大约只需 1 周，但通过检测质控样品来监测的过程更长，因此通过长时间监测日常质控样品而收集到的统计学资料更能代表实验室内不精密度。

但是通过长时间的日常质控结果得到的精密度值可能会超出厂家声明，这反映了在最开始的精密度实验中没有考虑到其他的变异来源，比如试剂或定标物批号的改变、仪器维修、试剂稳定性改变、实验环境因素变化、新操作者或分析前因素的影响等。

5.2.9　导致验证失败的可能原因

通过表 4.5.7 的 UVL 因子得到的是 95% 置信水平，如不考虑实验使用样品数量，有 5% 的错误拒绝概率。因此，对于某浓度样品和精密度，由于随机性导致的失败概率应该是 1/20。

对于某给定样品，由重复性或实验室内精密度的机会性导致的失败概率可达10%，这取决于两种不精密度值与其他相关影响因素的自由度。

精密度验证结果不佳，反映了性能评价技术或与该检测程序相关的管理系统还不够完善。导致结果不佳的可能原因：

（1）试剂储存或处理不当。

（2）样品处理不当或稳定性欠佳。

（3）用户使用的样品和厂家用于建立精密度声明时的样品基质差异太大，例如，血浆与非血浆液体质控材料。

（4）加样不够准确（如果该检验程序需要手工加样）。

（5）未对该检验程序使用的仪器进行标准化维护。

（6）用户实验室的检测环境，如温度、湿度、电或射频干扰等。

以上任一因素发生改变均可能影响检测方法的精密度，寻求厂家帮助可能有助于用户判断和查找精密度验证结果不好的原因。

如果实验室内精密度声明通过，但重复性声明没有通过，该结果则反映了"批"的差异。特别是当厂家的重复性估计值是通过重复检测样品得到，用户的实验设计包含的时间范围更长时，这种差异可能会更明显。

本共识假设厂家的精密度声明准确地代表了检测方法目前的性能，也假设了厂家声明没有特别大的不确定度。由于本共识假设内插法可直接提供某测量浓度的不精密度值，而不是用 PI 表格中的值，因此对于精密度确认实验中某测定浓度的样品来说，还是有一些从 PI 表中获得的额外的不确定度。所以用于实验分析的一个或两个声明，比如 σ_R 和 σ_{WL}，以及它们的比值 ρ，在某种程度上可能都有误差。

检测方法的 PI 表格内容的精密度实验可能不那么严谨，甚至包括检测天数达不到 EP05 规定的要求。

对于某给定浓度和精密度类型，当用户的精密度既没有落入可允许变异范围也超出了厂家声明计算出的 UVL 时，用厂家声明会比用临床可允许变异范围要好得多。这种情况下，按厂家声明，即使精密度验证实验没有通过，用户也可能选择接受检测方法的精密度性能。

本质上来讲，如果 PI 表既包含了"糟糕情况"又包含了"典型（有代表性）情况"时的声明，发生同样情况的概率还可能上升。用户的一个或两个某浓度样品精密度值可能超出 UVL，该 UVL 值是在"典型情况"下通过 PI 表格上性能评价指标计算出来的，但如果是在"糟糕情况"下，该用户的精密度值仍可能没有落在该范围内。此时最好寻求厂家帮助，因为精密度验证实验提示用户观察到的结果与厂家在最具有代表性的情况下获得的精密度不具有可比性。

5.3　共识编写说明

5.3.1　编写背景与过程

随着体外诊断行业的不断发展，检验机构和临床实验室对于体外诊断产品精密度验证活动的不断实践和认识，国家、行业和客户对产品质量要求的不断提高，为了使检验机构和临床实验室对体外诊断产品精密度验证达成统一共识，故编制了精密度验证共识，旨在为体外诊断试剂的精密度验证提供参考。

5.3.2　共识涉及范围说明

本共识适用于检验所、临床检验实验室及体外诊断产品生产厂家对体外诊断定量产品的精密度验证。

5.3.3　共识的主要内容和依据

批内精密度的验证主要参考 EP15-A3，从"人、机、料、法、环"五个角度讲述了准备工作、实验设计、验证方法、数据记录及处理、结果的判读。

本共识为检验机构和临床实验室定量产品精密度验证，与体外诊断定量产品精密度确认共识配套，主要聚焦于准确度概念中的精密度概念，本共识侧重于检验机构和临床实验室定量产品精密度的验证。

5.4　应用实例

血清总胆汁酸精密度验证

血清总胆汁酸测定原来是手工操作，现在需要更换为全自动操作，故对其精密度进行验证。

采用 5×5 实验设计：5 天，每批次重复测量 5 次，每天单批次检测所有样品。正常人群血清和血浆中的总胆汁酸含量为 0.5~10 μmol/L，由于精密度与样品测量浓度有关，而且血液中总胆汁酸浓度偏离正常值过高具有临床意义。因此，实验室选择 3 个浓度样品。收集足够量的临床血清，除了计划的 5 批次检测，还应多 2 批次检测的量（如有需要）。

先用原来的手工方法检测，正常值、两个高值共 3 个浓度样品。

为使数据更具代表性,每批次的检测时间可交替安排在早上和下午,每个批次都要检测质控品。由于 PI 表上的精密度描述的是进行多次测量系统校准,即使 PI 要求每个月只校准 1 次,但实验室在检测每个批次前都应校准。数据分析之前,每天每批检测完成后,应该观察各样品和质控结果,完成实验后,再次观察。保证结果没有错误,也没有遗漏结果。

表 4.5.8 是得到的 25 个原始数据。图 4.5.3 是数据的散点图,显示了批与批之间及各样品每个结果与整个数据之间的一致性分布。只有一个点可能异常,样品 1 的第 3 个结果(第 4 批,重复 1,31.07μmol/L)。图 4.5.3 是对实验结果进行点绘图的一个例子,用户也可以选择其他绘图类型。

表 4.5.8 总胆汁酸精密度验证原始数据   (单位:μmol/L)

批次	重复	样品 1	样品 2	样品 3
1	1	7.54	19.62	28.4
1	2	7.64	19.62	29.22
1	3	7.63	19.27	28.73
1	4	7.52	19.56	28.55
1	5	7.56	19.47	28.76
2	1	7.53	19.53	28.96
2	2	7.62	19.55	28.6
2	3	7.79	19.5	29.06
2	4	7.64	19.55	29.1
2	5	7.7	19.48	29.0
3	1	7.62	19.5	29.12
3	2	7.58	19.53	29.02
3	3	7.67	19.39	28.96
3	4	7.57	19.5	28.88
3	5	7.62	19.25	29.12
4	1	7.76	20.33	31.07
4	2	7.65	20.02	29.52
4	3	7.8	20.02	29.9
4	4	7.75	20.01	29.97
4	5	7.72	19.96	28.86
5	1	7.81	19.81	29.69
5	2	7.84	19.9	29.83
5	3	7.64	19.62	29.86
5	4	7.76	19.74	29.88
5	5	7.8	19.82	29.9

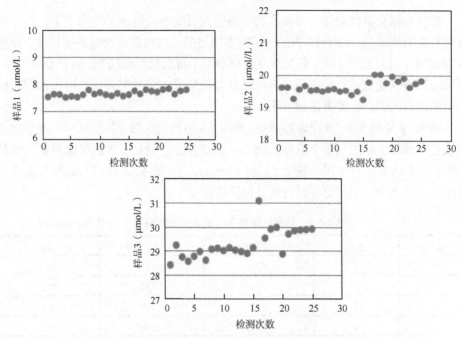

图 4.5.3　不同浓度样品按顺序生成的散点图

　　表 4.5.9 汇总了所有样品数据分析中用到的统计学结果，并用 Grubbs 法判断各结果是否为离群值。用 Grubbs 法（$\alpha=0.01$）剔除了一个离群值，样品 3 第 4 批次的第 1 个结果 31.07μmol/L，但该测量结果小于 Grubbs 高限 31.19μmol/L，如果删除则会造成精密度由 2.07% 降至 1.67%，因该结果在 Grubbs 低限至高限范围内，所以仍保留作为一次有效的测量结果。

表 4.5.9　总胆汁酸精密度验证统计分析数据

项目	样品 1	样品 2	样品 3	样品 3*
N	25	25	25	24
$\overline{\overline{X}}$（总均值，μmol/L）	7.67	19.66	29.28	29.20
s（μmol/L，CV）	0.10（1.26%）	0.26（1.33%）	0.61（2.07%）	0.49（1.67%）
最低结果（μmol/L）	7.52	19.25	28.4	28.4
最高结果（μmol/L）	7.84	20.33	31.07	29.97
Grubbs 低限（μmol/L）	7.36	18.84	27.37	N/A
Grubbs 高限（μmol/L）	7.98	20.48	31.19	N/A

注：N/A. 不适合。

　　由于所有结果都在 Grubbs 低限至高限范围内，所以样品 1、2、3 数据中没有离群值。

样品精密度的计算结果详见表 4.5.10。

表 4.5.10 总胆汁酸精密度验证结果和不精密度估计

N	样品 1	样品 2	样品 3
	25	25	25
MS_1（批间，μmol/L）	0.033	0.342	1.408
MS_2（批内，μmol/L）	0.004 6	0.013 8	0.160 3
n_0	5	5	5
V_B（批间，μmol/L）	0.005 7	0.065 6	0.249 5
V_W（批内，μmol/L）	0.004 6	0.013 8	0.160 3
$\overline{X}$（μmol/L）	7.67	19.66	29.28
s_R（μmol/L，CV）	0.07（0.91%）	0.12（0.61%）	0.40（1.37%）
s_{WL}（μmol/L，CV）	0.10（1.30%）	0.28（1.42%）	0.64（2.19%）

注：CV.变异系数；s_R. 用户计算得到的重复性估计；s_{WL}. 用户计算得到的实验室内不精密度；V_B. 批间变异；V_W. 批内变异。

PI 声明：表 4.5.11 是厂家的不精密度数据，本实验中的 PI 声明数据来自总胆汁酸检测试剂旧配方的精密度实验检测报告。

表 4.5.11 厂家总胆汁酸不精密度数据

	均值（μmol/L）	重复性（μmol/L，CV）	实验室内精密度（μmol/L，CV）
PI 声明 1	8.49	0.08（0.94%）	0.13（1.53%）
PI 声明 2	21.38	0.14（0.65%）	0.36（1.68%）
PI 声明 3	31.19	0.44（1.40%）	0.68（2.18%）

在这个例子中，大多数用户可以直接观察到自己与厂家声明的一致性是通过还是失败的状态，无须再计算多余的 UVL。然而，为了举例说明如何应用 UVL，下文将提供所有 PI 声明的 UVL。

表 4.5.12 是这个例子的 UVL 计算。重复性的自由度 df_R，根据用户的实验设计，取决于实验实际的批次数量，$k=5$，每批次的重复次数，$n=5$。但是，对于实验室内不精密度来说，它的自由度 df_{WL}，不仅仅取决于实验设计还取决于声明的比率 $\rho=\sigma_{WL}/\sigma_R$。计算得到 ρ，从表 4.5.6 得到 df_{WL}。无论使用标准差还是 CV 表示的这两种类型的精密度，其 UVL 都是通过乘以相应的 UVL 的 F 因子来计算，F 因子可从表 4.5.7 获得。

表 4.5.12　总胆汁酸厂家精密度声明的 UVL 计算

	PI 声明 1	PI 声明 2	PI 声明 3
平均值（µmol/L）	8.49	21.38	31.19
重复性不精密度			
σ_R（µmol/L，CV）	0.08（0.94%）	0.14（0.65%）	0.44（1.40%）
k	5	5	5
n	5	5	5
df_R	20	20	20
F	1.34	1.34	1.34
UVL_R（µmol/L，CV）	0.11（1.26%）	0.19（0.87%）	0.59（1.88%）
实验室内不精密度			
σ_{WL}（µmol/L，CV）	0.13（1.53%）	0.36（1.68%）	0.68（2.18%）
ρ	1.62	2.57	1.54
df_{WL}	8	5	9
F	1.53	1.66	1.50
UVL_{WL}（µmol/L，CV）	0.20（2.34%）	0.18（2.79%）	0.29（3.27%）

注：CV. 变异系数；σ_R. 厂家声明的重复性；σ_{WL}. 厂家声明的实验室内不精密度；df_R. 重复性的自由度；df_{WL}. 实验室内不精密度的自由度；PI. 试剂说明书；UVL. 确认上限；UVL_R. 确认上限（重复性）；UVL_{WL}. 确认上限（实验室内不精密度）。

　　拇指规则的作用：一般来说，UVL 至少比相应的精密度声明高 30% 左右。拇指规则的作用就让接下来严格计算的必要性降到最低。

　　各样品的评价结果：表 4.5.13 和表 4.5.14 的前 5 列提供了一个直观的结果，该结果是关于用户如何评价与 PI 声明和 UVL 相关的重复性与实验室内不精密度。

表 4.5.13　总胆汁酸精密度重复性的用户样品估计

	平均值（µmol/L）	估计值	声明	UVL	状态
PI 声明 1	8.49		0.94%	1.26%	
样品 1	7.67	0.91%			通过
样品 2	19.66	0.61%			通过
PI 声明 2	21.38		0.65%	0.87%	
样品 3	29.28	1.37%			通过
PI 声明 3	31.19		1.40%	1.88%	

表 4.5.14　总胆汁酸实验室内不精密度的用户样品估计

	平均值（µmol/L）	估计值	声明	UVL	状态
PI 声明 1	8.49		1.53%	2.34%	
样品 1	7.67	1.30%			通过
样品 2	19.66	1.42%			通过
PI 声明 2	21.38		1.68%	2.79%	
样品 3	29.28	2.19%			通过
PI 声明 3	31.19		2.18%	3.27%	

　　该阶段的目标是要判断用户做完实验后，精密度验证是通过还是失败的状态。本例中估算、声明和 UVL 都是用 CV 表示，也可以用标准差表示。从表 4.5.10 和 4.5.11 得到平均值，估算和声明（第 2，3，4 列）从表 4.5.12 可得到 UVL（第 5 列）。本例中实际上不需要计算 UVL，因为通过与声明比较，另外再加上调用拇指规则，可以判断实验是通过还是失败的状态。

　　样品 1：本例中样品 1 的平均值比较接近 PI 中平均值为 8.49µmol/L 的声明 1，将两者进行比较，小于厂家声明的 0.94%，验证通过。然而，采用更合适的评价方法证明 PI 声明 1 和 2 之间的平均值是不通过的，这也能解释。如果这样，样品 1 得到的重复性估计值是 0.91%，它在 PI 声明 1 和 2 的 UVL 之间，或者是使用了拇指规则简单估算，可以勉强通过。

　　样品 2：重复性估计值为 0.61%，明显通过验证，因为它比任何一个声明的精密度都要低。

　　样品 3：重复性估计值为 1.37%，平均值比较接近 PI 中平均值为 31.19µmol/L 的声明 3，将两者进行比较，小于厂家声明的 1.40%，验证通过。

　　样品 1：实验室内不精密度的估计值为 1.30%，通过验证，因为它比任何一个声明的精密度都要低。

　　样品 2：实验室内不精密度的估计值为 1.42%，通过验证，因为它比任何一个声明的精密度都要低。

　　样品 3：实验室内不精密度的估计值为 2.19%，采用最近的相邻规则，均值比较接近 PI 中平均值为 31.19µmol/L 的声明 3，虽然比厂家声明的 2.17% 稍高一点，但借用拇指规则，它还是在厂家声明的 30% 之内，所以通过。

　　结论：用户的三个样品的重复性和实验室内不精密度的估计值都通过验证。因为 6 个估计值都各自通过验证，所以精密度验证实验整体通过。也就是说，用户做实验得到的估计值和厂家 PI 的声明是一致的。

6

有形成分定量计数准确度评价

6.1 意义和现状

有形成分分析产品主要用于分析样品中可观察到（借助显微镜等工具）的有形成分，如血液样品中的红细胞、白细胞、血小板，尿液中的红细胞、白细胞、管型、上皮、结晶、真菌等。对有形成分的分析包括有形成分的分类和有形成分计数。鉴于目前行业的发展水平，本共识仅对有形成分的定量计数进行评价，对有形成分的分类评价待行业的技术水平突破后再作补充。

本共识为有形成分类产品的准确度评价提供参考建议。

6.2 评价方法

目前，分析人体样品中有形成分的方法主要有流式技术和显微镜检验技术，其分析方法均是基于有形成分本身的性质，如有形成分的尺寸、形态和特性等。

这些有形成分不能溶解在基质中，因此其物理形态是一种悬浊液而非溶液。正是基于此，有形成分的定量有其自身特点，在进行准确度评价时需要特别注意。除了被测量的物理形态具有差异外，作为体外诊断产品的类别之一，其准确度评价的总体方法与生化、免疫等产品有相似之处。除本章中描述的差异外，前文所述评价方法有时也适用于有形成分定量计数产品的准确度评价。

要评价有形成分定量计数产品的准确度，首先要了解该类产品的溯源途径。

流式技术在血液细胞分析中应用较成熟，国际血液学标准化委员会（ICSH）推荐使用电阻抗法半自动单通道血液分析仪计数红细胞（RBC）和白细胞（WBC），并将其确定为参考方法，也可将其作为血小板（PLT）计数的间接参考方法。

随着新技术的出现，数字成像系统和数字成像自动识别类仪器逐步被研发并投入市场。和流式技术不同，数字成像类仪器模拟人工显微镜检验流程，通过观察一定体积样品中含有的目标数，在进行等量换算后即可得到单位体积中所包含的目标数（即目标物浓度）。

　　设观察的视野数为 k，观察到第 i 种类别的目标总数为 N_i，每个视野的样品体积为 v（μl），则换算后样品中该类目标的浓度（D_i）为

$$D_i = \frac{N_i}{k \times v} \qquad\qquad (4.6.1)$$

公式（4.6.1）中，对于给定系统，k 和 v 为常数，不同项目的浓度结果和观察到的该项目总目标数成正比，比例系数为 $k \times v$。该系数只要用其中一种目标物校准即可。通常对系统定量计数的准确性可采用容易获得的颗粒（如红细胞或红细胞模拟颗粒）来校准。而用于校准的颗粒则可采用 ICSH 推荐的电阻抗法半自动单通道血液分析仪来赋值，也可采用人工显微镜计数方法来赋值，但人工细胞计数劳动强度大、重复性差，且操作者需要较高的专业水平，目前已渐渐被自动分析仪所代替。图 4.6.1 为血细胞自动计数仪分析红细胞和白细胞的参考方法与溯源途径。

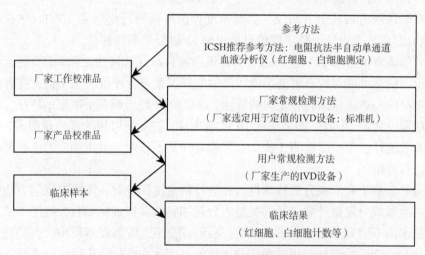

图 4.6.1　血细胞自动计数仪分析红细胞、白细胞的溯源链

6.2.1　有形成分定量计数产品的正确度评价

　　有形成分定量计数产品的正确度评价包括正确度的确认和验证，评价方法与生化、免疫类产品基本相同，即可通过测试参考物质、回收试验和方法学比对等方法进行，具体可参考前文。对于血液学项目可参考 WS/T 406-2012《临床血液学检验常规项目分析质量要求》中的"正确度"进行评价。对于像尿液、粪便、体液等稳定性差的样品，生产厂家在进行正确度确认时，可通过与参考物质或参考测量程序比对进行确认。由于目前这些有形成分分析项目尚无可用的有证参考物质，往往选择与参考测量程序或更可靠的测量程序进行比对。考虑到样品中有

形成分分布均匀性较差，在进行正确度研究实验时，每个样品的测实次数应不少于3次，样品量许可时，建议测试5~10次，以减少随机误差的影响。

6.2.2   有形成分定量计数产品的精密度评价

有形成分定量计数产品的精密度评价包括精密度的确认和验证，由于有形成分产品的特殊性，其确认与验证的方法的和生化、免疫类产品存在一定的差异。对血液学产品，评价方法可参考 WS/T 406-2012 《临床血液学检验常规项目分析质量要求》中的"批内精密度"和"日间精密度"。

对于尿液、粪便和体液类产品，由于其样品存在稳定性差的特点，不可能在不同的日期测定同一样品，故在进行精密度评价时，只评价重复性（批内精密度）。对于这类产品，目前国内尚无通用的标准可以参考。

对于尿液有形成分分析仪，其精密度评价可按照行业标准 YY/T 0996-2015 《尿液有形成分分析仪（数字成像自动识别）》进行重复性评价。

其他体液可参考 2014 版《ICSH 体液细胞自动计数仪性能和验证》进行精密度评价，应尽可能对所有可能影响产品的变异因素进行评价。用于精密度评价的测试样品应与临床样品具有相同的特性。建议检测 2 个或多个浓度的样品。所有样品应至少测定 10 次。如果测定 10 次有困难，则应视可用的样品量而定，但为了能有效统计，至少应检测 5 次。如果患者样品不稳定，可用相应的质控品代替样品进行评价。

另外，基于有形成分的特殊性，在进行精密度评价时，需要对混匀方法特别关注。有形成分定量计数产品的关键成分是细胞或模拟细胞颗粒，细胞型试剂按现有技术尚不适宜采用冻干形式封装，有形成分不能溶解在基质中，其物理形态是一种悬浊液而非溶液，很难保证分布均匀。因此在评价精密度时，需要注意使用前的混匀方式。混匀时既要保证其中的有形成分分布充分均匀，又要防止有形成分破碎或聚集，因此不可采用过于剧烈的混匀方法。

对液体有形成分定量计数产品的手工混匀可采用颠倒混匀、手指拨动等。由于手工操作存在个人手法的差异，因此操作的力度和时间需根据个人的实际情况摸索确定。对于颠倒混匀方式，要注意瓶盖是否吸附细胞和开盖时试剂可能产生污染的问题。手指拨动法需要控制好拨动的力度，轻轻拨动即可，不可用力过猛。

为了避免手工混匀时因操作手法问题导致的不一致，也可采用微型振荡器进行混匀。需要注意的是，使用前要设置好合适的振荡频率和时间，通常选择频率500~600r/min，振荡时间以 10min 为宜。

6.3　共识编写说明

6.3.1　编写背景与过程

除血液学常规项目外，其他有形成分定量计数准确度评价目前在国内尚无统一的标准和认识，有鉴于此，本共识对有形成分类产品的准确度评价进行了探讨，提出了一些方法建议。

6.3.2　共识的主要内容和依据

本共识在参考国内相关产品标准、行业标准，以及 CLSI 的 EP05-A3、EP09-A3、EP15-A3 等文件基础上编写而成，为体外诊断产品生产厂家、检验机构和临床实验室对有形成分类产品的准确度评价提供参考。

6.3.3　共识编写过程中的一些争议性问题

因目前行业内对有形成分的分类尚无定论，故本共识仅对有形成分的定量计数产品的准确度评价进行了介绍，有形成分分类则待技术水平有所突破后再补充完善。

6.4　应用实例

6.4.1　尿液有形成分分析仪的正确度确认

尿液有形成分分析仪上市销售前，体外诊断产品生产厂家需对其进行正确度确认，确认其符合预期用途。一般可通过与参考物质进行比对，使用的参考物质可以是国际或国家标准物质，也可以是经过参考方法赋值的样品。

对于尿液有形成分分析仪，目前尚无可选的国际或国家标准物质，因此可以采用经过参考方法（单通道电阻抗原理的血细胞计数）赋值的血常规样品，按一定比例稀释至所需的 2 个浓度（可参考行业标准中重复性试验所选用的浓度 50 个/μl 和 200 个/μl），因稀释过程中可能会带来误差，故稀释后的样品再通过人工镜检方法进行赋值（分别为 49 个/μl、203 个/μl）。每个浓度的样品测量 5 次，测量结果如表 4.6.1 所示。

表 4.6.1　测量结果　　　　　　　　　（单位：个/μl）

	测量值 1	测量值 2	测量值 3	测量值 4	测量值 5	测量均值 M	参考定值 T
样品 1	47	46	51	55	41	48	49
样品 2	199	209	216	196	220	208	203

分别计算两个浓度样品的相对偏倚：

$$B = \frac{M - T}{T} \times 100\% \qquad (4.6.2)$$

式中，B 为相对偏倚，%；M 为测量结果均值；T 为有证参考物质标示值或各人源样品定值。

样品 1 的相对偏倚为−2.04%，样品 2 的相对偏倚为 2.46%。若预期的正确度相对偏倚为 5%，则正确度满足预期，正确度得到确认。

6.4.2　尿液有形成分分析仪的精密度确认

对尿液有形成分分析仪的精密度确认方案、统计分析方法可参考相关行业标准，也可参考本部分"体外诊断定量产品精密度确认"中的"重复性"内容进行精密度的确认，下文不再举例。

6.4.3　尿液有形成分分析仪的正确度、精密度验证

尿液有形成分分析仪的正确度验证可通过测试参考物质和方法学比对等来进行，其中测试参考物质方法同尿液有形成分分析仪的正确度确认，下文不再举例。方法学比对举例可参考本部分"体外诊断定量产品正确度确认"中的相关内容。在选择参比方法时，需要注意以下几点：参比方法应能溯源至标准物质或参考方法；具有比待评方法更低的不确定度和相同的浓度单位；线性范围应至少与待评方法范围一致。对于临床实验室，当前使用的方法、生产厂家声明的方法和公认的参考方法都可作为参比方法。对于有形成分分析，如实验室没有可供选择的对比仪器，也可以选择和人工镜检进行比对。

精密度验证可参考行业标准：分析仪对规定浓度的样品各重复检测 20 次，分别计算 20 次检测结果的变异系数（CV），应符合标准的要求，其中行业标准要求的精密度见表 4.6.3。

表 4.6.3 尿液有形成分分析仪精密度标准

有形成分名称	浓度（个/μl）	变异系数 CV（%）
细胞	50	≤25
	200	≤15

验证记录见表 4.6.4。

表 4.6.4 尿液有形成分分析仪精密度验证原始数据记录表

检测序号	细胞浓度	
	50 个/μl	200 个/μl
	检测结果	检测结果
1	49	198
2	45	187
3	51	203
4	42	197
5	55	213
6	42	180
7	41	210
8	52	208
9	56	191
10	43	196
11	52	212
12	55	193
13	49	184
14	41	206
15	58	202
16	56	199
17	54	215
18	42	207
19	51	199
20	53	189
平均浓度	49.35	199.45
标准差	5.82	10.00
变异系数 CV（%）	11.78	5.02

验证结果显示：浓度标示值为 50 个/μl 的样品测定值的 CV 为 11.78%；浓度标示值为 200 个/μl 的样品测定值的 CV 为 5.02%，两个浓度的 CV 均小于标准要求，精密度验证通过。

参 考 文 献

国家食品药品监督管理总局. 2009. YY/T1162-1009. 甲胎蛋白（AFP）定量测定试剂（盒）（化学发光免疫分析法）.

国家食品药品监督管理总局. 2011. 体外诊断分析性能评估（准确度-方法学比对）技术审查指导原则.

国家食品药品监督管理总局. 2014. YY/T 1230-2014. 胱抑素 C 测定试剂（盒）.

国家食品药品监督管理总局. 2015. YY/T 0996. 尿液有形成分分析仪（数字成像自动识别）.

卫生部临床检验标准专业委员会. 2012. WS/T 406-2012. 临床血液学检验常规项目分析质量要求.

中国合格评定国家认可委员会. 2014. CNAS-GL02：2014. 能力验证结果的统计处理和能力评价指南.

中华人民共和国国家质量监督检验检疫总局. 2008. GB/T 4883-2008. 数据的统计处理和解释正态样本离群值的判断和处理.

中华人民共和国国家质量监督检验检疫总局. 2009. GB/T 3358.1-2009. 统计学词汇及符号 第 1 部分：一般统计术语与用于概率的术语.

中华人民共和国国家质量监督检验检疫总局. 2011. GB/T 26124-2011. 临床化学体外诊断试剂盒.

中华人民共和国国家质量监督检验检疫总局. 2012. GB/T 27043-2012/ISO/IEC 17043：2010. 合格评定 能力验证的通用要求.

中华人民共和国国家质量监督检验检疫总局. 2012. GB/T 6379.3-2012/ISO5725-3：1994. 测量方法与结果的准确度（正确度与精密度）第 3 部分：标准测量方法精密度的中间度量.

中华人民共和国国家质量监督检验检疫总局. 2013. GB/T 29791.1-2013/ISO 18113-1：2009. 体外诊断医疗器械 制造商提供的信息（标示）第 1 部分：术语、定义和通用要求.

Clinical and Laboratory Standards Institute. 2013. EP09-A3. Measurement Procedure Comparison and Bias Estimation Using Patient Samples；Approved Guideline-Third Edition.

Clinical and Laboratory Standards Institute. 2014. EP05-A3. Evaluation of Precision Performance of Quantitative Measurement Methods；Approved Guideline-Third Edition.

Clinical and Laboratory Standards Institute. 2014. EP15-A3. User Verification of Precision and Estimation of Bias；Approved Guideline-Third Edition.

附　　录

附录 4.1　卡方值表

DF	P							
	0.995	0.975	0.2	0.1	0.05	0.025	0.02	0.01
1	0.000 039 3	0.000 982	1.642	2.706	3.841	5.024	5.412	6.635
2	0.01	0.050 6	3.219	4.605	5.991	7.378	7.824	9.21
3	0.071 7	0.216	4.642	6.251	7.815	9.348	9.837	11.345
4	0.207	0.484	5.989	7.779	9.488	11.143	11.668	13.277
5	0.412	0.831	7.289	9.236	11.07	12.833	13.388	15.086
6	0.676	1.237	8.558	10.645	12.592	14.449	15.033	16.812
7	0.989	1.69	9.803	12.017	14.067	16.013	16.622	18.475
8	1.344	2.18	11.03	13.362	15.507	17.535	18.168	20.09
9	1.735	2.7	12.242	14.684	16.919	19.023	19.679	21.666
10	2.156	3.247	13.442	15.987	18.307	20.483	21.161	23.209
11	2.603	3.816	14.631	17.275	19.675	21.92	22.618	24.725
12	3.074	4.404	15.812	18.549	21.026	23.337	24.054	26.217
13	3.565	5.009	16.985	19.812	22.362	24.736	25.472	27.688
14	4.075	5.629	18.151	21.064	23.685	26.119	26.873	29.141
15	4.601	6.262	19.311	22.307	24.996	27.488	28.259	30.578
16	5.142	6.908	20.465	23.542	26.296	28.845	29.633	32.000
17	5.697	7.564	21.615	24.769	27.587	30.191	30.995	33.409
18	6.265	8.231	22.76	25.989	28.869	31.526	32.346	34.805
19	6.844	8.907	23.9	27.204	30.144	32.852	33.687	36.191
20	7.434	9.591	25.038	28.412	31.41	34.17	35.02	37.566
21	8.034	10.283	26.171	29.615	32.671	35.479	36.343	38.932
22	8.643	10.982	27.301	30.813	33.924	36.781	37.659	40.289
23	9.26	11.689	28.429	32.007	35.172	38.076	38.968	41.638
24	9.886	12.401	29.553	33.196	36.415	39.364	40.27	42.98
25	10.52	13.12	30.675	34.382	37.652	40.646	41.566	44.314
26	11.16	13.844	31.795	35.563	38.885	41.923	42.856	45.642

续表

DF	P							
	0.995	0.975	0.2	0.1	0.05	0.025	0.02	0.01
27	11.808	14.573	32.912	36.741	40.113	43.195	44.14	46.963
28	12.461	15.308	34.027	37.916	41.337	44.461	45.419	48.278
29	13.121	16.047	35.139	39.087	42.557	45.722	46.693	49.588
30	13.787	16.791	36.25	40.256	43.773	46.979	47.962	50.892
31	14.458	17.539	37.359	41.422	44.985	48.232	49.226	52.191
32	15.134	18.291	38.466	42.585	46.194	49.48	50.487	53.486
33	15.815	19.047	39.572	43.745	47.4	50.725	51.743	54.776
34	16.501	19.806	40.676	44.903	48.602	51.966	52.995	56.061
35	17.192	20.569	41.778	46.059	49.802	53.203	54.244	57.342
36	17.887	21.336	42.879	47.212	50.998	54.437	55.489	58.619
37	18.586	22.106	43.978	48.363	52.192	55.668	56.73	59.893
38	19.289	22.878	45.076	49.513	53.384	56.896	57.969	61.162
39	19.996	23.654	46.173	50.66	54.572	58.12	59.204	62.428
40	20.707	24.433	47.269	51.805	55.758	59.342	60.436	63.691
41	21.421	25.215	48.363	52.949	56.942	60.561	61.665	64.95
42	22.138	25.999	49.456	54.09	58.124	61.777	62.892	66.206
43	22.859	26.785	50.548	55.23	59.304	62.99	64.116	67.459
44	23.584	27.575	51.639	56.369	60.481	64.201	65.337	68.71
45	24.311	28.366	52.729	57.505	61.656	65.41	66.555	69.957
46	25.041	29.16	53.818	58.641	62.83	66.617	67.771	71.201
47	25.775	29.956	54.906	59.774	64.001	67.821	68.985	72.443
48	26.511	30.755	55.993	60.907	65.171	69.023	70.197	73.683
49	27.249	31.555	57.079	62.038	66.339	70.222	71.406	74.919
50	27.991	32.357	58.164	63.167	67.505	71.42	72.613	76.154
51	28.735	33.162	59.248	64.295	68.669	72.616	73.818	77.386
52	29.481	33.968	60.332	65.422	69.832	73.81	75.021	78.616
53	30.23	34.776	61.414	66.548	70.993	75.002	76.223	79.843
54	30.91	35.586	62.496	67.673	72.153	76.192	77.422	81.069
55	31.735	36.398	63.577	68.796	73.311	77.38	78.619	82.292
56	32.49	37.212	64.658	69.919	74.468	78.567	79.815	83.513
57	33.248	38.027	65.737	71.04	75.624	79.752	81.009	84.733
58	34.008	38.844	66.816	72.16	76.778	80.936	82.201	85.95

续表

DF	P							
	0.995	0.975	0.2	0.1	0.05	0.025	0.02	0.01
59	34.77	39.662	67.894	73.279	77.931	82.117	83.391	87.166
60	35.534	40.482	68.972	74.397	79.082	83.298	84.58	88.379
61	36.301	41.303	70.049	75.514	80.232	84.476	85.767	89.591
62	37.068	42.126	71.125	76.63	81.381	85.654	86.953	90.802
63	37.838	42.95	72.201	77.745	82.529	86.83	88.137	92.01
64	38.61	43.776	73.276	78.86	83.675	88.004	89.32	93.217
65	39.383	44.603	74.351	79.973	84.821	89.177	90.501	94.422
66	40.158	45.431	75.424	81.085	85.965	90.349	91.681	95.626
67	40.935	46.261	76.498	82.197	87.108	91.519	92.86	96.828
68	41.713	47.092	77.571	83.308	88.25	92.689	94.037	98.028
69	42.494	47.924	78.643	84.418	89.391	93.856	95.213	99.228
70	43.275	48.758	79.715	85.527	90.531	95.023	96.388	100.425
71	44.058	49.592	80.786	86.635	91.67	96.189	97.561	101.621
72	44.843	50.428	81.857	87.743	92.808	97.353	98.733	102.816
73	45.629	51.265	82.927	88.85	93.945	98.516	99.904	101.01
74	46.417	52.103	83.997	89.956	95.081	99.678	101.074	105.202
75	47.206	52.942	85.066	91.061	96.217	100.839	102.243	106.393
76	47.997	53.782	86.135	92.166	97.351	101.999	103.41	107.583
77	48.788	54.623	87.203	93.27	98.484	103.158	104.576	108.771
78	49.582	55.466	88.271	94.374	99.617	104.316	105.742	109.958
79	50.376	56.309	89.338	95.476	100.749	105.473	106.906	111.144
80	51.172	57.153	90.405	96.578	101.879	106.629	108.069	112.329
81	51.969	57.998	91.472	97.68	103.01	107.783	109.232	113.512
82	52.767	58.845	92.538	98.78	104.139	108.937	110.393	114.695
83	53.567	59.692	93.604	99.88	105.267	110.09	111.553	115.876
84	54.368	60.54	94.669	100.98	106.395	111.242	112.712	117.057
85	55.17	61.389	95.734	102.079	107.522	112.393	113.871	118.236
86	55.973	62.239	96.799	103.177	108.648	113.544	115.028	119.414
87	56.777	63.089	97.863	104.275	109.773	114.693	116.184	120.591
88	57.582	63.941	98.927	105.372	110.898	115.841	117.34	121.767
89	58.389	64.793	99.991	106.469	112.022	116.989	118.495	122.942
90	59.196	65.647	101.054	107.565	113.145	118.136	119.648	124.116

续表

DF	P							
	0.995	0.975	0.2	0.1	0.05	0.025	0.02	0.01
91	60.005	66.501	102.117	108.661	114.268	119.282	120.801	125.289
92	60.815	67.356	103.179	109.756	115.39	120.427	121.954	126.462
93	61.625	68.211	104.241	110.85	116.511	121.571	123.105	127.633
94	62.437	69.068	105.303	111.944	117.632	122.715	124.255	128.803
95	63.25	69.925	106.364	113.038	118.752	123.858	125.405	129.973
96	64.063	70.783	107.425	114.131	119.871	125.00	126.554	131.141
97	64.878	71.642	108.486	115.223	120.99	126.141	127.702	132.309
98	65.694	72.501	109.547	116.315	122.108	127.282	128.849	133.476
99	66.51	73.361	110.607	117.407	123.225	128.422	129.996	134.642
100	67.328	74.222	111.667	118.498	124.342	129.561	131.142	135.807

附录 4.2　美国 CLIA'88（能力比对检验的分析质量要求）

	分析物或试验	可接受范围
常规临床化学	谷丙转氨酶	靶值±20%
	白蛋白	靶值±10%
	碱性磷酸酶	靶值±30%
	淀粉酶	靶值±30%
	谷草转氨酶	靶值±20%
	胆红素	靶值±6.84mmol/L 或（0.4mg/dl）或±20%（取大者）
	血气 PO_2	靶值±3s
	血气 PCO_2	靶值±5mmHg 或±8%（取大者）
	血气 pH	靶值±0.04
	钙，总	靶值±0.250mmol/L（1.0mg/dl）
	氯	靶值±5%
	胆固醇	靶值±10%
	高密度脂蛋白胆固醇	靶值±30%
	肌酸激酶	靶值±30%
	肌酸激酶同工酶	升高（存在或不存在）或靶值±3s
	肌酐	靶值±0.265μmol/L（0.3mg/dl）或±15%（取大者）
	葡萄糖	靶值±0.33mmol/L（6mg/dl）或±10%（取大者）
	铁	靶值±20%
	乳酸脱氢酶	靶值±20%

续表

分析物或试验	可接受范围
	LD 同工酶	LD1/LD2（+或–）或靶值±30%
	镁	靶值±25%
	钾	靶值±0.5mmol/L
常规临床化学	钠	靶值±4mmol/L
	总蛋白	靶值±10%
	甘油三酯	靶值±25%
	尿素	靶值±0.71mmol/L 或±9%（取大者）
	尿酸	靶值±17%
	皮质醇	靶值±25%
	游离的甲状腺素	靶值±3s
	人绒毛膜促性腺激素	靶值±3s（阳性或阴性）
内分泌	T₃ 摄取率	靶值±3s（方法）
	三碘甲状腺原氨酸	靶值±3s
	促甲状腺激素	靶值±3s
	甲状腺素	靶值±20%或 12.9%（1.0μg/dl）（取大者）
	酒精，血	靶值±25%
	血铅	靶值±10%或±0.019μmol/L（4μg/dl）（取大者）
	卡马西平	靶值±25%
	地高辛	靶值±20%或 0.2μg/L（更大）
	乙琥胺	靶值±20%
	庆大霉素	靶值±25%
	锂	靶值±0.3mmol/L 或±20%（更大）
毒理学	苯巴比妥	靶值±20%
	苯妥英	靶值±25%
	扑痫酮	靶值±25%
	普鲁卡因胺及代谢物	靶值±25%
	奎尼丁	靶值±25%
	茶碱	靶值±25%
	妥布霉素	靶值±25%
	丙戊酸	靶值±25%
	细胞识别	在分类上 90%或更大的一致
血液学	白细胞分类	靶值±在不同类型白细胞百分数上的 3s
	红细胞计数	靶值±6%

	分析物或试验	可接受范围
血液学	血细胞容积	靶值±6%
	血红蛋白	靶值±7%
	白细胞计数	靶值±15%
	血小板计数	靶值±25%
	纤维蛋白原	靶值±20%
	激活部分凝血酶时间	靶值±15%
	凝血酶原时间	靶值±15%
一般免疫学	α_1-抗胰蛋白酶	靶值±3s
	抗核抗体	靶值±2 个稀释或（阳性或阴性）
	抗-HIV	反应或不反应
	补体 3	靶值±3s
	补体 4	靶值±3s
	α-甲胎蛋白	靶值±3s
	肝炎(HBsAg, 抗-HBc, HBeAg)	反应（阳性）或不反应（阴性）
	IgA	靶值±3s
	IgE	靶值±3s
	IgG	靶值±25%
	IgM	靶值±3s
	传染性单核细胞增多（症）	靶值±2 个稀释或（阳性或阴性）
	类风湿因子	靶值±2 个稀释或（阳性或阴性）
	风疹	靶值±2 个稀释或（阳性或阴性）

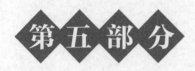

第五部分

体外诊断定量产品的检出限和定量限

1

共 识 主 体

1.1　共识编写目的

本共识旨在指导建立和验证临床实验室定量测量程序的空白限、检出限和定量限。

本共识是指导性文件，不作为法规强制执行，相关人员应在遵循相关法规的前提下使用本共识。

本共识是在当前认知水平下制定的，随着科学技术的不断发展，共识中的相关内容也将适时进行调整。

1.2　共识涉及的范围

本共识适用对象为体外诊断试剂制造商、管理机构和临床实验室；适用于定量测量程序空白限、检出限和定量限的建立与验证。

1.3　术语和定义

空白限（limit of blank，LoB）：空白样本可能观察到的最高测量结果（规定的概率为 α）。[ISO 11843-1]

注：LoB 也称为"净状态变量的临界值"。

检出限（detection limit，limit of detection，LoD）：由给定测量程序得到的测量值，对于此值，在给定声称物质中存在某种成分的误判率为 α 时，声称不存在该成分的误判率为 β。[ISO 11843-1]

注 1：IUPAC 建议 α 和 β 默认值等于 0.05。

注 2：术语"分析灵敏度"有时被用于代表检出限，但现在不鼓励这样用。

定量限（quantitation limit，limit of quantitation，LoQ）：在规定的测量条件下以指定的测量不确定度能测量的样品中可被测量的最低值。[ISO 18113-1]

注1：在体外诊断标示中，有时候也被用来指检测下限、定量下限。

注2：不鼓励使用术语"功能灵敏度"表示此概念。

注3：需要注意的是，虽然定义中规定使用指定的测量不确定度目标来评价定量限，但基于目前的技术水平及能力，在难以评定测量不确定度的情况下建立定量限的过程中有时候不得不采用总误差（TE）替代不确定度，但此时该定量限似乎与功能灵敏度更为接近。

分析灵敏度（analytical sensitivity）：测量示值变化除以相应的被测量值变化所得的商。[ISO 18113-1]

注1：测量程序的灵敏度有可能依赖于被测量值。

注2：要考察的被测量值改变必须大于分辨率。

注3：一个测量系统的分析灵敏度是校准曲线的斜率。

注4：分析灵敏度不应被用于表示检出限或定量限，并且不应与诊断灵敏度混淆。

功能灵敏度（functional sensitivity）：在规定的实验条件下测量程序的精密度满足规定的性能要求的测量浓度。[EP17-A2]

注1：通常由精密度曲线确定。

注2：建议采用有规定准确性要求的术语"定量限"。

诊断灵敏度（diagnostic sensitivity）：体外诊断检验程序可以识别与特定疾病或状态相关的目标标志物存在的能力。[ISO 18113-1]

注1：在目标标志物已知存在的样品（阳性样品）中也定义为阳性百分数（即真阳性率，阳性标本检出率）。

注2：诊断灵敏度以百分数表示（数值分数乘以 100）。以 100×真阳性值数（TP）除以真阳性值数加上假阴性值数（FN）的和即总已知阳性样品数来计算，或 100×TP/（TP+FN）。此计算基于从每个研究对象中只取一个样品的研究设计。

注3：目标状态由独立于被考察检查程序的标准定义。

被测量（measurand）：拟测量的量。[ISO 18113-1]

注1：在检验医学中被测量需说明量类（如质量或浓度）、含有该被测类量的基质（如血浆）及涉及的化学实体（如分析物）。

注2：被测量可以是生物活性。

注3：在化学上，"分析物"或某种物质或化合物的名称，有时被用作"被测量"术语。此用法是错误的，因为这些术语不指代量。

参考量值（reference quantity value）：又称参考值（reference value），指用做与同类量值比较的基础的量值。[ISO 18113-1]

注1：参考量值可以是被测量的一个真值，在此情况下它是未知的，或者是一个约定量值，在此情况下它是已知的。

注 2：具有相应测量不确定度的参考量值通常与以下参考一起提供——①一种物质，例如，一个有证参考物质；②一个装置，例如，一个稳频激光器；③一个参考测量程序；④测量标准的一种比较。

测量偏倚（measurements bias）：又称偏倚（bias），指系统测量误差的估计值。

注 1：偏倚反相关于正确度。

注 2：偏倚的估计是一系列测量值的平均值减去参考量值。[ISO 18113-1]

非参数（nonparametric）：一个"自由分布（或无分布）"的统计学过程也叫"非参数"，与参数过程不同，非参数不假定一个特定的分布。[EP17-A2]

参数（parametric）：（统计学过程）其涉及关于数据的基础的分布类型的假设，并且集中于少量表征量的估计，称为分布的参数。[EP17-A2]

注：例如，正态（高斯）分布仅由两个参数指定，即其平均值和其标准差。

Ⅰ类错误（α）[type I error（α）]：当一个物质存在时，错误地拒绝其不存在的零假设的概率，即假阳性结果。[EP17-A2]

Ⅱ类错误（β）[type I error（β）]：当实际上物质存在预指定水平，错误地接受其不存在的零假设的概率，即假阴性结果。[EP17-A2]

随机测量误差（random measurement error）：又称随机误差（random error），指在重复测量中按不可预见方式变化的测量误差分量。[ISO 18113-1]

注 1：随机测量误差参考量值是对同一被测量无穷多次重复测量得到的结果的平均值。

注 2：一组重复测量的随机测量误差形成一个可以由其期望值和方差概括的分布，期望值通常被假定为零。

注 3：随机测量误差等于测量误差减去系统测量误差。

定量检验（quantitative）：测量分析物的量或浓度并以适当测量单位的数字量值表达的一组操作。[ISO 18113-1]

注：定性检验可以在没有定量检验之前进行，但定量检验要求识别要制定数值的分析物。

验证（verification）：为给定项目满足规定要求提供客观证据。[ISO 18113-1]

注 1：给定项目可以是一个过程、测量程序、物质、化合物或测量系统。

注 2：规定要求可以是满足制造商声明或技术指标。

注 3：在法定计量中，验证与对测量仪器的检查和标贴和/或发放验证证书有关。

注 4：验证不应和校准或确认相混淆。

注 5：在化学上，对于物质或活性特征的验证需描述物质或活性的结构式或特性。

注 6：ISO 9000：2005 中验证的定义为"通过提供客观证据，对规定要求已得到满足的认定"。

精密度（测量）[precision（measurement）]：指示量和在规定条件下对相同或相似物质重复测量获得的结果之间一致性程度。[EP17-A2]

注 1：在指定的测量条件下，测量精密度通常用不精确度表示，如 SD、方差或 CV 表示。

注 2："规定条件"可以是测量的重复性条件，中间精密度测量条件或测量的再现性条件。

精密度曲线（precision profile）：感兴趣的被测量活性或浓度区间内的测定精密度的图形描述。[EP17-A2]

注：通过确定跨越分析物浓度间隔的重复测量的 SD（或 CV）来构建精密度曲线，虽然不完全知道样品中包含的实际分析物浓度。当将 CV（y 轴）相对于重复测量的平均值（x 轴）作图时，产生精密度曲线图。一些研究者还将精密度曲线称为"不精密度曲线"。

概率（probit）：用于累积概率单位中的比率或百分比值的数学变换函数。[EP17-A2]

注：概率单位=概率。

概率回归（probit regression）：概率回归-回归分析，其中响应函数 Y 可以仅具有两个响应（即检测到或未检测到），并且预测变量 X 是重复测量的平均值。[EP17-A2]

注：该技术广泛用于评估分子测量程序的检测限。

命中率（hit rate）：被认为指示存在被测量（测量结果正）的测量结果的数量与所获得的测量结果的总数的比例。[EP17-A2]

1.4　空白限、检出限与定量限共识概述

1.4.1　概念分析

首先要明确空白限、检出限和定量限的定义，理解其区别和联系。简单来讲，空白样品检测值分布的一定置信区间的上限即"空白限"；在一定置信度下可检测到的最低被测物量即"检出限"；规定准确性条件下可以被量化的最低检测量即"定量限"。

空白限（LoB）：通常规定空白样品单侧 95% 分布的上限为空白限。如图 5.1.1 所示，对于空白样品，其测量结果的 95%（取 $\alpha = 5\%$）落在或低于空白限，图中截断的空白样品分布反映了一些仪器系统抑制 0 以下结果的报告。

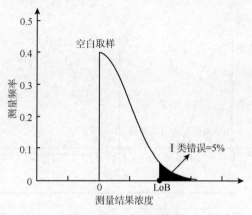

图 5.1.1　空白限示意图

检出限（LoD）：空白限针对的是空白值，而检出限是对低浓度水平样品而言，因为样品检测总是有误差的，为了最大可能证明是样品不是空白，它总是比空白限高。如图 5.1.2 所示，为空白限与检出限的关系图。对于被测量含量等于检出限的样品，其测量结果的 95%（取 $\beta=5\%$）超过空白限。空白限主要用于减少 Ⅰ 类和 Ⅱ 类错误。Ⅰ 类为假阳性，是指空白单侧 5% 概率的存在为假阳性；Ⅱ 类错误为假阴性，是指低浓度分析物 5% 的概率被检测为空白样品。

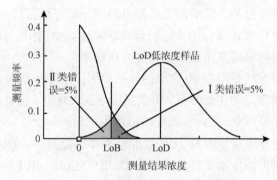

图 5.1.2　空白限与检出限关系示意图

定量限（LoQ）：定量限针对的既不是空白也不是低值样品，而是测量不确定度或总误差，要求其误差符合制造商或实验室规定的要求。一般地，空白限低于检出限，检出限小于或等于定量限。图 5.1.3 为空白限、检出限与定量限关系示意图。

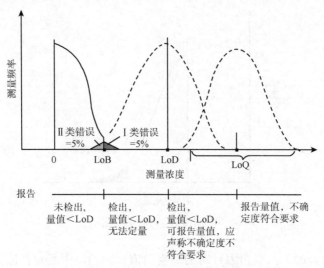

图 5.1.3　空白限、检出限与定量限关系示意图

1.4.2　方法确认

在理解了空白限、检出限和定量限含义的基础上，要对其建立及验证方法进行规范。想利用单一方法解决所有项目检测能力评估的问题是不现实的，只要技术上和统计学上是合理的，所有的方法都可以用于特定项目检测能力的评估。

本共识推荐使用 EP 文件中介绍的经典法来建立空白限、检出限，推荐规定总误差为准确度目标来建立定量限，具体方法如下。

空白限：确定方法是至少 60 次空白样品检测，用 I 类错误 $\alpha=5\%$ 来确定，假定空白样品检测结果呈非正态分布，将数据由小到大排列，估计第 95 百分位数所在位置为 $N_B(p/100)+0.5$，该位置处的值即为空白限。

检出限：确定方法是至少 60 次低浓度水平样品检测。一般情况下，如果空白限结果不为零，则低浓度水平样品浓度为 1LoB～5LoB。用 I 类和 II 类错误 $\alpha=\beta$ $=5\%$ 来确定样品的浓度。假定低浓度水平样品检测结果呈正态分布，则检出限按照参数方法计算，$\mathrm{LoD}=\mathrm{LoB}+c_P s_L$；假定低浓度水平样品检测结果呈非正态分布，按非参数方法估计检出限，$\mathrm{LoD}=\mathrm{LoB}+D_{S-\beta}$（$D_{S-\beta}$ 是低浓度水平样品测定中位数和第 5 个百分数值的间距）。

定量限：规定测量程序的准确度目标为总误差，要求总误差符合制造商或实验室的规定要求。其中总误差 $\mathrm{TE}=|B|+2s$（偏倚 B 为每个样品测定均值减去参考值）。

下文将具体描述空白限、检出限和定量限的建立与验证方法实施方案，同时介绍了除经典法外的其他几种检出限、定量限建立方法的实施方案。

1.4.3 样品选择

下文描述的方案依赖于空白样品和低浓度水平样品的测试，应尽量采用独立和天然人源样品。

空白样品代表不含被测量的人源样品，空白样品可以直接来源于人源样品，或对人源样品进行技术处理得到。例如，对于内源性被测量，可以通过抗体沉淀、酶降解和活性炭吸附等技术从天然人源样品中剥离被测量来构建合适的空白样品，但是这种操作存在改变样品基质，造成基质效应的风险。若被测量的残留不可避免，应选择残留水平比检测方法分析范围下限值低一个数量级的样品。如空白人源样品不宜获得，也可以寻找可行替代物，例如样品稀释剂、缓冲液、生理盐水、纯水、蛋白质溶液和类似的基质等。条件是替代物样品在测量过程中与天然人源样品表现相似，可以通过线性、回收和/或其他适当的测试予以证明。

天然低浓度水平人源样品不宜获得，可采用稀释或加标样品以便提供期望的被测量水平的低浓度水平样品，前提同样是要求这样的样品在测量过程中与天然人源样品表现相似。因为人工和/或加标样品可能与天然样品表现不同，所以建议在使用不是天然人源样品之前，参考 CLSI 文献 EP07 和 EP14，评价样品的基质效应。总而言之，在可能的范围内，空白和低浓度水平样品都应反映与天然人源样品一致的性能。

1.5 空白限、检出限与定量限的建立方法

1.5.1 概述

本共识描述了几种推荐的方法，涵盖临床实验室中出现的大多数项目。这些方法包括针对空白限和检出限的经典方法，针对检出限的概率单位法和精密度曲线法，并提供了用于定量限的通用方案。

这些建立方法的方案中，每一种都有两条数据分析的路径。第一条路径用于使用 2 个或 3 个试剂批号的研究，对于每个试剂批独立地估计检测能力，并且为整个研究报告最大值；第二条路径用于使用 4 个或更多个试剂批号的研究，合并来自所有试剂批号的数据，基于组合数据集估计检测能力并报告为整体研究的结果。值得注意的是，仅有 2 个或 3 个试剂批号的研究可能会受到显著的试剂批号间变异性的影响。这种预期变异性在使用 4 个或更多个试剂批号时会减弱。

1.5.2　空白限的建立方法

1.5.2.1　方法的分类与原理

空白限的建立采用经典法。经典法已经广泛用于许多化学和免疫化学测量程序，具体方法是对一组空白样品进行测量，根据空白样品结果的分布形状，选择参数或非参数数据分析，计算空白限。

1.5.2.2　方法的实施

（1）空白限建立实验方案设计：空白限的建立依赖于对空白样品的测试，由空白样品的结果确定。实验设计包括使用单个仪器在多天内使用多个试剂批号对空白样品的重复测量。要求保证每个试剂批号得到 60 个空白样品测试结果，并满足最小设计要求。参考 EP17-A2 文件给出的最小设计要求为 1 个仪器系统、2 个试剂批号、3 天、4 个空白样品、每个样品重复测试 2 次。上述最小设计不能满足每个试剂批号测试结果的总数要求，可以通过添加更多设计因素（如校准品批、校准循环、操作者）和/或增加重复次数以获得足够数量的测量结果，增加哪些因素取决于特定的测量程序、用于测试的可用资源和具体的严格性要求。

本共识推荐的实验设计方案：1 个仪器系统、2 个试剂批、3 个测试日、5 个空白样品、每个样品进行 4 次重复测量，这样就满足了每个试剂批号的空白样品测试结果数量为 60 个（3 天×5 个样品×4 次重复）。

（2）实验步骤

1）确定实验设计因子：确定要使用的实验设计因子和每个因子的水平数，要满足最低要求，并依据实验设计，制订测试计划。需要说明的是，当样品的稳定性较差，不能实现多天重复测试时，可不考虑最小设计要求中测试天数的要求，减少测试天数，增加每日重复测试数量，保证最终测试结果数量即可。

2）实验前准备：实验前，实验人员应熟悉被评价检测系统的性能，熟练掌握操作流程。采用合适的校准品、质控品，并保持仪器处于正常状态。应该使用有效期内的试剂，并严格按照说明书进行储存和使用，试剂量应满足实验设计需求。准备完成设计测试所需要的足够份数的空白样品，并保证每份样品量充足，足够按设计需求等分试样，并能提供额外等分试样以备可能的测试错误或处理故障之需。空白样品应为不含被测量的人源样品，考虑到可能的基质变异性，应选用多个独立空白样品。也可依本共识 1.4.3 中要求进行样品选择，选择经过评价的天然空白人源样品代替物。

3）实验测试：每个测试日，根据测试计划进行每个样品的指定数量的重复测试。

4）测量结果检查：每个测试日检查测量结果，以便发现可能的处理错误或结果缺失。识别潜在离群值并分析可能的离群原因（例如，样品不足、仪器处理错误、样品识别混淆）。除了测量程序本身的分析误差之外，由上述可能的离群原因引起的异常值可以重新测试并代入数据，尽量在同一测试日完成重新测试。任何此类重新测试必须与原始测试结果一起记录。如果任何一个试剂批号的所有空白样品结果中存在 5 个以上确定原因的异常值，则需要进行重新测试。确保在测试结束时有足够的测量结果进行数据分析。每个试剂批号至少需要 60 个空白样品测试结果。

用于数据分析的测量结果，也可能存在随机错误原因造成的异常结果，会错误地改变统计结果。因此，从数据集合中去除这些值是必要的，但是不能人为地去除某些值，必须进行统计学检验，判断是否存在离群值之后，再决定数据的取舍。离群值的判定推荐使用 Grubbs 检验方法。对于去除的测量结果数量应小于总测量次数的 5%，否则应重新测定。

（3）数据分析：如果研究中使用 2 个或 3 个试剂批号，则对每个试剂批号的数据独立计算得到相应的空白限值。如果在研究中使用 4 个或更多个试剂批号，则对组合数据集计算得到组合数据的空白限值。

对测试结果进行统计学分析，判断其是否为正态分布，进而确定使用参数或非参数方法计算空白限。可以利用商业软件进行正态分布判定，如 SPSS 软件等。

1）参数分析法计算空白限：若数据呈正态分布，适用参数分析法计算空白限，计算公式如下：

$$LoB = \bar{x} + c_p s \tag{5.1.1}$$

$$c_p = \frac{1.645}{1 - \dfrac{1}{4(B-K)}} \tag{5.1.2}$$

式中，LoB 为空白限；$\bar{x}$ 为空白样品测试结果的平均值；s 为空白样品测试结果的标准差；B 为空白样品的测试数量；K 为空白样品的数量；$B-K$ 为估计的 s 的自由度；c_p 为正态分布的第 95 百分位数的常数。

注：1.645 表示服从 $\alpha= 0.05$ 的正态分布的第 95 百分位数。如果选择不同的 α 值作为空白限估计的基础，则该乘数需相应改变。

2）非参数分析法计算空白限：若数据呈非正态分布，适用非参数分析法计算空白限，方法如下：将数据由小到大排列 $X_{(1)}$, $X_{(2)}$, $\cdots$, $X_{(B)}$，依据排列好的数据估计第 p 百分位数所在位置为 $[N_B (p/100) +0.5]$ 的值。如果这个值为非整数则进行线性插入。计算公式如下：

$$LoB = Pct_{B_{100-\alpha}} = N_B (p/100) + 0.5 处的值 \tag{5.1.3}$$

式中，$Pct_{B_{100-\alpha}}$ 为空白分布极限值；α 为 I 类错误水平；N_B 为测试结果的个数；p 为合适的百分位数，通常为第 95 百分位数。

注：如 $N_B=60$，第 95 百分位数为 57.5，则 $LoB=X_{(57)}+0.5[X_{(58)}-X_{(57)}]$；如 $N_B=65$，第 95 百分位数为 62.25，则 $LoB=X_{(62)}+0.25[X_{(63)}-X_{(62)}]$。

如果有 2 个或 3 个试剂批号，则测量程序的空白限是每个试剂批号获得的空白限值的最大值。如果有 4 个或更多个试剂批号，则对组合数据进行计算得到的空白限值是测量程序的空白限值。

真正空白样品的检测结果高于空白限值的可能性是很小的。此处可能犯 I 类错误，即真正空白样品错误地判定为阳性样品，其风险为 α。相反，真正低浓度水平样品可能被错误地判定为阴性样品，即犯 II 类错误，相关风险为 β，这也便成了检出限的统计学基础。按国际标准化组织（ISO）的建议，设定 I 类错误和 II 类错误平均为 5%（即 $\alpha=\beta=5\%$）。检查所有试剂批号的空白样品测试结果的组合分布，判断是否满足误差要求。

由行业内数据统计分析表明，空白限数据统计结果多以非正态分布形式存在，因此本文建议对于空白限的数据统计不进行正态分布判定，直接采用非参数方法进行数据统计。

1.5.3　检出限的建立方法

1.5.3.1　方法的分类与原理

对于检出限的建立方法，共有三种建议方案，分别是经典法、精密度曲线法及概率单位法。

其中经典法是最原始的评价方案。具体方法是使用一组空白样品和一组低浓度水平样品（浓度接近假定检出限）进行测量，根据空白样品和低浓度水平样品结果的分布，选择非参数或参数数据分析计算空白限和检出限值。

使用经典法建立检出限的前提是假定检出限范围的低浓度水平样品的测量结果可变性是一致的，当测量结果在假定检出限范围的低浓度水平样品的测量结果变异很大，或者临床实验室没有对检出限进行明确估计，期望获得更宽的测量浓度范围时，可采用精密度分布图法来进行检出限的确定。精密度分布图法最早用于功能灵敏度的测定，后来逐渐发展成为一种模型，用于其他分析。具体方法是以系列浓度水平为横坐标，以浓度水平相应的不精密度为纵坐标的函数关系曲线，表示分析系统对不同浓度样品的精密度差异。

概率单位法适用于当测量程序的检测能力以比例（阳性结果数/重复检测的总数）的形式表示时，最早应用于杀虫剂的评价，目前已经广泛用于其他领域。该方法适用于分子检测或其他利用 PCR 技术进行扩增和检测的测量程序，其没有阴性样品结果的分布，所有空白或阴性样品结果通常被报告为阴性，假阳性率远低于 5%（通常低于 0.5%），空白限通常报告为 0。具体方法是从已知测量浓度的样品开始做一系列的稀释，然后测量程序对这些稀释物进行重复检测，得到两种结果，检出或未检出。对每个稀释浓度，计算命中率（命中率=检出测量结果数/总的重复测量数），并将其转化为累积概率单位，并用回归模型对各自的测量浓度进行修均，最后用回归模型计算预期命中率（0.95）的测量浓度，即检出限。

本共识下文会对上述三种方法的实施进行详细阐述，开发人员应根据具体项目情况，为其特定测量程序选择合适的检出限建立方案。

1.5.3.2 经典方法的实施

（1）实验方案设计：检出限的建立依赖于对低浓度水平样品的测试与已经建立的空白限值。实验设计为单个仪器在多天内使用多个试剂批号对低浓度水平样品的重复测量。要求保证每个试剂批号得到至少 60 个低浓度水平样品测试结果，并满足最小设计要求。EP17-A2 文件给出的最小设计要求为：2 个试剂批号、1 个仪器系统、3 天、4 个低水平浓度样品（阳性样品，浓度范围在 $1LoB$～$5LoB$）、每个样品重复测试 2 次。

上述最小设计不能满足每个试剂批测试结果的总数要求，可以通过添加更多设计因素（如校准品批、校准循环、操作者）和/或增加重复次数以提供足够数量的测量结果，增加哪些因素取决于特定的测量程序、用于测试的可用资源和具体的严格性要求。

推荐的实验设计方案：2 个试剂批、1 个仪器系统、3 个测试日、5 个低浓度水平样品、每个样品进行 4 次重复测量，这样就满足了每个试剂批号低浓度水平样品测量结果数量为 60 个（3 天×5 个样品×4 次重复）。

（2）实验步骤

1）确定实验设计因子：确定要使用的实验设计因子和每个因子的水平数，要求满足最小设计要求，并依据实验设计，制订测试计划。如样品稳定性原因不能满足最小测试日要求，可以不考虑最小测试日要求，增加其他设计因子保证测试结果数量。

2）实验前准备：实验前，实验人员应熟悉被评价检测系统的性能，熟练掌握操作流程。采用合适的校准品、质控品，并保持仪器处于正常状态。应使用有效期内的试剂，并严格按照说明书进行储存和使用，试剂量应满足实验设计需求。

准备完成测试所需要的足够份数的低浓度水平样品，并保证每份样品量充足，足够按设计需求等分试样，并能提供额外等分试样以备可能的测试错误或处理故障之需。

考虑到基质变异性，应选用来自于不同个体的低水平天然人源样品。如具有期望被测量水平的天然人源样品不宜获得，可依据本共识 1.4.3 中说明采用稀释或加标样的低浓度水平样品，但条件是这样的样品在测量过程中与天然人源样品表现相似，可以通过线性、回收和/或其他适当的测试予以证明。

要求低浓度水平样品的浓度范围在 1LoB～5LoB（LoB 的粗略估计可以计算为单个空白样品的 20 个重复测量的最大值，如 LoB 值为零，则低浓度水平样品浓度范围按期望值确定）。建议将样品分装并冷冻保存（−20℃到−70℃），每次实验前取出以保证稳定性和一致性。

3）实验测试：每个测试日，根据测试计划进行每个样品的指定数量的重复测试。

4）测量结果检查：每个测试日检查测量结果，以便发现可能的处理错误或结果缺失。识别潜在离群值并分析可能的离群原因（如样品不足、仪器处理错误、样品识别混淆）。除了测量程序本身的分析误差之外，由上述可能的离群原因引起的异常值可以重新测试并代入数据，尽量在同一测试日完成重新测试。任何此类重新测试必须与原始测试结果一起记录。如果任何一个试剂批号的所有低浓度水平样品结果中存在 5 个以上确定原因的异常值，则需要进行重新测试。确保在测试结束时有足够的测量结果进行数据分析。每个试剂批需要至少 60 个低浓度水平样品结果。

用于数据分析的测量结果，也可能存在随机错误原因造成的异常结果，会错误地改变统计结果。因此，从数据集合中去除这些值是必要的，但是不能人为地去除某些值，必须进行统计学检验，判断是否存在离群值之后，再决定数据的取舍。离群值的判定推荐使用 Grubbs 检验方法。去除的测量结果数量应小于总测量次数的 5%，否则应重新测定。

（3）数据分析：如果研究中使用 2 个或 3 个试剂批号，则对每个试剂批号的数据独立计算得到每个试剂批号的检出限值。如果在研究中使用 4 个或更多个试剂批号，则对组合数据集计算得到组合数据的检出限值。

在进行检出限评估计算之前，首先对低浓度水平样品测试结果进行统计学分析，判断其是否为正态分布。可以利用商业软件进行正态分布判定，如 SPSS 软件。

1）参数分析法计算检出限：若低浓度水平样品的测试结果呈正态分布，按参数分析法计算检出限。具体方法如下：

由多个低浓度水平样品的测试结果计算出合并标准差 s_L。多个低浓度水平样品的合并标准差由下式计算：

$$s_L = \sqrt{\frac{\sum_{i=1}^{J}(n_i-1)s_i^2}{\sum_{i=1}^{J}(n_i-1)}}\tag{5.1.4}$$

$$c_p = \frac{1.645}{1 - \dfrac{1}{4(L-J)}}$$ （5.1.5）

$$\text{LoD} = \text{LoB} + c_P s_L$$ （5.1.6）

式中，n_i 为第 i 个低浓度水平样品结果的数量；s_i 为每个低浓度水平样品的标准差；s_L 为 J 个低浓度水平样品的合并标准差；J 为低浓度水平样品的数量；L 为所有试剂批号中所有低浓度水平样品结果的总数；$L{-}J$ 为项表示估计的 s_L 的自由度。

如果有 2 个或 3 个试剂批号，则测量程序的检出限值是每个试剂批号获得的检出限值的最大值。如果有 4 个或更多个试剂批号，则由组合数据计算的检出限值是测量程序的检出限值。

需要注意的是，在合并多个浓度样品精密度之前，应对它们的一致性进行检验。如果不一致，应调查原因，这可能是方法或样品的不稳定性影响了变异。在这种情况下，需要使用非参数分析法评估计算检出限值，或者重新选择合适的样品进行测试，以改善跨越样品的测量程序变异性。

2）非参数分析法计算检出限：若低浓度水平样品的测试结果呈非正态分布，可将数据转化成其他形式（如对数形式）再进行统计分析。如果转化后的数据也呈现非正态分布，则使用非参数分析法计算检出限。按非参数方法估计检出限计算公式如下：

$$\text{LoD} = \text{LoB} + D_{S-\beta}$$ （5.1.7）

式中，$D_{S-\beta}$ 是低浓度水平样品测定中位数和第 5 百分位数值的间距。

另外，也可以采用以下方法来评定当低浓度水平样品的测试结果呈现非正态分布测量方法的检出限值。

预先确定预期的检出限测量浓度，并且所有低浓度水平样品应以此值为基础。收集数据后，将给定试剂批号低浓度水平样品的所有测量结果与已得到的空白限值进行比较，计算低于空白限值结果的百分比。如果百分比小于期望的Ⅱ类错误（β），则预期的检出限值即作为该试剂批的检出限值。例如，典型的 $\beta = 0.05$ Ⅱ类错误要求意味着不超过 5% 的低浓度水平样品分布结果低于空白限。如果一个或多个试剂批号的结果不能满足Ⅱ类错误要求，则使用一组新的低浓度水平样品以较高的检出限测量浓度重复该研究。不必重复研究空白限部分。测试继续，直至达到试验测量浓度，其中每个试剂批号（2 个或 3 个批号）或所有试剂批号（4 个或更多批号）的低浓度水平样品结果的组合分布满足Ⅱ类错误要求，将该被测量浓度作为测量程序的检出限值。

1.5.3.3 精密度分布图方法的实施

（1）实验方案设计：本共识推荐当项目的测试结果在假定检出限附近的变异

很大，或者临床实验室未对检出限进行明确估计，期望获得更宽测量浓度范围的情形时，先使用非参数方法建立空白限，之后用精密度分布图来建立检出限。

精密度分布图法实验设计可以为系列人源样品的重复测试，或者在技术和统计学上等价的精密度方案。要求保证每个样品每个试剂批号得到40个测试结果，并满足最小设计要求：2个试剂批号、1个仪器系统、5个测试日、5个样品、每个样品重复5次。

上述最小设计不能满足每个试剂批测试结果的总数要求，可以通过添加更多设计因子（如校准品批、校准循环、操作者）和/或增加重复次数以提供足够数量的测试结果，增加哪些因素取决于特定的测量程序、用于测试的可用资源和具体的严格性要求。

推荐的实验设计方案：1个仪器系统、2个试剂批、5个测试日、5个低浓度水平样品、每个样品每个试剂批每天重复测试8次，这样就满足了每个样品每个试剂批号测试结果数量为40个（5天×8次重复）。

（2）实验步骤：与经典法实验步骤相同，首先确定实验设计因子，之后进行实验前准备，依据实验方案开始实验测试，测试实施过程中检测测量结果。具体参见本共识1.5.3.2中的内容。

（3）数据分析：如果研究中使用2个或3个试剂批号，则对每个试剂批号的数据独立计算得到每个试剂批号的检出限值。如果在研究中使用4个或更多个试剂批号，则对组合数据集计算得到组合数据的检出限值。具体步骤如下：

1）建立精密度分布图：计算各样品每个试剂批号的测量平均浓度及标准差（或CV），以每个试剂批号的标准差（或CV）为y轴，测量浓度为x轴，建立室内精密度分布图。

精密度曲线法在很大程度上依赖于用于拟合精密度与浓度数据的特定模型及模型的拟合质量，合适模式的选择与所测试的样品测量浓度范围紧密相关。在足够窄的范围内，线性模型可能就足够了。在文献中广泛使用的是线性模型、二次模型和Sadler精密度曲线模型。

$$s_{WL} = C_0 + C_1 X \qquad (5.1.8)$$

$$s_{WL} = V_0 + V_1 X + V_2 X^2 \qquad (5.1.9)$$

$$s_{WL} = (B_1 + B_2 X)^{B_3} \qquad (5.1.10)$$

式中，s_{WL} 为室内精密度；X 为相关被测量浓度；C_0、C_1、$V_0 \sim V_2$、$B_1 \sim B_3$ 为模型拟合处理中评估的参数。

2）评价精密度曲线模型拟合的可接受性：使用合适的模型拟合精密度曲线，并确定适当的接受标准，以评估拟合质量。如果模型拟合结果为不可接受，请考虑以不同的形式表示精密度（如方差、标准差或CV），并重新拟合模型，要确保检出限必须包含在最终数据范围内。

3）计算检出限估计值：从空白限测量值浓度开始（因为根据定义，检出限不能小于空白限），通过精密度模型计算预测的实验室内精密度（s_{WL}），并使用它来计算检出限估计值。如果精密度曲线模型使用 CV 作为变量，则需要将 CV 值转换为相应的 s_{WL} 值，并依据以下公式计算检出限。

$$\text{LoD} = \frac{\text{LoB} + c_P c_0}{1 - c_P c_1} \qquad (5.1.11)$$

$$\text{LoD} = \text{LoB} + c_P s_{WL} \qquad (5.1.12)$$

$$c_p = \frac{1.645}{1 - \dfrac{1}{4(N_{\text{total}} - K)}} \qquad (5.1.13)$$

式中，s_{WL} 为 K 个低浓度水平样品的合并标准差；N_{total} 为 K 个低浓度水平样品的测试结果的总数。

4）确定每批试剂或多批试剂组合数据的检出限值：依次增加被测量浓度，计算 s_{WL} 和相关的检出限估计值。重复该过程，直到得到一个与拟合的检出限估计值相等的分析物浓度，此值作为数据集的检出限。

5）建立评估测量程序的检出限值：如果有 2 个或 3 个试剂批号，则测量程序的检出限是每个试剂批号获得的检出限的最大值。如果有 4 个或更多个试剂批号，则组合数据的检出限是测量程序的检出限。

1.5.3.4　概率单位法

（1）实验方案设计：概率单位法空白限与检出限的建立可以平行或顺序进行。空白限值的确定有两种情况：第一种定义为零并且通过测试多个阴性人源样品确认（假阳性结果的百分比不超过规定要求，每个试剂批号必须单独确认）；第二种使用多个阴性人源样品的经典法确定。实验设计为系列浓度人源样品的重复测试，并满足最小设计要求：2 个试剂批号、1 个仪器系统、3 天、已知被测量含量的 3 个样品（阳性样品）、30 个独立阴性样品、每个阳性样品稀释 5 个浓度梯度、每天每个稀释度每个试剂批号的每个阳性样品重复测试 20 次、每个试剂批号每个阴性样品 2 次重复。

可以用单个样品进行初步测试以判断稀释比和稀释梯度数量。稀释系列应使得至少 3 种稀释产生在 0.10～0.90 范围内的命中率，并且至少 1 种稀释产生超过 0.95 的命中率。适当增加稀释的数量可以用于改善模型的质量（例如，8 个稀释度，其中 5 个落在 0.10～0.90，3 个落在 0.80～0.99）。假定所用的稀释剂已经在测量浓度范围内呈现可接受的线性，并且这样的稀释与天然人源样品具有可交互性。

除上述设计外，实验者还可以通过添加设计因子的更多水平或添加更多的设计因子（例如，校准品批、校准循环、操作者）和/或增加测试天数以提供足够数量的测试结果，增加哪些因素取决于特定的测量程序、用于测试的可用资源和具体的严格性要求。

（2）实验步骤

1）确定实验设计因子：确定要使用的实验设计因子和每个因子的水平数，要求满足最小设计要求，并依据实验设计，制订测试计划。需要说明的是，如果样品的稳定性或者仪器的测试能力不能满足最小设计要求中测试重复天数、测试重复数量，可依据具体情况改变设计因子，只需要保证最终的测试结果数量即可。

2）实验前准备：实验前，实验人员应熟悉被评价检测系统的性能，熟练掌握操作流程。采用合适的校准品、质控品，并保持仪器处于正常状态。应使用有效期内的试剂，并严格按照说明书进行储存和使用，试剂量应满足实验设计需求。

依据要求选择阳性样品，应使用至少 3 个独立的阳性人源样品。如可获得，则世界卫生组织（WHO）标准物质或其等效标准物质应作为阳性样品。如果被测量具有遗传变异，则应选择足够的样品来代表主要基因型，特别是在测量程序的使用说明书中具体引用的部分。较不常见或较少临床相关的基因型可通过验证测试使用。

阴性人源样品用于评估测量程序的假阳性率和/或评估空白限，本方法中必须使用天然人源样品，而不是加工过的样品或人工样品。可以使用阴性混合样品，但是必须测试至少 30 个特定的阴性样品。

准备完成设计测试所需要的足够份数样品，并保证每份样品量充足，足够按设计需求等分试样，并能提供额外等分试样以防可能的测试错误或处理故障。

3）实验测试：每个测试日，根据测试计划进行每个样品的指定数量的重复测试。

4）测试结果检查：每个测试日检查测试结果，以发现可能的处理错误或结果缺失。识别潜在离群值并分析可能的离群原因（例如，样品不足、仪器处理错误、样品识别混淆）。除了测量过程本身的分析误差之外，由这种可确定原因引起的异常值可以重新测试并代入数据，尽量在同一测试日完成重新测试。任何此类重新测试必须与原始测试结果一起记录。

确保在测试结束时有足够的测试结果进行数据分析。每个阳性样品、每个试剂批号、每个稀释度至少重复测试 20 次。

（3）数据分析

1）如果研究中使用 2 个或 3 个试剂批号，则对每个试剂批号的数据独立计算得到每个试剂批号的检出限值，并选择最大值作为测量程序的报告检出限值。如果在研究中使用 4 个或更多个试剂批号，则对组合数据集计算得到组合数据的检出限值，作为测量程序的报告检出限值。

独立分析每个试剂批号的所有阳性样品的数据，具体步骤如下：

计算每个稀释度的命中率：

$$H_i = \frac{N_{\text{pos}_i}}{N_{\text{total}_i}} \tag{5.1.14}$$

式中，i 为第 i 个稀释度的阳性结果数；N_{pos_i} 为存在被测量作为阳性结果重复报告的数量；N_{total_i} 为第 i 个稀释度重复测试总数。

2）使用专业统计学软件（如 SPSS 等）进行概率分析：以被测量浓度作为 x 轴变量，命中率作为 y 轴变量，绘制概率单位曲线，进行概率拟合。通常在 x 轴上使用 $\log_{10}$ 浓度会改善概率拟合质量。使用合适的统计学检验来评价概率单位模型的拟合质量（如偏差统计或卡方检验），判断模型拟合是否可以接受。图 5.1.4 为概率单位曲线示例。

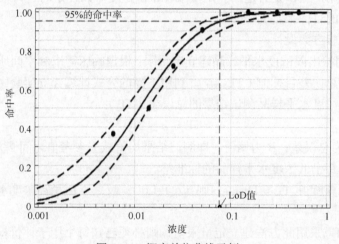

图 5.1.4　概率单位曲线示例

3）模型拟合可接受，通过曲线找到预期命中率下的分析物浓度，将该值作为特定试剂批的检出限。如果拟合度不可接受，则应测试其他的稀释度和/或重复测试现有稀释度。如果可以，应将这些结果和现有数据合并使用，以提高拟合的质量。

1.5.4　定量限的建立方法

1.5.4.1　方法的分类与原理

定量限表示相对于预先确定的准确性目标可以测量的最低被测量浓度。可接受要求越严格，定量限可能越大。鉴于定量限定义的灵活性，当报告定量限估计时，要求包括其确定时的准确度目标。定量限是仅适用于定量测量程序的性能属性。

　　本共识介绍的建立测量程序定量限的方案，要求首先建立准确度目标，之后进行实验设计，实验前准备（尤其是样品准备），实验测试后进行数据分析，下文将进行详细描述。

1.5.4.2　经典方法的实施

　　（1）准确度目标确定：定量限是指能够准确检测到的样品中分析物的最小实际量，其总误差满足实验室对准确度的要求。定量限可以等于或高于检出限，但不能低于检出限。如果测量值的不确定度（或总误差）偏低，则没有必要对每一种方法都测定定量限。在这些情况下，可以报告每一个低水平结果的估计不确定度，并允许用户指出是否适用。定量限在不确定度难以评定时，可根据 TE 目标或随机误差的目标来定义。

　　（2）实验方案设计

　　1）利用检出限浓度水平样品建立定量限：根据临床需求和室间质量评价的允许误差设定总误差目标值（TE_{target}）。利用下面的公式计算建立实验中每个试剂批号、每个低浓度水平样品测试结果的总误差（TE）：

$$TE = |B| + 2s \qquad (5.1.15)$$

式中，TE 为总误差；B 为偏倚，即测试结果均值减去参考值之间测差异；s 为每个试剂批号每个低浓度水平样品的标准差。

　　如果计算所得 $TE \leqslant TE_{target}$，则 LoQ=LoD；反之，由稍高浓度水平样品确定新的定量限。

　　注1：如果采用此方法建立定量限值，则必须已知每个用于评价检出限低浓度水平样品的标准值。低浓度水平样品可以为参考物质样品，或通过参考测量程序或其他具有可接受准确度的测量程序测定得到的低浓度水平样品。

　　注2：参考物质样品为选择法定或商业化的参考物质。如果没有所需低浓度的商业化或法定的参考物质，可以在确定低浓度范围后，选择加入参考物质或适当稀释已知浓度的样品来制备所需参考物质样品。

　　注3：当没有可比较的参考方法或参考物质时，分析偏倚可以忽略，此时总误差等于 2s。

　　注4：当 B 为相对偏倚时，公式（5.1.15）可以表示为 $TE = |B| + 2CV$，在不考虑分析偏倚的条件下，总误差等于 2CV。通常，总误差目标值设定为 20%。

　　注5：如果需要更高的概率，则应通过更大的因子来增加 s。例如，置信度为

99.5%，测试结果呈正态分布，$TE = |B| + 4s$，或 $TE = |B| + 4CV$。

2）利用稍高浓度水平样品建立定量限：根据临床需求和室间质量评价的允许误差设定总误差目标值（TE_{target}），并预先确定预期的定量限目标浓度，在该浓度下制备多个低浓度水平样品。使用多个试剂批号，一个或多个仪器系统在多天中重复测试样品。根据测量结果计算每个试剂批号的 TE。如果每个试剂批号的 TE 满足预定目标，则平均浓度报告为测量程序的定量限。

要求保证每个试剂批号得到 36 个低浓度水平样品测试结果，并满足最小设计要求：2 个试剂批号、1 个仪器系统、3 个测试日、每个样品重复测试 3 次（每个试剂批号、仪器系统和天的组合）、4 个独立的已知被测量浓度的低浓度水平样品。

需要说明的是，共识中描述的是最低限度可接受的实验设计要求。根据特定的测量程序和期望得到的统计严格性，可以通过添加更多设计因素（例如，校准品批、校准循环、操作者）和/或增加重复次数以提供足够数量的测量结果。

（3）实验步骤

1）确定实验设计因子：确定测量程序的定量限定义和相关准确度目标（TE_{target}），以及测试定量限被测量水平；确定要使用的实验设计因子和每个因子的水平数，并制订每日测试计划。

2）实验前准备：制备稍高浓度水平（与建立检出限试验中样品的浓度相比）的多份不同样品。如具有期望被测量水平的天然人源样品不宜获得，可接受稀释或加标样的低浓度水平样品，但条件是这样的样品在测量过程中与天然人源样品表现相似，可以通过线性、回收和/或其他适当的测试予以证明。

必须已知每个样品的标准值。样品可以为参考物质样品，或通过参考测量程序或其他具有可接受准确度的测量程序测定得到具有标准值的定量限的低浓度水平样品。保证每份样品量充足，足够按设计需求等分试样，并能提供额外等分试样以防可能的测试错误或处理故障。

3）实验测试：每个测试日根据测试计划进行每个样品的指定数目的重复测试。

4）测量结果检查：每个测试日检查测量结果，以发现可能的处理错误或结果缺失。识别潜在离群值并分析可能的离群原因（例如，样品不足、仪器处理错误、样品识别混淆）。除了测量程序本身的分析误差之外，由上述可能的离群原因引起的异常值可以重新测试并代入数据，尽量在同一测试日完成重新测试。任何此类重新测试必须与原始测试结果一起记录。如果任何一个试剂批号的所有低浓度水平样品结果中存在 5 个以上确定原因的异常值，则需要进行重新测试。

确保在测试结束时有足够的测量结果进行数据分析。每个试剂批需要总共至少 36 个定量限被测量水平的低浓度水平样品结果。

用于数据分析的测量结果，也可能存在随机错误原因造成的异常结果，会错误地改变统计结果。因此，从数据集合中去除这些值是必要的，但是不能人为地去除某些值，必须进行统计学检验，判断是否存在离群值之后，再决定数据的取舍。离群值的判定推荐使用 Grubbs 检验方法。对于去除的测量结果数量要求应小于总测量次数的 5%，否则应重新测定。

（4）数据分析：如果有 2 个或 3 个批号，则独立地分析每个试剂批号的数据，如果使用 4 个或更多个批号，则使用所有批号中的组合数据集。

计算给定试剂批号的所有重复样品中每个低浓度水平样品的平均值（$\bar{x}$）和标准差（s），并依据标准值计算每个低浓度水平样品的偏倚。根据公式（5.1.15）计算每个样品的 TE。如果需要，根据样品的标准值转换为百分数单位。与 TE_{target} 进行比较，对于每个试剂批号具有满足 $TE < TE_{target}$ 的最低浓度的样品被作为该批号的定量限值。所有批号（如果使用 2 个或 3 个批号）或来自组合数据集的定量限（如果使用 4 个或更多个试剂批号）的最大定量限被作为测量程序的定量限。

如果一个或多个试剂批号的所有样品不能满足准确度目标，则需要使用新的一组低浓度水平样品重复整个研究，以获得更大的被测量浓度。

1.5.4.3 其他方法

除上述经典方法建立定量限外，还可以使用精密度曲线法（参见前文 1.5.3.3 部分）来建立定量限值。因为要使用特定的准确度目标，所以使用精密度曲线法建立定量限值与使用精密度曲线法建立检出限值的唯一重大变化是低浓度水平样品必须具有已知的被测量浓度，以便计算偏倚。

如果有合适的样品，应依据前文 1.5.3.3 部分的实验设计和实验步骤进行实验。之后计算每个试剂批号的每个低浓度水平样品的平均值（$\bar{x}$）和标准差（s），并计算每个低浓度水平样品的偏倚 B，根据公式 5.1.15 计算每个样品的 TE。如果需要，根据样品的标准值转换为百分数单位。

绘制 TE（y 轴）与样品被测量浓度（x 轴）曲线，并通过合适的回归模型进行拟合，确定对应于定量限准确度目标的被测量浓度，以此报告为测量程序的定量限值。

1.6 空白限、检出限与定量限的验证方法

1.6.1 方法原理

根据《医疗机构临床实验室管理办法》和医学实验室认可的要求，临床实验

室必须对检测系统的主要分析性能进行验证确认或分析评价，证实其能够满足预期的质量要求后才能用于常规检测。

对于所声明的空白限、检出限和定量限常用的验证方法是使用单批试剂和单个仪器系统，在多天中重复测试少量样品。计算与相应声明要求一致的测量结果的比例，并与表 5.1.1 所示的适当边界值（$\alpha = 0.05$ 或 $\beta = 0.05$）进行比较，以确定验证的结果。如测量总数在表 5.1.1 中两个测量总数之间，则取较大数值的观测比例下限。

例如，使用 $N = 20$ 个测量值执行空白限验证，其中如果 17 个结果低于空白限声明值，则合格比例为 85%（17/20），相关的单侧 95% 置信限为 93.8%。该置信上限值低于规定概率，因此验证结果失败。如果 20 个测量中有 18 个低于声明的空白限，则该比例将变为 90%（18/20），相关的单侧 95% 置信水平为 96.6%。该置信上限值超过规定概率，验证结果合格。

表 5.1.1　检测能力声明结果观察比例的界限（EP07-A2）

测量总数 N	观测比例下限（%）	测量总数 N	观测比例下限（%）
20	85	100	90
30	87	150	91
40	88	200	92
50	88	250	92
60	88	300	92
70	89	400	93
80	89	500	93
90	90	1000	94

1.6.2　方法的实施

1.6.2.1　空白限验证

（1）实验方案设计：要求保证得到 20 个测试结果，并满足最小设计要求，即 1 个试剂批号、1 个仪器系统、3 个测试日、2 个空白样品、每个样品每天 2 次重复。

上述最小设计不产生所需的总共 20 个重复，需要增加一个或多个设计因子以提供足够数量的测量结果。增加哪些因素取决于特定的测量程序和测试的可用资源。

推荐的实验设计方案：1 个试剂批、1 个仪器系统、3 个测试日、2 个空白样品、每个样品进行 4 次重复测量，这样就满足了测量结果数量为 24 个（3 天×2 个样品×4 次重复）。

（2）实验步骤

1）确定实验设计因子：决定实验设计因子和每个因子的水平数，并制订每日测试计划。

2）实验前准备：实验前准备工作与前文 1.5.2.2 中规定相同。

3）实验测试：每个测试日根据测试计划进行每个样品的指定数量的重复测试。

4）测量结果检查：每个测试日检查测量结果，以发现可能的处理错误或结果缺失。识别潜在离群值并分析可能的离群原因（例如，样品不足、仪器处理错误、样品识别混淆）。除了测量程序本身的分析误差外，由上述可能的离群原因引起的异常值可以重新测试并代入数据，尽量在同一测试日完成重新测试。任何此类重新测试必须与原始测试结果一起记录。如果任何一个试剂批号的所有空白样品结果中存在 2 个以上确定原因的异常值，则需要重新测试。确保在测试结束时有足够的测量结果来进行数据分析。至少需要 20 个空白样品结果。

（3）数据分析：计算小于或等于空白限声明的所有空白测量结果占测量结果总数的百分比，与表 5.1.1 中的下限值进行比较。如果百分比大于表 5.1.1 的值，则认为验证成功；如果百分比小于或等于表 5.1.1 的值，则验证不成功。

如果验证不成功，则应查看测量结果可能出现的错误，并进行故障排除。如有需要，则可按前文 1.5.2 部分的评估方案重新确定检出限值。

1.6.2.2　检出限验证

（1）实验方案设计：要求保证得到 20 个测试结果，并满足最小设计要求，即 1 个试剂批号、1 个仪器系统、3 个测试日、2 个检出限声明的测量浓度样品、每个样品每天 2 次重复。

上述最小设计不产生所需的总共 20 个重复，需要增加一个或多个设计因子以提供足够数量的测量结果，增加哪些因素取决于特定的测量程序和测试的可用资源。

推荐的实验设计方案：1 个试剂批、1 个仪器系统、3 个测试日、2 个检出限声称测量浓度样品、每个样品进行 4 次重复测量，这样就满足了测量结果数量为 24 个（3 天×2 个样品×4 次重复）。

（2）实验步骤

1）确定空白限值：在验证检出限值之前，需要首先验证空白限值的准确性。可按照前文 1.6.2.1 中方案进行空白限值验证。如果验证不成功，或者如果未给出空白限参考值，则根据前文 1.5.2 中方案建立空白限值。

2）确定实验设计因子：决定检出限验证实验设计因子和每个因子的水平数，并制订每日测试计划。

3）实验前准备：准备检出限声明的测量浓度的多份不同样品。保证每份样品量充足，足够按设计需求等分试样，并能提供额外的等分试样以防可能的测试错误或处理故障。

如果检出限声明的测量浓度的天然人源样品不易获得，可接受稀释或加标样的低浓度水平样品，但条件是这样的样品在测量过程中与天然人源样品表现相似，可以通过线性、回收和/或其他适当的测试予以证明。

4）实验测试：每个测试日根据测试计划进行每个样品的指定数量的重复测试。

5）测量结果检查：每个测试日检查测量结果，以发现可能的处理错误或结果缺失。识别潜在离群值并分析可能的离群原因（例如，样品不足、仪器处理错误、样品识别混淆）。除了测量程序本身的分析误差外，由上述可能的离群原因引起的异常值可以重新测试并代入数据，尽量在同一测试日完成重新测试。任何此类重新测试必须与原始测试结果一起记录。如果任何一个试剂批号的所有样品结果中存在 2 个以上确定原因的异常值，则需要进行重新测试。确保在测试结束时有足够的测量结果来进行数据分析。至少需要 20 个检出限声明的测量浓度样品测试结果。

（3）数据分析：计算大于或等于检出限声明的所有低水平浓度样品测量结果的百分比，与表 5.1.1 中的下限值进行比较。如果百分比大于表 5.1.1 的值，则认为验证成功；如果百分比小于或等于表 5.1.1 的值，则验证不成功。

如果验证不成功，则应查看测量结果可能出现的错误，并进行故障排除。如有需要，则可按前文 1.5.3 部分的评估方案重新确定检出限值。

1.6.2.3　空白限、检出限简单验证

为方便管理机构、临床实验室的验证操作，本共识建议简单验证时不考虑日间影响，只对 5 份浓度近似检出限的低值样品进行检测，每份样品检测 5 次，对检测结果按大小进行排序，符合如下条件，即可认为制造商提供的空白限和检出限的设置基本合理。

（1）低于制造商提供的空白限数值的检测结果的数量应≤3 个。

（2）无高于制造商提供的定量限的检测结果的数值。

1.6.2.4　定量限验证

（1）实验方案设计：要求保证得到 25 个测试结果，并满足最小设计要求，即 1 个试剂批号、1 个仪器系统、3 个测试日、2 个定量限声明的测量浓度样品、每个样品每天 2 次重复。

上述最小设计不能产生所需的总共 25 个重复，需要增加一个或多个设计因子

以提供足够数量的测量结果，增加哪些因素取决于特定的测量程序和测试的可用资源。

推荐的实验设计方案：1 个试剂批、1 个仪器系统、3 个测试日、5 个定量限声明的测量浓度样品、每个样品进行 3 次重复测量，这样就满足了测量结果数量为 45 个（3 天×5 个样品×3 次重复）。

（2）实验步骤

1）确定实验设计因子：决定实验设计因子和每个因子的水平数，并制订每日测试计划。

2）实验前准备：制备定量限浓度水平的多份不同样品。样品要求与前文 1.4.3 部分中样品要求一致。保证每份样品量充足，足够按设计需求等分试样，并能提供额外等分试样以防可能的测试错误或处理故障。

3）实验测试：每个测试日根据测试计划进行每个样品的指定数量的重复测试。

4）测量结果检查：每个测试日检查测量结果，以便发现可能的处理错误或结果缺失。识别潜在离群值并分析可能的离群原因（例如，样品不足、仪器处理错误、样品识别混淆）。除了测量程序本身的分析误差外，由上述可能的离群原因引起的异常值可以重新测试并代入数据，尽量在同一测试日完成重新测试。任何此类重新测试必须与原始测试结果一起记录。如果任何一个试剂批号的所有样品结果中存在 2 个以上确定原因的异常值，则需要进行重新测试。确保在测试结束时有足够的测量结果可用于数据分析。至少需要 25 个样品结果。

（3）数据分析：对于每个样品，计算其目标值的允许误差范围（例如，如果准确度目标为±15%，误差范围将为目标±15%）。

计算每个样品的测试结果落在允许误差范围内的个数，从而计算满足定量限声明的可接受目标标准的所有样品测量结果的百分比，与表 5.1.1 中的下限值进行比较。如果百分比大于表 5.1.1 的值，则认为验证成功；如果百分比小于或等于表 5.1.1 的值，则验证不成功。

如果验证不成功，则应查看测量结果可能出现的错误，并进行故障排除。如有需要，则可按前文 1.5.4 部分评估方案重新确定定量限值。

1.6.2.5 定量限简单验证

为方便管理机构、临床实验室的验证操作，本共识建议简单验证时不考虑日间影响，只对 5 份浓度近似定量限的已知浓度低值样品进行检测，每份样品检测 5 次，得到 25 个重复结果，如检测结果符合每个样品的测试结果落在允许误差范围外的个数≤3 个，即可认为厂家提供的定量限的设置基本合理。

1.7　结果报告

定量测量程序结果的解释和报告区间：如果检测结果在空白限与检出限之间，可用于判定分析物存在，但检测结果不可定量。检测结果在检出限与定量限之间，可以报告定量数据，但要说明有较高的不确定度或误差。

建议依据表 5.1.2 向客户报告检测结果。

表 5.1.2　检测结果报告

检测结果	报告结果
结果≤LoB	报告"未检测"
LoB<结果<LoD	报告"物质存在，不能被定量"
LoD≤结果<LoQ	报告定量结果，说明不确定度较高
结果≥LoQ	报告定量结果

2

共识编写说明

2.1 共识编写背景与过程

近年来，体外诊断行业的发展非常迅速，为监控检测能力评价的科学性和准确性，建立相应的规范和标准体系是非常重要的，对标准与体系急需达成共识，故此编制了检出限和定量限专家共识。

2.2 共识涉及范围的说明

本共识适用于定量测量程序空白限、检出限和定量限的建立与验证。不涉及定性测量程序检出限及定量测量程序检测上限的内容，本共识只用于评定定量测量程序测量区间低端区域的测量准确性。

一些特殊的定量检测项目，如凝血项目、凝血酶原时间和活化的部分凝血酶原时间，其反映大量蛋白质、酶和辅因子的复杂相互作用，没有明确的唯一被测量，本身没有检出限，本共识不涉及此部分内容。

定性测量程序的 cut-off 值通常基于可量化的被测量存在的可检测性或来自临床阈值的相对位置，其中被测量在该阈值范围之外是不可量化的，因此不在本共识讨论的范围内。

2.3 共识的主要内容和依据

检出限和定量限是临床实验室测量程序的功能性特征，是评价体外诊断产品质量的一个重要性能指标，该指标在很大程度上体现了体外诊断测量程序的检测能力。

目前，国内体外诊断行业对于该项指标并没有达成共识，我们在参考美国临床实验室标准协会（CLSI）发布的 EP17-A2《临床实验室测量程序检测能力的评估》基础上，结合国内相关标准及部分企业的具体实施案例编制了本共识。

本共识的主要内容包括空白限、检出限和定量限的建立方法与验证方法。

空白限：空白样品，确定方法是至少 60 次检测，$\alpha=5\%$条件下呈正态分布，即 $\mathrm{LoB}=\bar{x}+c_p s$。如果呈非正态分布，将数据由小到大排列，估计第 95 百分位数所在位置为 N_B（95/100）+0.5 的值。对于空白限，最常见的方法是非参数方法，因为非参数方法不对基础数据分布做出假设，并且对所有的空白样品测量同样有效。同时，由于许多仪器自动报告低于仪器检出限的测量结果和阴性测量结果，且开发人员必须使用标准仪器输出结果，所以本共识推荐使用非参数分析法建立空白限。

检出限：低浓度水平样品，浓度在 1LoB～5LoB，确定方法是至少 60 次检测，如果 $\alpha=\beta=5\%$条件下呈正态分布。如果呈非正态分布，则用非参数方法或精密度分布图法、概率法进行评估。对于检出限，目前国内体外诊断行业多采用参数分析法，故本共识推荐使用此法，如果低浓度水平样品测量结果不具方差齐性，可采用非参数分析法。

定量限：定量限针对的既不是空白也不是低值样品，而是样品不确定度或误差，要求其误差符合实验室规定要求，总误差 $\mathrm{TE}=|B|+2s$；偏倚 B=每个样品测定均值–参考值。

空白限、检出限的验证方法：对 5 份浓度近似检出限的低值样品进行检测，每份样品检测 5 次，对检测结果按大小进行排序，低于声称空白限结果<3 个，即可认为提供的空白限、检出限的设置基本合理。

定量限的验证方法：对 5 份浓度近似定量限的低值样品进行检测，每份样品检测 5 次，将每个样品的结果与它们各自的允许误差范围限值进行比较，并且计算落在范围以外结果的数目，结果数目<3 个，即可认为提供的定量限的设置基本合理。

本共识中的案例是由多家体外诊断企业依据共识内容实践所得。

2.4 争议问题的讨论分析和建议

2.4.1 关于分析灵敏度、功能灵敏度的概念与检出限、定量限混淆问题

与临床实验室中的检出限相等的较旧术语是"分析灵敏度"。基于空白样品的重复测量结果，该值通常计算方式为使用空白样品反复测定（≥10 次），计算其平均值（$\bar{x}$）和标准差（s），分析灵敏度的最终计算值为 $\bar{x}+2s$。然而，使用这个术语是有问题的，主要有两个原因。首先，分析灵敏度的定义是校准曲线的斜

率。其次，计算仅基于空白样品测量值，没有考虑实际包含被测量样品的可能的精密度变化，也没有考虑Ⅱ类错误概率的规定。按此方法计算的分析灵敏度其假阴性概率有可能接近50%，而通常检出限的Ⅱ类错误规定应小于5%。

不鼓励在检测能力意义上使用分析灵敏度作为临床实验室测量程序的性能特征，分析灵敏度不能与检出限通用，并应避免在体外诊断设备标签中使用。

另外一个相关术语是"功能灵敏度"，功能灵敏度是定量限的一种形式，其中适合于定量分析结果的阈值仅仅根据精密度要求来定义。因此，它与定量限相比较，缺乏更全面的优势。功能灵敏度最初是作为甲状腺刺激激素测量程序的性能特征引入的，表示测量程序证明长期精密度为 20%CV 的被测量水平。该属性后来被用于其他测量程序，该程序在被测量低水平处（例如，肌钙蛋白、前列腺特异性抗原、雌二醇）具有高精密度需求，但在精密度估计的类型，数据采集的实验设计和可接受性能的决策水平方面存在有很大的变异性。

因此鼓励在可能的情况下，使用定量限代替功能灵敏度使用。

2.4.2　关于仪器自动限制低于检测限样品或空白样品的结果输出问题

检测能力的评估是十分复杂的，特别是临床实验室用户。常见的问题如许多仪器限制低值和阴性测量结果，自动报告零值，或者存在非常低水平的被测量的样品，而测量程序精密度不良等。在这些情况下，预期产生大约为零的结果的正态分布的真实空白样品可能显示截断分布。

为解决类似问题，实验人员可以通过访问基础仪器响应信号并将信号转换成测量结果加以克服和解决。当实验人员无法取得仪器响应值时，可以使用非参数数据分析方法或精密度曲线法、概率单位法等建立空白限和检出限。

为了管理机构和临床实验室能更好地建立及验证空白限、检出限和定量限，建议各医疗器械生产厂家应对仪器相关功能进行设置，使用户可以访问到仪器的原始响应信号。

2.5　相关的配套共识及其相互关系

本共识空白样品及低浓度水平样品准备过程与 EP14-A3 文件中加工样品互通性的评估相关知识有关。其为定量测量程序检测非人源的加工过的样品给出了样品互通性评估方案。

3 应用实例

3.1　利用经典法建立空白限和检出限

该实验案例来自生化 D-二聚体项目测量程序的检测能力研究，使用经典法来评价空白限和检出限，默认 $\alpha = \beta = 0.05$。

设计方案：1 个仪器系统；2 个试剂批号（1 和 2）；3 个测试日；5 个空白样品，5 个低浓度水平样品；每个样品进行 4 次重复测量。

这样就满足了每个试剂批号的空白样品和低浓度水平样品检测结果数量各为60 个（3 天×5 个样品×4 次重复）。表 5.3.1 和表 5.3.2 列出了两个试剂批号观察到的空白样品结果，表 5.3.3 和表 5.3.4 列出了两个试剂批号观察到的低浓度水平样品的结果。

表 5.3.1　试剂批号 1 的空白样品检测结果　　　（单位：μg/ml）

天数	重复次数	空白 1	空白 2	空白 3	空白 4	空白 5
1	1	0.10	0.01	0.02	0.00	0.00
	2	0.00	0.00	0.00	0.05	0.00
	3	0.04	0.00	0.03	0.00	0.02
	4	0.00	0.01	0.07	0.00	0.01
2	1	0.00	0.04	0.00	0.03	0.01
	2	0.00	0.00	0.03	0.00	0.01
	3	0.00	0.03	0.01	0.00	0.45
	4	0.03	0.65	0.01	0.00	0.00
3	1	0.00	0.00	0.00	0.00	0.02
	2	0.01	0.05	0.04	0.00	0.02
	3	0.01	0.03	0.00	0.17	0.00
	4	0.00	0.03	0.00	0.00	0.03

表 5.3.2 试剂批号 2 的空白样品检测结果 （单位：μg/ml）

天数	重复次数	空白 1	空白 2	空白 3	空白 4	空白 5
1	1	0.02	0.00	0.06	0.04	0.04
	2	0.00	0.00	0.00	0.02	0.07
	3	0.00	0.00	0.06	0.00	0.04
	4	0.01	0.00	0.03	0.00	0.00
2	1	0.09	0.00	0.00	0.00	0.01
	2	0.00	0.05	0.02	0.06	0.11
	3	0.00	0.06	0.03	0.06	0.12
	4	0.11	0.00	0.00	0.04	0.00
3	1	0.00	0.00	0.00	0.00	0.00
	2	0.01	0.00	0.00	0.02	0.00
	3	0.00	0.00	0.00	0.00	0.11
	4	0.05	0.00	0.00	0.08	0.00

表 5.3.3 试剂批号 1 的低浓度样品检测结果 （单位：μg/ml）

天数	重复次数	样品 1	样品 2	样品 3	样品 4	样品 5
1	1	0.37	0.15	0.78	0.25	0.42
	2	0.38	0.23	0.66	0.2	0.29
	3	0.38	0.15	0.79	0.21	0.23
	4	0.41	0.18	0.92	0.18	0.33
2	1	0.31	0.15	0.76	0.2	0.3
	2	0.27	0.13	0.78	0.58	0.3
	3	0.39	0.17	0.73	0.13	0.28
	4	0.33	0.1	0.72	0.32	0.4
3	1	0.41	0.26	0.8	0.2	0.34
	2	0.35	0.16	0.75	0.23	0.27
	3	0.35	0.06	0.72	0.26	0.33
	4	0.72	0.1	0.55	0.3	0.34

表 5.3.4 试剂批号 2 的低浓度样品检测结果 （单位：μg/ml）

天数	重复次数	样品 1	样品 2	样品 3	样品 4	样品 5
1	1	0.63	0.22	1.06	0.33	0.51
	2	0.56	0.31	0.96	0.48	0.46
	3	0.59	0.22	0.98	0.21	0.47
	4	0.61	0.17	1.11	0.21	0.5

续表

天数	重复次数	样品1	样品2	样品3	样品4	样品5
2	1	0.48	0.27	1.01	0.37	0.63
	2	0.56	0.22	1.02	0.29	0.43
	3	0.59	0.33	1.05	0.34	0.58
	4	0.52	0.21	1.03	0.36	0.48
3	1	0.46	0.25	1.05	0.51	0.56
	2	0.52	0.22	1.05	0.32	0.48
	3	0.56	0.32	0.98	0.33	0.52
	4	0.53	0.17	1.02	0.41	0.48

依据共识建议，按照非参数法评估空白限，采用参数法评估检出限。因为使用两个试剂批号进行评估，分别评估每个批号的空白限估计值和检出限估计值。选择较大者作为测量程序的空白限和检出限。

非参数法评估空白限估计值：对于给定的试剂批号，将5个空白样品的测试结果组合，按从低到高排序。使用典型的 I 类错误风险 $\alpha = 0.05$，相应的百分位数 $Pct_B = 1-\alpha = 0.95$，计算秩序为 $60 \times (95 \div 100) + 0.5 = 0.5 + (60 \times 0.95) = 57.5$，通过线性插入法得出试剂批号 1 和试剂批号 2 的空白限分别为 0.14μg/ml 和 0.11μg/ml，如表5.3.5所示，选择较大者作为测量程序的空白限。

表5.3.5 秩序和从空白样品检测结果秩序位置得到的空白限 （单位：μg/ml）

秩序	测值结果	
	试剂批号1	试剂批号2
56	0.07	0.09
57	0.1	0.11
58	0.17	0.11
59	0.45	0.11
60	0.65	0.12
空白限	**0.14**	**0.11**

综上得出，D-二聚体测量程序的空白限为0.14μg/ml。

参数法评估检出限估计值：对于给定的试剂批号，将5个低浓度水平样品的检测结果组合，按照公式计算，得到两个试剂批号的检出限分别为 0.28μg/ml 和 0.24μg/ml，如表5.3.6所示，选择较大者作为测量程序的检出限。

表 5.3.6 从低浓度样品检测结果得到的标准差和检出限

低浓度样品	试剂批号 1		试剂批号 2	
	n	s_i	n	s_i
样品 1	12	0.112	12	0.051
样品 2	12	0.055	12	0.054
样品 3	12	0.088	12	0.041
样品 4	12	0.115	12	0.091
样品 5	12	0.053	12	0.057
s_L	0.089		0.061	
c_p	1.653		1.653	
检出限	0.287		0.24	

综上得出，D-二聚体测量程序的检出限为 0.28μg/ml。假阳性的比例（α）小于 5% 和假阴性的比例（β）小于 5%；基于 240 个测定结果：120 个空白样品和 120 个低浓度样品重复测试，空白限为 0.14μg/ml。

为了使读者更好地理解和掌握共识中的所有计算方法，下文介绍采用参数法评估空白限估计值，采用非参数法评估检出限估计值。

参数法评估空白限估计值：独立地对每个试剂批的所有空白结果计算出平均值 M_B 和标准差 s_B。依据公式计算得到 c_p=1.653（来自 $B = 60$ 和 $K = 5$），依据公式分别计算得到试剂批号 1 和 2 的空白限估计值为 0.204μg/ml 和 0.081μg/ml，其中较大值（0.204μg/ml）为测量程序的空白限，如表 5.3.7 所示。

表 5.3.7 空白限使用参数数据分析选项计算 （单位：μg/ml）

	试剂批号 1	试剂批号 2
M_B	0.035	0.024
s_B	0.102 3	0.034 3
c_p	1.653	1.653
空白限	0.204	0.081

非参数法评估检出限估计值：LoD=LoB+$D_{S-\beta}$，$D_{S-\beta}$ 是第 5 个百分位数值与中位数的间距，第 5 百分位数的值是（60×0.05+0.5）=第 3.5 秩序号，分别计算得到试剂批号 1 和 2 的检出限估计值为 0.404μg/ml 和 0.474μg/ml，其中较大值（0.474μg/ml）为测量程序的检出限，如表 5.3.8 所示。

表 5.3.8　检出限使用非参数数据分析选项计算　（单位：µg/ml）

	试剂批号 1	试剂批号 2
中位数	0.315	0.480
第 5 百分位数的值	0.115	0.210
$D_{S-\beta}$	0.200	0.270
检出限	0.404	0.474

3.2　利用精密度曲线法建立检出限

该实验案例来自化学发光孕酮测量程序的检测能力研究，因为初始精密度检测结果显示重复性随着测量浓度的增加而变化，所以使用精确曲线方案来评估检出限。

制备 5 个空白样品，使用两批试剂在 3 个工作日内的经典法设计来检测这些样品，每个样品每批试剂每天重复测 4 次。通过非参数选项分析结果，得到空白限估计值为 0.05ng/ml。

精密度曲线法建立检出限的设计方案：1 个仪器系统；2 个试剂批号（1 和 2）；5 个测试日；5 个低浓度水平样品；每个样品进行 8 次重复测量。

这样就满足了每个低浓度水平样品每批试剂检测结果数量为 40 个。表 5.3.9 列出了两批试剂检测低浓度水平样品的统计结果。

表 5.3.9　所有样品观察的精密度和平均浓度　（单位：ng/ml）

样品编号	试剂批号 1		试剂批号 2	
	$\overline{x}$	s_{WL}	$\overline{x}$	s_{WL}
样品 1	0.079	0.033	0.085	0.041
样品 2	0.114	0.041	0.128	0.050
样品 3	0.180	0.049	0.215	0.055
样品 4	0.227	0.046	0.247	0.055
样品 5	0.283	0.045	0.303	0.048

依据表 5.3.9 中的数据，绘制精密度曲线（图 5.3.1），采用二阶多项式模型。

因为使用两个试剂批号进行评估，故需分别评估每个批号的检出限估计值。选择较大者作为测量程序的检出限。由图 5.3.1 可得到两批试剂的精密度曲线如下：

试剂批号 1 曲线：$s_{WL} = -0.891x^2 + 0.3747x + 0.0094$

试剂批号 2 曲线：$s_{WL} = -0.9408x^2 + 0.397x + 0.0139$

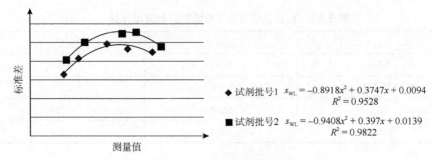

图 5.3.1 精密度曲线

依据公式：$LoD = LoB + c_p s_{WL}$，计算检出限估计值，其中 c_p 利用公式

$$c_p = \frac{1.645}{1 - \dfrac{1}{4(N_{tatal} - K)}}$$

计算得到

$$c_p = \frac{1.645}{1 - \dfrac{1}{4 \times (80 \times 6 - 6)}} = \frac{1.645}{1 - \dfrac{1}{1896}} = 1.646$$

使用回归线性方程在相应的被测量浓度下计算 s_{WL} 值。然后根据上述公式利用得到的 s_{WL} 值计算试验检出限值。通过从试验检出限值中减去被测量浓度值计算偏倚。当偏倚由正变负时，可以减少两个浓度间的步长，确定当偏倚等于 0 时的检出限评估值即为最终确定的检出限值，如表 5.3.10 所示。

表 5.3.10 被测量浓度与 s_{WL} 与试验检出限值及偏倚 （单位：ng/ml）

被测量浓度	试剂批号 1			试剂批号 2		
	s_{WL}	试验检出限	偏倚	s_{WL}	试验检出限	偏倚
0.050	0.031	0.100	0.050	0.031	0.100	0.050
0.060	0.034	0.107	0.047	0.033	0.105	0.045
0.070	0.038	0.112	0.042	0.036	0.110	0.040
0.080	0.041	0.118	0.038	0.039	0.114	0.034
0.090	0.045	0.123	0.033	0.041	0.118	0.028
0.100	0.048	0.128	0.028	0.043	0.121	0.021
0.110	0.051	0.133	0.023	0.045	0.125	0.015
0.120	0.053	0.138	0.018	0.047	0.128	0.008
0.130	0.056	0.142	0.012	0.049	0.130	0.000
0.140	0.058	0.146	0.006	0.050	0.133	−0.007

续表

被测量浓度	试剂批号 1			试剂批号 2		
	s_{WL}	试验检出限	偏倚	s_{WL}	试验检出限	偏倚
0.150	0.060	0.149	−0.001	—	—	—
0.160	0.062	0.153	−0.007	—	—	—
0.146	0.060	0.148	0.002	—	—	—
0.147	0.060	0.148	0.001	—	—	—
0.148	0.060	0.149	0.001	—	—	—
0.149	0.060	0.149	0.000	—	—	—

分别计算得到试剂批号 1 和 2 的检出限估计值为 0.149ng/ml 和 0.130ng/ml, 其中较大值（0.149ng/ml）为测量程序的检出限。

3.3　利用概率单位法建立检出限

此示例引用自 EP07-A2 文件，意在向读者说明概率分析法建立过程，便于读者理解，此用于分析诊断测试，其中空白限等于零。使用单个患者样品、2 批试剂检测来简化这个实例。将样品制备成 7 个被检测浓度的稀释系列，并且使用 2 个试剂批号对每个稀释液进行一组重复检测。表 5.3.11 中总结了每个实验条件，观察到的阳性结果数量，进行的检测总数和计算的命中率比率。

表 5.3.11　稀释的阳性检测结果的观察比例

浓度水平（CFU/ml）	阳性结果数/总检测结果		命中率	
	试剂批号 1	试剂批号 2	试剂批号 1	试剂批号 2
0.006	11/30	12/30	0.367	0.400
0.025	23/32	28/32	0.719	0.875
0.05	29/32	32/32	0.906	1.000
0.014	15/30	22/30	0.500	0.733
0.15	32/32	32/32	1	1
0.3	32/32	32/32	1	1
0.5	32/32	32/32	1	1

使用概率分析软件重新分析数据，并且拟合概率模型图，包括各个拟合的 95% 置信度带，见图 5.3.2。

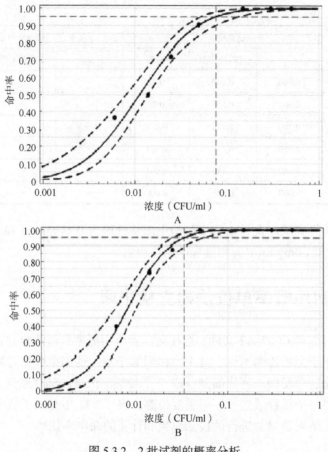

图 5.3.2　2 批试剂的概率分析

A. 试剂批号 1；B. 试剂批号 2

分别计算得到试剂批号 1 和 2 的检出限估计值为 0.077CFU/ml 和 0.033CFU/ml，其中较大值（0.077CFU/ml）为测量程序的检出限。

3.4　基于精密度要求建立定量限

该实例的数据来自 C 反应蛋白检测试剂盒（胶体金法）的检测能力研究，评价定量限，其中可接受的准确度目标仅基于精密度要求。期望的实验室内精密度为 10%，使用 CLSI 文件 EP05 中的 20 天方案来估计实验室内的精密度。

设计方案：2 个试剂批号，1 个仪器系统，20 个测试日，10 个低浓度水平样品；每个样品进行 2 次重复测量，且两次测量的时间间隔超过 2 小时。

表 5.3.12 和表 5.3.13 列出了 2 个试剂批号观察到的低浓度水平样品结果，本实例的检测系统响应值为电压值（mV）。

表 5.3.12　试剂批号 1 的低浓度样品检测结果　　　（单位：mV）

天数	样品 1		样品 2		样品 3		样品 4		样品 5		样品 6		样品 7		样品 8		样品 9		样品 10	
	1	2	1	2	1	2	1	2	1	2	1	2	1	2	1	2	1	2	1	2
1	17	11	32	33	35	26	25	20	36	37	48	43	53	51	58	57	56	64	57	55
2	23	20	13	20	27	14	44	33	48	49	48	47	48	46	52	55	59	56	67	60
3	12	18	25	11	12	17	34	44	41	50	41	53	57	55	53	62	52	65	65	55
4	20	26	15	10	20	35	28	42	44	43	43	50	45	48	50	58	60	61	65	60
5	34	26	18	27	43	19	32	42	39	38	52	55	56	52	53	55	58	60	68	60
6	15	31	21	12	36	30	37	32	47	46	41	50	43	44	59	52	64	58	68	65
7	31	12	16	29	42	30	30	44	36	38	42	47	56	45	55	61	59	54	68	56
8	15	30	30	8	40	21	40	26	35	37	42	38	54	47	58	54	60	57	57	66
9	23	17	31	17	38	17	30	31	44	39	38	39	51	48	56	57	60	52	64	64
10	25	24	10	21	40	32	25	40	39	39	52	41	47	43	59	50	58	58	61	63
11	14	17	21	26	12	24	28	33	31	49	47	51	52	51	62	55	62	55	62	64
12	28	31	17	35	45	40	37	28	50	32	50	41	54	51	50	49	52	51	68	58
13	25	31	38	31	39	40	36	30	42	34	48	53	43	46	56	58	63	63	58	59
14	30	28	24	20	19	25	29	23	33	49	54	51	56	51	59	62	59	64	67	57
15	15	32	31	19	14	32	32	26	46	38	46	51	55	49	58	57	57	65	68	57
16	28	31	35	33	14	24	21	39	34	33	53	50	45	51	61	52	53	57	66	57
17	26	23	22	19	20	42	26	22	35	34	48	38	54	47	54	57	61	60	58	62
18	34	21	21	30	36	33	36	38	34	39	54	47	45	51	49	57	65	51	56	55
19	34	11	29	21	13	17	27	30	31	35	50	55	48	49	55	56	59	58	63	56
20	16	26	11	29	17	36	31	23	31	41	46	54	45	44	52	53	64	65	67	64

表 5.3.13　试剂批号 2 的低浓度样品检测结果　　　（单位：mV）

天数	样品 1		样品 2		样品 3		样品 4		样品 5		样品 6		样品 7		样品 8		样品 9		样品 10	
	1	2	1	2	1	2	1	2	1	2	1	2	1	2	1	2	1	2	1	2
1	14	17	26	37	14	15	22	27	47	49	39	45	55	45	51	53	57	60	68	65
2	33	12	19	32	30	21	45	32	36	31	50	46	44	52	62	50	60	65	68	61
3	8	26	13	27	26	27	35	34	35	44	40	45	48	48	60	52	60	56	61	64
4	30	29	12	23	31	34	29	41	26	31	51	40	49	46	55	60	53	62	61	66
5	32	27	22	15	22	16	44	37	43	30	52	44	56	50	50	48	64	60	68	56
6	21	9	13	22	31	27	35	27	39	42	52	41	50	57	53	61	59	61	59	59
7	27	33	25	9	29	21	32	44	50	35	52	48	50	52	61	59	56	56	67	67
8	27	23	38	31	32	29	32	25	35	31	55	54	53	57	53	62	61	57	61	65

续表

天数	样品1		样品2		样品3		样品4		样品5		样品6		样品7		样品8		样品9		样品10	
	1	2	1	2	1	2	1	2	1	2	1	2	1	2	1	2	1	2	1	2
9	18	13	29	13	29	18	41	43	39	34	48	54	50	57	59	54	55	64	63	66
10	25	15	40	31	16	22	33	31	31	39	41	54	49	54	57	54	54	64	60	67
11	10	8	20	16	44	19	22	29	45	41	43	53	46	43	60	53	55	52	66	62
12	30	30	40	15	38	22	30	26	49	32	38	38	55	45	48	49	53	62	64	67
13	21	19	31	8	43	27	27	34	44	40	51	48	49	51	50	56	53	60	64	67
14	33	26	28	31	25	35	35	41	46	32	52	55	46	43	61	53	57	64	62	67
15	10	15	24	23	29	15	38	34	44	44	45	45	46	46	52	61	56	51	64	57
16	35	20	38	31	18	22	45	40	32	41	41	49	46	57	61	55	53	54	66	66
17	8	23	14	38	29	13	39	29	39	37	43	42	44	57	60	58	65	54	64	67
18	13	26	32	16	30	23	21	33	30	45	44	44	51	57	51	53	62	57	59	58
19	12	31	38	39	33	26	44	28	50	45	49	54	54	56	53	51	52	55	55	62
20	23	24	9	40	42	38	38	40	45	31	52	50	51	57	60	60	60	56	67	56

根据原始数据，分别计算出试剂批号 1 和试剂批号 2 检测结果的平均值、标准差（s_{WL}）和精密度（CV）（表 5.3.14）。

表 5.3.14　精密度估计数据统计

样品水平	试剂批号 1			试剂批号 2		
	平均值（mV）	s_{WL}（mV）	CV（%）	平均值（mV）	s_{WL}（mV）	CV（%）
水平 1	23.275	7.136 0	30.66	21.4	8.326 0	38.91
水平 2	22.775	8.122 4	35.66	25.2	10.089 9	40.04
水平 3	27.9	10.441 0	37.42	26.275	8.397 2	31.96
水平 4	31.85	6.727 5	21.12	34.05	6.812 3	20.01
水平 5	39.4	5.887 0	14.94	39.475	6.381 0	16.16
水平 6	47.175	5.153 5	10.92	46.875	5.311 8	11.33
水平 7	49.3	4.274 0	8.67	50.525	4.646 4	9.20
水平 8	55.625	3.628 1	6.52	55.475	4.443 3	8.01
水平 9	59.025	4.299 6	7.28	57.875	4.089 9	7.07
水平 10	61.65	4.463 8	7.24	63.2	3.810 9	6.03

依据上述数据绘制图 5.3.3 精密度曲线。

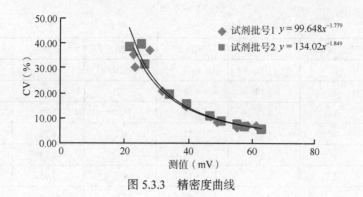

图 5.3.3 精密度曲线

基于精密度分布的形状，使用幂函数模型 $y = C_0 x^{C_1}$ 来拟合数据集。

由图 5.3.3 可得到两批试剂的精密度曲线如下：

试剂 1 曲线：$y = 99.648 x^{-1.779}$

试剂 2 曲线：$y = 134.02 x^{-1.849}$

求解方程以找到期望的 $y = 10\%CV$ 准确度目标的 x，$x_1 = (y/C_0)^{1/C_1}$ 得到：

试剂批号 1 的定量限对应电压是 48.470 8mV，试剂批号 2 的定量限对应电压是 49.122 0mV，根据电压和浓度的转换关系，得到试剂批号 1 的定量限为 1.05ng/ml，试剂批号 2 的定量限为 1.03ng/ml，所以选择最大者定量限为 1.05ng/ml 作为最终的定量限。

3.5 基于 TE 要求建立定量限

该实验案例来自 AST 测量程序的检测能力研究，评价定量限，其中可接受的准确度目标仅基于总误差要求，定量限准确度目标是小于 37% 的总误差（TE）。使用传统的 Westgard 模型来定义用于该评估的 TE：TE= | B | +2s。

实验设计方案：1 个仪器系统，2 个试剂批号（1 和 2），3 个测试日，5 个低浓度水平样品，每个样品进行 4 次重复测量。

这样就满足了每个低浓度水平样品每批试剂检测结果数量为 60 个。表 5.3.15 和表 5.3.16 分别列出了两批试剂检测低浓度水平样品的结果。

表 5.3.15 试剂批号 1 的低浓度样品检测结果 （单位：U/L）

天数	重复次数	样品 1	样品 2	样品 3	样品 4	样品 5
1	1	5.13	5.13	7.18	8.73	9.52
	2	3.18	6.11	5.22	7.27	8.77
	3	4.16	7.09	7.67	8.24	10.03
	4	4.16	7.58	7.18	8.73	8.64

续表

天数	重复次数	样品 1	样品 2	样品 3	样品 4	样品 5
	1	1.71	4.64	5.22	6.78	9.51
2	2	3.18	4.16	5.71	8.73	9.02
	3	3.18	5.18	7.67	7.74	8.13
	4	1.24	6.11	6.2	8.76	8.04
	1	2.69	7.09	7.18	6.29	9.51
3	2	4.16	6.11	6.69	8.95	8.75
	3	3.18	5.62	7.18	5.94	8.28
	4	5.13	5.13	8.78	9.47	7.71

表 5.3.16　试剂批号 2 的低浓度样品检测结果　　　（单位：U/L）

天数	重复次数	样品 1	样品 2	样品 3	样品 4	样品 5
	1	2.69	7.09	7.38	8.93	7.53
1	2	4.16	6.11	6.39	8.44	8.02
	3	3.18	5.62	7.38	7.96	7.04
	4	1.69	4.16	5.44	8.44	9
	1	2.24	6.13	5.42	7.47	8.02
2	2	2.13	6.67	7.42	6.49	8.51
	3	5.13	5.13	7.38	7.41	9.49
	4	4.16	6.09	7.87	6.98	8.53
	1	3.18	4.16	5.91	8.93	9.02
3	2	2.71	5.27	6.04	7.47	8.02
	3	3.26	5.25	8.05	6.44	9.23
	4	2.75	6.78	6.56	8.93	7.53

表 5.3.17 对测试结果进行统计，计算平均值、偏倚（B）、标准差（s）及 TE，表中列出的参考值是由参考测量程序得到。

表 5.3.17　低浓度样品平均值、偏倚、标准差和 TE

样品	参考方法确定值（U/L）	平均值（U/L）		B（U/L）		s（U/L）		TE（%）		
		试剂批号 1	试剂批号 2	试剂批号 1	试剂批号 2	试剂批号 1	试剂批号 2	试剂批号 1	试剂批号 2	平均值
样品 1	1.64	3.425	3.107	1.785	1.467	1.203	0.978	255.60	208.68	232.14
样品 2	4.92	5.829	5.705	0.909	0.785	1.050	0.954	61.16	54.73	57.94
样品 3	5.94	6.823	6.770	0.883	0.830	1.068	0.926	50.85	45.16	48.01

样品	参考方法确定值（U/L）	平均值（U/L）		B（U/L）		s（U/L）		TE（%）		
		试剂批号1	试剂批号2	试剂批号1	试剂批号2	试剂批号1	试剂批号2	试剂批号1	试剂批号2	平均值
样品4	7.15	7.969	7.824	0.819	0.674	1.150	0.918	43.62	35.12	39.37
样品5	7.67	8.826	8.328	1.156	0.658	0.713	0.762	33.66	28.45	31.06

观察结果，判断样品是否满足准确度目标的 TE，绘制 2 个试剂批号的低浓度样品的计算 TE 与参考值的曲线（图 5.3.4），使用线性回归模型拟合和外推法，确定准确度目标可以在浓度约 7U/L 时达到。

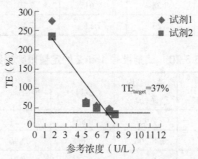

图 5.3.4　2 个试剂批号的低水平样品的计算 TE 与参考值的曲线

在浓度 7U/L 左右制备 5 个混合样品，使用参考方法确定定值。使用 1 个仪器系统，在 3 个测试日中，每日每个样品通过 2 个试剂批号重复检测 3 次。这样每个试剂批产生 45 个重复。样品的观察结果和参考值总结于表 5.3.18～表 5.3.20 中。

表 5.3.18　试剂批号 1 的检测结果　　　　（单位：U/L）

天数	重复次数	样品1	样品2	样品3	样品4	样品5
	1	7.69	8.98	8.25	8.02	9.67
1	2	9.16	7.72	8.33	8.46	9.64
	3	7.18	7.94	9.44	9.53	8.95
	1	8.39	8.86	7.58	9.01	9.75
2	2	7.24	8.35	8.17	8.67	9.81
	3	7.43	7.51	9.38	8.72	8.59
	1	9.13	7.84	7.75	8.15	8.54
3	2	7.16	7.38	7.99	7.68	9.51
	3	8.18	9.27	8.31	7.90	8.47
	参考值	7.23	7.31	7.48	7.59	8.16

表 5.3.19　试剂批号 2 的检测结果　　　（单位：U/L）

天数	重复次数	样品 1	样品 2	样品 3	样品 4	样品 5
1	1	8.65	7.69	9.14	8.48	9.32
	2	7.04	8.7	7.56	7.69	8.84
	3	8.19	8.51	8.03	8.35	8.91
2	1	7.64	8.22	8.13	8.42	8.89
	2	9.07	8.43	8.69	8.51	9.38
	3	7.37	8.42	8.5	8.77	8.66
3	1	8.05	7.67	7.68	9.31	10.13
	2	7.12	8.7	8	8.25	8.13
	3	8.28	9.01	7.79	9.17	8.74
	参考值	7.23	7.31	7.48	7.59	8.16

表 5.3.20　试剂批号 1 和 2 的定量限数据统计

试剂	样品	参考值（U/L）	测试平均值（U/L）	s（U/L）	B（U/L）	TE（U/L）	TE（%）
批号 1	样品 1	7.23	7.951	0.803	0.721	2.328	32
	样品 2	7.31	8.206	0.688	0.896	2.272	31
	样品 3	7.48	8.356	0.650	0.876	2.175	29
	样品 4	7.59	8.460	0.589	0.870	2.047	27
	样品 5	7.86	9.214	0.569	1.354	2.492	32
试剂批号 1 的定量限							7.951U/L
试剂 2	样品 1	7.23	7.934	0.695	0.704	2.095	29
	样品 2	7.31	8.372	0.451	1.062	1.964	27
	样品 3	7.48	8.169	0.516	0.689	1.720	23
	样品 4	7.59	8.550	0.488	0.960	1.936	26
	样品 5	7.86	9.000	0.560	1.140	2.260	29
试剂批号 2 的定量限							7.934U/L

　　每个试剂批号对所有样品计算的 TE 均满足≤37%的准确度目标；因此，认为满足定量限标准。满足试剂批号 1 的准确度目标的最低样品浓度为 7.951U/L。对于试剂批号 2，定量限为 7.934U/L。这两个估计值中的较大值 7.951U/L 报告为测量程序的定量限。

3.6　空白限、检出限声明的验证

　　铁蛋白测量程序，声明的空白限为 3.20ng/ml，检出限为 4.10ng/ml，误差风

险 $\alpha = \beta = 0.05$。本实验案例为验证此两个检测能力声明。

验证空白限、检出限声明的设计方案：1个试剂批号，1个仪器系统，3个测试日，2个空白样品，2个低浓度水平样品（使用空白样品添加铁蛋白纯品到声明的 4.10ng/ml 浓度），每个样品每日进行 4 次重复测量。表 5.3.21 列出了观察到的检测样品结果。

表 5.3.21 空白限、检出限验证检测结果按浓度由低到高进行统计 （单位：ng/ml）

序列	空白样品	低浓度样品	序列	空白样品	低浓度样品
1	0.00	3.58	13	0.80	4.61
2	0.00	3.64	14	1.18	4.61
3	0.00	3.65	15	1.37	4.8
4	0.02	3.66	16	1.84	4.96
5	0.15	3.78	17	2.26	5.00
6	0.17	3.86	18	2.41	5.04
7	0.25	3.97	19	2.49	5.07
8	0.43	3.98	20	2.78	5.11
9	0.55	4.26	21	2.81	5.16
10	0.55	4.40	22	3.00	5.29
11	0.63	4.41	23	3.20	5.36
12	0.76	4.57	24	3.21	5.47

将空白样品结果与厂家的 3.20ng/ml 的空白限声明比较显示，除一个结果 3.21ng/ml 之外，所有结果均小于或等于声明要求。得到 23/24 = 95.8%，大于共识中 24 个样品量对应的最小百分比 87%，所以认为厂家的空白限声明验证通过。同样，大于或等于检出限声明的低浓度水平样品的百分比计算为 24/24 = 100%。大于共识中 24 个样品量对应的最小百分比 87%，因此厂家的检出限声明被视为验证合格。

3.7 定量限声明的验证

该实例的数据来自免疫荧光法（PCT）测量程序的检测，根据总误差（TE）为 15%的准确度目标，其定量限声明为 0.05ng/ml，本实验案例为验证定量限能力声明。

验证定量限能力的设计方案：1个试剂批号，1个仪器系统，3个测试日，5个低浓度水平样品，每个样品进行 3 次重复测量。表 5.3.22 列出了观察到的低浓度水平样品检测结果。

表 5.3.22　样品检测结果　　　　　　　　　（单位：ng/ml）

天数	重复次数	样品 1	样品 2	样品 3	样品 4	样品 5
1	1	0.047 4	0.057 3	0.044 2	0.053 2	0.052 1
	2	0.053 5	0.048 2	0.050 8	0.046 2	0.043 2
	3	0.053 0	0.056 2	0.033 9	0.047 4	0.043 2
2	1	0.042 6	0.044 3	0.059 9	0.048 2	0.053 2
	2	0.045 1	0.055 9	0.049 3	0.055 1	0.050 2
	3	0.082 5	0.055 1	0.056 9	0.047 3	0.051 4
3	1	0.049 0	0.047 0	0.051 8	0.056 0	0.031 7
	2	0.052 1	0.053 8	0.046 2	0.049 2	0.049 3
	3	0.043 2	0.053 0	0.050 3	0.056 1	0.049 0

对于每个样品依据 TE 范围计算上限和下限。将每个样品的检测结果与它们各自的允许 TE 范围限值进行比较，并且计算落在范围以外结果的数目。表 5.3.23 列出了定量限验证的观察结果。

表 5.3.23　定量限验证的观察结果　　　　　（单位：ng/ml）

重复次数	样品 1	样品 2	样品 3	样品 4	样品 5
1	0.047 4	0.057 3	0.044 2	0.053 2	0.052 1
2	0.053 5	0.048 2	0.050 8	0.046 2	0.043 2
3	0.053 0	0.056 2	0.033 9	0.047 4	0.043 2
1	0.042 6	0.044 3	0.059 9	0.048 2	0.053 2
2	0.045 1	0.055 9	0.049 3	0.055 1	0.050 2
3	0.082 5	0.055 1	0.056 9	0.047 3	0.051 4
1	0.049 0	0.047 0	0.051 8	0.056 0	0.031 7
2	0.052 1	0.053 8	0.046 2	0.049 2	0.049 3
3	0.043 2	0.053 0	0.050 3	0.056 1	0.049 0
参考值（ng/ml）	0.05	0.05	0.05	0.05	0.05
下限	0.042 5	0.042 5	0.042 5	0.042 5	0.042 5
上限	0.057 5	0.057 5	0.057 5	0.057 5	0.057 5
超出上下限范围个数	1	0	2	0	1

统计结果表明，4 个测试结果落在允许的 TE 范围之外，满足准确度目标的百分比为 91%。与共识中样品量为 45 个时要求的最小百分比 88% 进行比较，大于要求的最小百分比，定量限声明验证通过。

参 考 文 献

陈雪莹. 2015. 乳胶增强免疫比浊法检测血清降钙素原的空白限、检出限和定量限的建立与评价. 国际检验医学杂志, 36（20）: 3054-3056.

郭绪晓. 2015. 基于 EP17-A2 的胶体金法检测粪便隐血的空白限、检出限及定量限的建立及评价. 现代检验医学杂志, 30（1）: 78-81.

韩雪晶. 2013. 高敏感方法检测心肌肌钙蛋白的检测限和功能灵敏度的建立及评价. 检验医学, 28（2）: 98-101.

胡敏. 2015. 酶联免疫分析检测乙型肝炎 e 抗原的空白限检出限及定量限的建立与评价. 检验医学与临床, 12（18）: 2656-2658.

康凤凤. 2014. 临床实验室检测方法空白限、检出限和定量限评价新方法. 中国卫生统计, 31（5）: 901-904.

谭丽娜. 2013. 酶联免疫法检测血清乙型肝炎表面抗原的空白限、检出限和定量限的建立与评价. 中国药物与临床, 13（2）: 144-146.

温冬梅. 2010. 化学发光免疫法检测 AFP 的空白限、检出限和定量检测限的建立与评价. 临床检验杂志, 28（6）: 469-471.

中华人民共和国国家质量检验检疫总局中国国家标准化管理委员会. 2011. GB/T 26124-2011.临床化学体外诊断试剂（盒）.

中华人民共和国国家质量检验检疫总局中国国家标准化管理委员会. 2013. GB/T 27415-2013. 分析方法检出限和定量限的评估.

中华人民共和国国家质量检验检疫总局中国国家标准化管理委员会. 2014. GB/T 29791. 1-2013. 体外诊断医疗器械制造商提供的信息标示 第 1 部分：术语定义和通用要求.

Armbruster DA, Pry T. 2008. Limit of blank, limit of detection and limit of quantitation. Clin Bio chem Rev, 29（Suppl 1）: S49-S52.

CLSI. 2005. EP07-A2. Interference Testing in Clinical Chemistry; Approved Guideline-Second Edition.

CLSI. 2004. EP17-A. Protocols for Determination of Limits of Detection and Limits of Quantitation; Approved Guideline.

CLSI. 2014. EP05-A3. Evaluation of Precision of Quantitative Measurement Procedures; Approved Guideline-Third Edition.

CLSI. 2003. EP06-A. Evaluation of the Linearity of Quantitative Measurement Procedures; A Statistical Approach; Approved Guideline.

CLSI. 2004. EP05-A2. Evaluation of Precision Performance of Quantitative Measurement Methods; Approved Guideline-Second Edition.

CLSI. 2005. EP14-A2. Evaluation of Matrix Effects; Approved Guideline-Second Edition.

CLSI. 2006. EP15-A. User Verification of Performance for Precision and Trueness; Approved Guideline-Second Edition.

CLSI. 2008. EP12-A. User Protocol for Evaluation of Qualitative Test Performance; Approved Guideline-Second Edition.

第六部分

体外诊断定量产品的线性范围
与临床可报告区间

1

共识编写目的

在国家及行业法规的框架内，集行业与专家之共识，以期服务于体外诊断产品生产厂家、医院检验系统、第三方检验机构，在体外诊断产品线性范围、临床可报告区间等性能指标的厂家建立和用户验证方面提供一定的指导。

2

共识涉及的范围

本共识适用于生化、免疫定量检测系统线性范围、测量区间、临床可报告区间及高剂量钩状效应等指标的性能评价。

本共识涉及的性能评价包括但不限于体外诊断试剂制造商对性能指标的建立、医院检验系统和第三方检验机构等医学实验室对性能指标的验证。

3

术语和定义

偏倚（bias）：系统测量误差的估计值。[ISO/IEC 指南 99：2007]

注1：偏倚反相关于正确度。

注2：偏倚的估计是一系列测量值的平均值减去参考量值。

线性（linearity）：给出与样品中被测量的值直接成比例的测得量值的能力。[GB/T 29791.1-2013]

注1：对于体外诊断医疗器械，线性与测量示值校正或线性化后给定测量区间内的测量结果有关。

注2：线性通过测量包含配方已知或相对关系已知（不必绝对知道）的被测量样品来评估。当测量结果相对被测量绝对或相对数值作图时，所作曲线对直线的符合程度即线性度的量度。

线性范围（linear range）：使实验系统的最终分析结果为可接受的线性的浓度范围，此时非线性误差应低于允许误差。[WS/T 408-2012]

测量区间（measuring interval）：在规定条件下，可由给定测量仪器或测量系统以规定的仪器不确定度测量的相同类量的量值的集合。[GB/T 29791.1-2013]

可报告范围（reportable range）：体外诊断医疗器械性能特征已被验证的测量区间。[GB/T 29791.1-2013]

临床可报告区间（clinical reportable interval）：对临床诊断、治疗有意义的待测物可报告范围。

定量限（limit of quantitation）：在规定的测量条件下以指定的测量不确定度能测量的样品中可被测量的最低值。[GB/T 29791.1-2013]

注1：在体外诊断标示中，有时候也被用来指检测下限、定量下限和测量下限。

注2：不鼓励使用术语"功能灵敏度"表示此概念。

高剂量钩状效应（high dose hook effect）：在免疫化学测量程序中由相对抗体浓度、抗原浓度过量或相对抗原浓度、抗体浓度过量时的抗原-抗体交联减少而引起的负偏倚。[GB/T 29791.1-2013]

注：有时候被称为前带现象。

性能声明（performance claim）：在制造商提供的信息中给出的体外诊断医疗器械性能特征指标。［GB/T 29791.1-2013］

注：可以基于前瞻性性能研究、现有性能数据或科学文献中发表的研究。

性能评价（performance evaluation）：对预期成为体外诊断医疗器械的器械，为建立或验证其性能声明而进行的研究。［GB/T 29791.1-2013］

4

共 识 主 体

4.1　建立线性范围

在进行实验前，需明确待评价项目的允许误差（偏倚、不精密度）或不确定度设定目标。

在进行线性范围实验时需进行统计假设：

（1）采用多项式进行线性范围的建立和验证，应假设数据是非线性的，并假定实验过程不存在随机误差。

（2）仅对系统的最后结果（浓度或活力）的线性范围作评估，而不是对仪器的信号值，信号值应由检测系统进行处理。

（3）所使用样品不应有使实验结果无效的干扰存在。

（4）所使用的样品浓度或稀释度已知，没有误差。

（5）所使用的检测系统在检验的线性范围内其他各项性能均符合要求。

4.1.1　人员准备

实验操作人员应熟悉方法原理与操作系统，能对样品进行正确处理。

4.1.2　检测系统准备

4.1.2.1　仪器

仪器的各项性能指标（如精密度）应与标称值相符，不存在明显的携带污染等；应采用适当的校准品对仪器进行校准，确保仪器工作状态正常。

4.1.2.2　试剂

进行线性评价时不应采用过期试剂或不同批号试剂，试剂的储存与配制应按照产品说明进行。

4.1.3　样品准备

4.1.3.1　基本要求

（1）样品基质应与临床实验样品相似，但不可采用含有对测定方法具有明确干扰作用物质的样品，如溶血、脂血、黄疸或含有某些特定药物的样品。

（2）宜采用能够达到预期线性范围上限130%以上浓度的混合患者样品，以及浓度很低的混合患者样品。

（3）应至少使用一组高低值样品进行实验，其中高值样品记为H，低值样品记为L。

在预期测定范围内选择至少9个浓度水平样品，所选用的浓度水平应可覆盖整个预期测定范围。

4.1.3.2　样品制备注意事项

（1）应选择精密度与准确性好的移液装置；制备时应将样品完全混合并避免蒸发或其他使样品变质的情况；每份样品的浓度与体积单位应统一。

（2）样品浓度水平应覆盖预期线性范围，包含性能指标中预设的最大值和最小值。

（3）如果有不同基质类型的样品（如尿液、血清、脑脊液、全血等）需要分析，应该对每种样品类型进行验证。

4.1.3.3　梯度样品制备方法

推荐使用等间距或等比例稀释法进行样品制备。如预期测定范围较宽，但该项目医学决定水平等需重点考核区段较窄时，可采用在特定区段内增加样品稀释点缩小样品间距的方式进行。不同项目及不同浓度水平个数的稀释比例选择可参考后文6.1。

将低值样品L记为0，将高值样品H记为1，根据稀释比例计算各浓度样品稀释度。

4.1.4　实验过程

实验时，需在样品测量前后分别根据实验室室内质控规程进行室内质控，在质控结果在控的情况下进行样品测量。如测量前质控失控，则应检查仪器状态、排除问题；如出现测量后室内质控失控，则应重新实验。

每个水平样品重复检测 3～4 次。所有样品可在一次运行中测定或几次间隔很短的运行中随机测定。实验过程应在 1 天之内完成。

4.1.5 实验数据处理

4.1.5.1 线性评价数据记录

可参考表 6.4.1 进行数据记录，应注意保留原始数据。

表 6.4.1 线性范围建立数据记录表

样品编号	样品配制比例	复孔 1	复孔 2	复孔 3	复孔 4
1					
2					
3					
……					
n					

4.1.5.2 剔除离群值

通过离群值检验方法对实验数据进行检验。如果确定是分析或技术问题，纠正后重做实验；若仅有 1 个离群点，可以去除，不必取代；如果出现 1 个以上的离群点，应进行故障排除，重新实验。

离群值检验推荐使用 Grubbs 检验法或 Dixon 检验法，具体操作参考后文 6.2。

4.1.5.3 进行多项回归分析

以线性样本的理论浓度或稀释度作为 X 轴，以实测浓度均值作为 Y 轴，对数据组进行多项回归分析，得到一阶、二阶与三阶多项式。一阶多项式为直线，二阶多项式表示上升曲线或下降曲线，三阶多项式表示 S 形曲线（在测量区间两端具有明显的非线性）。各阶方程的数学模型见表 6.4.2。

表 6.4.2 一、二、三阶多项式数学模型

阶数	多项式	回归自由度（Rdf）
一阶	$Y = b_0 + b_1 X$	2
二阶	$Y = b_0 + b_1 X + b_2 X^2$	3
三阶	$Y = b_0 + b_1 X + b_2 X^2 + b_3 X^3$	4

4.1.5.4 对回归方程进行线性检验

多元回归方程中以 b_i 表示的系数为回归系数。在二阶与三阶方程中，b_2 与 b_3 为非线性系数。对回归方程进行线性检验就是对每个非线性系数作 t 检验，判断回归系数与零是否有显著性差异。b_0 与 b_1 不反映非线性，故不需要对其进行检验。下文介绍 b_2 与 b_3 的检验方法。

计算统计量 t：

$$t = \frac{b_i}{\mathrm{SE}_i} \tag{6.4.1}$$

式中，SE_i 为每个非线性系数的斜率标准误。

计算自由度的公式：

$$df = L \times R - \mathrm{Rdf}$$

式中，L 为浓度水平数，R 为每个浓度水平的测定次数，Rdf 为回归自由度，即回归方程中系数（包括 b_0）的个数。如测定 5 个浓度水平，每个浓度水平重复测定 4 次，则对测定数据进行回归分析后其三级多项式中 $L=5$，$R=4$，$\mathrm{Rdf}=4$，$df=5 \times 4-4=16$。在 t 值表中查找 t 界值（双边检验，$\alpha=0.05$），将计算出的 t 值与界值比较。

比较结果可能出现三种情况：

（1）二阶、三阶方程系数均为 $P>0.05$，表示非线性系数与零无显著性差异，数据组被认为具线性，此时可对数据组进行精密度检验，具体方法见后。当精密度符合线性判断要求时，数据分析可结束。

（2）二阶方程系数 b_2 和/或三阶方程系数 b_3 经检验 $P<0.05$，表示此非线性系数具有统计学显著性，此时需通过计算各阶方程回归标准误 $s_{Y,X}$ 进行判断：

$$s_{Y,X} = \sqrt{\frac{\sum_{i=1}^{L \times R}(Y_i - \hat{Y}_i)^2}{L \times R - \mathrm{Rdf}}} \tag{6.4.2}$$

式中，Y_i 为各阶方程 i 浓度水平下的实测均值；$\hat{Y}_i$ 为各阶方程 i 浓度水平下的拟合值；L 为浓度水平数；R 为每个浓度水平的测定次数；Rdf 为回归自由度。

若二阶方程和/或三阶方程的 $s_{Y,X}$ 大于一阶方程 $s_{Y,X}$，则可认为该数据组的最适多项式为一阶方程，呈现线性，可进行数据组的精密度检验。

（3）二阶方程系数 b_2 和/或三阶方程系数 b_3 经检验 $P<0.05$，且一阶方程的 $s_{Y,X}$ 非最小，则认为数据组为非线性，此时应进行临床标准的线性与非线性检验。

4.1.5.5 临床标准的线性与非线性检验

上述多项式回归分析主要是利用统计学方法进行线性判断，统计学标准的线性可称为一阶线性，对数据组的要求很高。对于在临床实验室中使用的测定方法，在其临床应用实践中允许有一定的非线性误差，此时通过对统计学标准的非线性作程度判断，可得到临床标准的线性。判断方法可根据后文6.3进行。

当判定为临床不可接受的非线性时，应考虑从以下两个方面进行处理：①排查线性实验所使用的样品准备是否合规、是否存在干扰物质、检测系统定标是否正常等情况，并加以改正；②判断造成非线性的点是在中间段还是在两端。若在两端，则需试着去除这些浓度点，适当缩小预设范围，并重新寻找合适样品再次进行实验。

4.1.5.6　数据组不精密度检验

通过与设定的允许不精密度比较，判断数据组的不精密度是否符合要求。如符合要求，则本项目线性范围得以建立；如不符，则查找原因，再次实验。数据组不精密度检验方法及判定方法可根据后文6.3和6.4进行。

4.2　建立测量区间

测量区间建立采用线性范围建立试验中剔除离群值后的数据。

4.2.1　数据处理

根据4.1.5.6判断数据组的不精密度，如首尾两端稀释度不符合要求，则应去除影响不精密度的稀释度数据后再次判断。

如已知线性样本的理论值，计算每个稀释度单个重复结果与理论值的相对偏差或绝对偏差。

如仅知各线性样本的稀释度，根据确定的最优拟合方程，将稀释度作为 x 值代入方程中计算该稀释度预估值，并计算每个稀释度单个重复结果与预估值的相对偏差或绝对偏差。

4.2.2　结果判读

若单一稀释度下所有重复的相对偏差或绝对偏差均不大于待评价项目的允许误差（不确定度）设定值，所获得的量值区间即为该项目的测量区间。

4.3　建立临床可报告区间

临床可报告区间是针对临床诊断、治疗有意义的分析物浓度或活性范围。在临床测量过程中，可能会出现检测浓度或活性超出测量区间的情况，为得到相对准确的结果，以便帮助临床医生进行临床判断，需通过对检测样品进行必要的预处理，包括稀释、浓缩等，使分析物浓度处于测量区间内。

4.3.1　临床可报告区间的上下限

下限：定量限（LoQ）。

上限：临床极限浓度或测量区间上限乘以最大稀释倍数。

本共识仅对不超过临床极限浓度的项目临床可报告区间上限的建立和验证方法进行说明，下限定量限在相关配套共识中说明。

4.3.2　临床可报告区间建立

4.3.2.1　人员准备

实验操作人员应熟悉方法原理与操作系统，能对样品进行正确处理。

4.3.2.2　检测系统准备

（1）仪器：仪器的各项性能指标（如精密度）应与标称值相符，不存在明显的携带污染等；应采用适当的校准品对仪器进行校准，确保仪器工作状态正常。

（2）试剂：应注意试剂有效期及批号，不应采用过期试剂或不同批号试剂。试剂的储存与配制应严格按照产品说明进行。

4.3.2.3　样品准备

（1）样品基质要求：样品基质应与临床实验样品相似，但不可采用含有对测定方法具有明确干扰作用物质的样品，如溶血、脂血、黄疸或含有某些特定药物的样品。

（2）样品浓度选择：选择在测量区间内，但接近测量区间上限的样品。如无法获取高值样品，则可通过向真实样品中添加纯品分析物的方法进行。

（3）样品例数选择：应至少使用3份测量区间内高值样品进行实验。

4.3.2.4　稀释液的准备

应选择经基质效应考核后，厂家认为其基质效应满足临床需求且易于临床获取的稀释液，推荐优先使用生理盐水或含蛋白质的缓冲溶液，亦可选择真实低值样品或经过处理的真实低值样品作为稀释液。

4.3.2.5　样品配制过程

利用选定的稀释液对 3 份高值样品进行不同比例的稀释，并记录稀释倍数。

4.3.2.6　实验过程

实验时，需在样品测量前后分别根据实验室室内质控规程进行室内质控，在质控在控的情况下进行样品测量。如出现测量前质控失控，则应检查仪器状态、排除问题；如出现测量后质控失控，则应将此次数据舍去，重新实验。

在一次运行中同时测定 3 份高值样品及稀释样品，每个样品检测 1 次。

4.3.2.7　数据记录及处理

根据表 6.4.3 进行实验数据的记录，计算各样品不同稀释比例下的还原浓度，并计算与理论浓度的相对偏差。

表 6.4.3　临床可报告区间建立与验证实验数据记录

样品编号	理论浓度	样品稀释比例	测定结果	还原浓度	相对偏差
1					
2					
3					

4.3.2.8　结果判断

以相对偏差不大于设定偏差为判断标准，选取 3 份样品的相对偏差均不大于设定偏差的最大稀释倍数为方法推荐的最大稀释倍数（小于此倍数的 3 份样品所有稀释比例的相对偏差均不大于设定偏差），测量区间上限与最大稀释倍数的乘积为该方法临床可报告区间的上限。

4.4　高剂量钩状效应评价

高剂量钩状效应（high dose hook effect）简称 HD-HOOK 效应，指基于抗原抗体的免疫学反应中，因待分析物中抗原或抗体过量，导致检测结果可能出现"假低值"和"假阴性"的现象。在实际检验操作中，一步法检测 HD-HOOK 效应较常见，两步法检测 HD-HOOK 效应较少见，且二者发生 HD-HOOK 效应的机制并不相同，特别是两步法的机制目前并未完全明确。

4.4.1　实验准备

确保进行实验的仪器、试剂、人员及其他设备等处于正常状态；可参考 4.1.1、4.1.2 等相关内容进行实验准备。

4.4.2　样品选择

用于研究 HD-HOOK 效应的高值样品应能代表临床可能出现的最高浓度。真实临床高值样品难以获得时，可采取向临床阴性样品（样品中应不包含待测物的干扰物质，如自身抗体）中添加高值待测物（应尽可能地接近天然状态）的方式制备样品进行考核。待测物可分为不同亚型时，评估实验应包含不同亚型待测物高值样品的评估结果。

应至少选择 1 份高值样品进行考核，因高值样品受稀释影响较大，建议选用多份高值样品进行实验。

4.4.3　样品制备

确定 HD-HOOK 实验的初始高值样品后，用临床阴性样品（样品中应不包含待测物的干扰物质，如自身抗体）或试剂盒校准品稀释液进行等倍稀释至试剂盒测量区间内，记录稀释倍数。

4.4.4　实验过程

需在样品测量前后分别根据实验室室内质控规程进行室内质控，在质控在控的情况下进行样品测量。如出现测量前质控失控，则应检查仪器状态、排除问题；

如出现测量后质控失控，则应将此次数据舍去，重新实验。

在一次运行中同时测定初始高值样品及梯度稀释样品，每个样品检测 1 次。

4.4.5 数据统计

根据表 6.4.4 进行实验数据的记录。

表 6.4.4　HD-HOOK 效应指标建立数据记录表

校准品信号值		样品稀释倍数	稀释样品编号	信号值
低限		原倍	1	
高限		2 倍	2	
		4 倍	3	
		8 倍	4	
		16 倍	5	
		32 倍	6	
		64 倍	7	
		128 倍	8	
		256 倍	9	
		512 倍	10	
		……	……	

4.4.6 初始高值样品理论值的预估

从稀释倍数较高处开始寻找，连续多点信号值均在测量区间上下限对应的信号值范围内时，利用校准曲线计算这些点的浓度值，乘以对应的稀释倍数，所得结果的均值可近似作为高值样品的理论值。

4.4.7 反应曲线绘制

以稀释样品编号为横坐标，以信号值为纵坐标，建立反应曲线。

4.4.8 "假低值"临界点及"假阴性"临界点的预估

如果曲线存在波峰，在波峰左侧即稀释倍数较低一侧寻找测量区间上限（对应"假低值"临界点）及参考区间上限（对应"假阴性"临界点）所对应的样品稀释倍数，通过预估的初始高值理论值和稀释倍数计算出预估的"假低值"临界点浓度及"假阴性"临界点浓度。

如根据资料确定临床出现的最高浓度仍未达到"假低值"临界点，则可不必继续实验，可认为该试剂在临床可能出现的最高浓度处无 HD-HOOK 效应。

4.5 验证试验

4.5.1 线性范围（测量区间）验证

作为体外诊断产品的直接使用者，在开展特定检验项目之前或过程中，可对体外诊断产品生产厂家提供的试剂盒进行性能验证，以确保产品质量符合预期的质量要求。通常情况下，线性范围是验证的关键指标之一。

4.5.1.1 验证准备工作

验证前，需确定验证目标。例如，根据厂家说明书或相关行业标准确定需验证的范围及需达到的要求。原则上厂家说明书的要求应不低于相关行业标准。

应选择具有一定技术基础、对检测系统熟悉且有责任心的实验室人员；应使用效期内且妥善储存的试剂盒；应提前对仪器状态进行确认并校准；应关注环境条件并记录；应使用经过校准的容积量具等移液设备。

4.5.1.2 样品准备的原则

（1）所使用样品应尽可能与所测量样品相似。所使用样品不存在说明书上指出的干扰因素，如黄疸、溶血和脂血。

（2）宜选用与厂家线性建立一致的样品。

4.5.1.3 样品类别

（1）患者真实样品：患者真实样品是进行线性验证的理想样品。为得到不同浓度的样品，一般都选择高（H）、低（L）两个浓度的样品，理想的高浓度和低浓度应在厂家声明的线性范围高低两端。按不同比例混匀上述两种浓度样品，得到不同稀释度的样品。

（2）患者样品添加分析物：若不易得到高浓度的患者真实样品，则可考虑向患者样品中添加高浓度被测物质溶液。为减少对样品基质的影响，应尽可能减少添加溶液量（小于10%），并记录溶剂种类。

（3）处理过的低浓度样品稀释患者样品：以低浓度样品作为稀释液可避免基质效应，若不易得到低浓度患者样品，可对患者样品进行处理，如透析、热处理和层析等。但应注意，这些处理有可能会改变分析物和/或基质的理化特性。

（4）用厂家推荐或提供的稀释液稀释患者样品：某些厂家在评估线性时，使用特定的稀释液。此时应由厂家提供稀释液种类、来源和方法，或者直接提供此类特定的稀释液，以供验证使用。

（5）商品化质控品（校准品）和线性物质：某些厂家使用商品化的质控品（校准品）和线性物质作为验证样品。

4.5.1.4 不同稀释度样品制备

采用高低值样品选择不同比例准确稀释，应至少选择一组高低值样品进行稀释，并且至少制备成 5 个浓度水平的样品，可采用等间距的比例稀释，也可根据待测物特点选择特定的稀释比例。具体稀释比例选择可参考后文 6.1 内容。

将低值样品 L 记为 0，将高值样品 H 记为 1，根据稀释比例计算各浓度样品稀释度。

4.5.1.5 验证方法

验证时，需在样品测量前后分别根据实验室室内质控规程进行室内质控，在质控在控的情况下进行样品测量。如出现测量前质控失控，则应检查仪器状态、排除问题；如出现测量后质控失控，则应将此次数据舍去，重新实验。

样品测量时，应尽可能在一个批次中完成，每个浓度水平至少重复 2 次。

4.5.1.6 数据记录、处理与结果判读

（1）数据记录：可参考表 6.4.5 进行数据记录，也可采用其他形式进行记录，但应注意保留原始数据。

表 6.4.5 线性范围（测量区间）验证数据记录表

样品编号	样品配制比例	稀释度/理论值	复孔 1	复孔 2	实测均值
1					
2					
3					
……					
n					

（2）验证数据有效性判断

1）根据实验室室内质控规则确认本次实验数据的有效性。

2）离群值判断：每个浓度水平重复 2 次时，采用目测法寻找可能的离群值，排除可能的离群值后计算剩余数据的标准差 s，如怀疑的离群值在 $4s$ 之外，则判定为离群值；每个浓度水平重复 3 次及以上时，亦可使用后文 6.2 所列方法进行判断。

3）数据剔除与补充原则：数据剔除量不应超过总测量数据的 5%，如超过，

需重新验证。

（3）数据处理与结果判读：在进行线性范围（测量区间）验证的数据处理与结果判读时，可采用两种方法进行。第一种方法可根据线性范围建立的方法即多项式回归法，先假定厂家提供的试剂在其声明的线性范围内呈非线性，对拟合的二阶方程和三阶方程系数进行检验，判断是统计学线性、临床标准的线性，还是非线性。第二种方法为线性回归结合偏差法，可假定厂家提供的试剂在其声明的线性范围内呈线性，使用一阶方程直接拟合，使用相关系数结合临床偏差进行判断。

1）多项式回归法：参照前文 4.1.5 及 4.2 进行。

2）线性回归结合偏差法：以理论值或稀释度为 X 轴，实测均值为 Y 轴，在 Excel 中作散点图并作直线回归，得出线性回归方程 $Y=b_0+b_1X$ 及相关系数 r。

如有理论值，计算每个实测值与理论值的绝对偏差或相对偏差。

如无理论值，将各浓度水平的稀释度作为 X 代入线性回归方程中，计算每一个稀释度下符合线性的理论浓度，并计算每个稀释度全部实测值与理论值的绝对偏差或相对偏差。

结果判读：如果 $r>0.995$，则可初步判断厂家声明的线性范围是符合要求的，若每一个稀释度的每一个结果的绝对偏差或相对偏差均不大于厂家声明值，则可确认厂家声明的测量区间是可接受的。

（4）验证不通过时，应有厂家和用户寻找原因并分析。

4.5.2 临床可报告区间验证

医学实验室及第三方检验所在验证试剂厂家提供临床可报告区间时，应分别验证临床可报告区间的下限及上限。其中，下限（LoQ）的验证方法可参见相关国家法规、行业标准或配套共识。本共识仅对不超过临床极限浓度项目的临床可报告区间上限的验证方法进行说明。

4.5.2.1 实验前准备

为确保得到正确的验证结果，实验前需对人员、检测系统、环境、试剂及其他工具等进行充分的准备。应选择具有一定技术基础、对检测系统熟悉且有责任心的实验室人员；应使用效期内且妥善储存的试剂盒；应提前对仪器状态进行确认并校准；应关注环境条件并记录；应使用经过校准的容积量具等移液设备。

4.5.2.2　样品选择与准备

选择至少 1 份在厂家声明测量区间内且接近测量区间上限的真实临床样品（在不易获取的情况下可采用向真实临床样品中添加分析物的方式获得样品）。

在厂家声明的最大可稀释倍数处，以及上下至少各选择一个稀释度，使用厂家给定的稀释液对高值样品进行稀释，记录稀释倍数。

4.5.2.3　验证方法

验证时，需在样品测量前后分别根据实验室室内质控规程进行室内质控，在质控在控的情况下进行样品测量。如出现测量前质控失控，则应检查仪器状态、排除问题；如出现测量后质控失控，则应将此次数据舍去，重新实验。

样品测量时，应尽可能在一个批次中完成，对原倍样品及各稀释比例样品各检测 1 次，记录结果。

4.5.2.4　数据记录及处理

根据表 6.4.3 记录数据并处理，计算各稀释比例的还原浓度及与理论浓度的相对偏差。

4.5.2.5　结果判定

以相对偏差不大于厂家给定的偏差限所对应的最大稀释比例为判断依据，若此比例不小于厂家声明的最大可稀释倍数，则厂家给定的临床可报告区间上限验证通过，即为测量区间上限乘以最大可稀释倍数。

4.5.2.6　验证不通过时的改进措施

（1）重复实验。

（2）寻求厂家帮助。

（3）自我排查实验过程中可能存在的问题：①样品中是否存在干扰物质；②实验过程中出现交叉污染或结果出现偏离或漂移；③方法或试剂盒存在较大的变异；④检测结果本身存在较大偏倚。

5

共识编写说明

5.1 线性范围共识的相关说明

5.1.1 使用信号值还是信号值转换结果进行评价

GB/T 29791.1-2013《体外诊断医疗器械 制造商提供的信息（标示）第 1 部分：术语、定义和通用要求》（ISO 18113-1：2009，IDT）中关于"线性"的定义注释，WS/T 408-2012《临床化学设备线性评价指南》中关于"线性范围"的定义，以及 EP6-A Evaluation of the Linearity of Quantitative Measurement Procedures：A Statistical Approach；Approved Guideline 中关于"线性范围评价时所需假设"，均提到使用最终分析结果即信号值转换结果而非仪器检测的信号值来评价与表示。

5.1.2 待评价项目是否呈线性的预评估

关于是否需要在线性评价前进行该项目是否呈线性的预评估，在 WS/T 408-2012 及 EP6-A 中虽未正面提及，但均在线性评价方法中使用多项式回归分析，本共识亦采用多项式回归分析，该方法的关键在于先假定待评价项目的实验结果为非线性，通过对非线性系数的判断进行评价，故本共识认为无须再进行是否呈线性的预评估。

5.1.3 样品份数选择

国内外相关法规、标准及参考资料均未对厂家建立线性范围时选择的样品份数做介绍，本共识推荐至少使用 1 组高低值样品进行梯度稀释。但为了尽量减小样品基质差异造成的影响，因选择使用混合后的高低值样品进行稀释，最好使用多组（如 3 组）高低值样品同时进行考核，以能满足线性判断标准的最小范围作为厂家建立的线性范围。

5.1.4 样品重复次数

不同资料中对建立和验证的样品重复测定次数有不同要求，且声明样品重复测定的次数主要取决于检测系统本身的精密度，如系统精密度稍差，则应增加重复测定次数，以减小系统随机误差对实验的影响。WS/T 408-2012 中规定建立和验证时每个样品重复测定 3～4 次，WS/T 420-2013《临床实验室对商品定量试剂盒分析性能的验证》中规定在验证时每一浓度宜随机测定，至少应重复测定 2 次，如可能，宜重复测定 3～5 次，而 EP6-A 中推荐在建立时每个样品重复测定 2～4 次，在验证时每个样品重复测定 2 次。本共识依据法规及相关资料，并结合使用者的实际情况，提出建立时每个样品重复测定 3～4 次（推荐 4 次），验证时至少重复 2 次。

5.1.5 理论值与稀释度的使用

使用多项式回归分析时，理论浓度不是必须的。如果待评价项目使用的高低值样品能够通过可靠方法确认理论浓度，则横轴使用理论值；如果仅知道各浓度水平间的比例关系，则可利用比例关系（稀释度）作为横坐标进行多项式回归。例如，WS/T 408-2012 中规定如果高浓度混合血清与低浓度混合血清的被测量浓度未知，可将每种混合血清编码。编码可代表每个血清的相对浓度。对于等浓度间隔样品，编码可用整数（如 1，2，3，4，5，…，n）代表连续样品。如所制备的中间浓度样品不是等间隔，其浓度间隔间的关系应明确，在测定时可以这些间隔间的相对比值作为 X 值。

5.1.6 离群值判断方法

在进行样品重复测定时，应使用合适的方法进行离群值的判断与剔除。

重复 2 次测定进行离群值的判断，目测法是一种经常被推荐的方法。

3 次及以上重复时，WS/T 408-2012 推荐使用 Grubbs 法，而 EP6-A 等推荐使用目测法。经查阅，GB/T 4883-2008《数据的统计处理和解释 正态样品离群值的判断和处理》中规定未知标准差情形下离群值的判断可使用 Grubbs 检验法和/或 Dixon 检验法，并阐述了两种方法的对比：当 n 较小时，Grubbs 检验法具有判定离群值的功效最优性，而 Dixon 检验法正确判定离群值的功效与 Grubbs 检验法相差甚微；建议使用 Grubbs 检验法。故本共识推荐在重复次数不大于 4 次时使用 Grubbs 法进行离群值的判断，但需注意剔除的个数不超过 1 个。

5.1.7 高低值样品浓度的选择

线性范围建立时，WS/T 408-2012 规定实验室或生产厂家需在预期测定范围内选择 9～11 个浓度水平，如欲发现更宽的浓度范围，可将预期测定范围加宽至130%。EP6-A 亦提到生产厂家可选择比预期的线性范围宽 20%～30% 的浓度范围。故本共识推荐高值样品的浓度范围为预期线性范围上限的 130%。关于低值样品的浓度，相关资料特别是 EP6-A 提到理想状态应为接近或位于线性范围下限，但在实际操作中并无法保证所选取的样品能完全符合要求，故建立时推荐采用预期下限以下的样品，并根据实验情况进行选择，必要时逐渐提升下限样品浓度进行多次实验以期达到预期结果。

线性范围验证时，用户经常为选择比厂家声明的线性范围稍宽还是稍窄的样品而困惑，本共识推荐在验证时样品选择以本项目临床允许偏倚为判断基准。若用户需更加精确的验证，则可进一步缩小高低值样品浓度选择范围或使用建立方法进行。

5.1.8 不可稀释项目的线性范围评价

部分待测物在样品中以游离和结合两种状态存在，并处在动态平衡中，稀释将会破坏这种平衡，这一类项目称为不可稀释项目。例如，游离三碘甲状腺原氨酸（FT_3）、游离甲状腺素（FT_4）、非结合型雌三醇（UE_3）等均属于此类项目。因未检索到相关资料对此类项目的线性范围建立或验证进行规定，本共识推荐以下方法：

（1）在预期线性范围内选择梯度样品，不稀释，利用超滤法或平衡透析法等可靠方法确定系列梯度样品的理论结果，再根据本共识介绍的方法进行建立和验证。

（2）不使用真实临床样品，而采用添加分析物至稀释液中的方法制备梯度样品。

（3）不进行线性范围的建立或验证，使用测量区间代替。

5.1.9 临床可接受偏差与数据组不精密度计算方法的说明

线性评价是为临床服务的，只有结合临床实际情况才具有实用价值。多项式回归分析强调的是利用统计学方法判断线性，但在临床检验中是允许有一定的误差存在的。因此，在线性评价时需要对经统计学标准做出的非线性结论进行临床标准线性的判定。

多项式回归分析的方法还应考虑测量精密度的影响，较大的测量精密度会降低统计功效，导致在低功效下的统计结果不能得出正确的线性判断。

本共识在后文 6.3 及 6.4 中针对临床可接受偏差与数据组不精密度计算分别列举了两种方法（分别依据 WS/T 408-2012 和 EP6-A）。本共识推荐当样品浓度水平 $L \times$ 重复次数 $R \leqslant 20$ 时，临床可接受偏差及数据组不精密度计算均使用 WS/T 408-2012 规定的方法进行，此方法更多地应用于利用多项式回归法的线性范围验证，在建立时并不适用，主要因样品浓度水平及重复次数均较多，卫生行业标准并未提供 $L \times R > 20$ 时的不精密度及最优拟合曲线与直线的平均差异值（ADL）的临界值。此种情况下，可以采用 EP6-A 规定，通过线性偏差将计算的相对偏差或绝对偏差与预设值比较，进行临床可接受偏差的判断；通过集合误差法将计算的数据组集合绝对误差或集合相对误差与预设值比较进行数据组不精密度判断。

5.1.10 线性范围评价时关于相关系数 r 及 r^2 的说明

WS/T 420-2013 中线性范围验证的结果判读标准为相关系数 r 或 r^2 是否 > 0.995。结合生化、免疫检测的实际情况，本共识建议使用相关系数 $r > 0.995$ 作为结果判读标准，同时应结合不同项目的特点及其行业标准，制定合适的判读标准。

5.2 测量区间共识的相关说明

5.2.1 线性范围与测量区间

从二者定义可知，线性范围与测量区间的使用场景明显不同。相比线性范围，测量区间是一个更加贴近临床实际使用需求的指标。线性范围是在排除随机误差的情况下反映待评价标志物在样品中稀释能力的指标，主要基于统计学计算；测量区间是基于待评价检测系统要求的随机误差范围内且包含系统误差的指标。在具体的临床使用中，应更注重测量区间。

在目前的实际工作中，经常将线性范围和测量区间混淆，特别是将二者直接定义为校准品高低值区间。虽然三者在区间或范围的数值上可能相同，但绝不可混淆。

5.2.2　测量区间验证

WS/T 420-2013 中所述的测量区间验证结果判断，使用每一个稀释度 2 次重复的平均值，该方法同样忽略了临床实际使用中的随机误差。本共识认为应使用每一个稀释度的单一结果的绝对偏差或相对偏差作为判断依据，这样更符合临床需求。

5.3　临床可报告区间共识的相关说明

5.3.1　临床可报告区间与临床可报告范围

GB/T 29791.1-2013/ISO 18113-1：2009 中规定，术语区间和符号 $[a, b]$ 一起使用表示实数 X 的集合，$a \leqslant x \leqslant b$，其中 a 和 $b > a$ 为实数。术语区间用于闭区间。符合 a 和 b 表示区间 $[a, b]$ 的端点。区间 $[-4, 2]$ 的两个端点 2 和 -4 可被表述为 -1 ± 3；然而这种表述不表示区间 $[-4, 2]$。区间 $[a, b]$ 的范围是 $b-a$ 得到的差，并被表示为 $r[a, b]$。

目前的法规及资料中均采用 "临床可报告范围"，本共识根据国标定义，认为使用 "临床可报告区间" 既贴近国标定义，又符合报告值是一个有两个端点的可报告区间的临床需求。

5.3.2　样品例数选择与检测重复次数

相比线性范围，临床可报告区间是一个更加贴近临床实际使用需求的指标，故在建立和验证该指标时，均应模拟临床实际情况进行实验。本共识在建立与验证临床可报告区间时均推荐采用 1 次重复进行样品检测，即是考虑到临床的实际需求。同时，为了减少随机误差及样品间基质差异的影响，特别是在厂家建立可报告区间时推荐使用多例样品同时实验。

5.3.3　稀释液的选择

考虑到临床实际情况与需求，临床可报告区间的建立与验证均应优先选用检测系统配套的稀释液，以减少临床操作步骤，节省检测周转时间。

5.4 高剂量钩状效应共识的相关说明

5.4.1 钩状效应的分类

钩状效应（HOOK 效应）分为高剂量钩状效应（HD-HOOK 效应）和低剂量钩状效应（LD-HOOK 效应），两者产生的机制截然不同，导致的结果亦完全相反。其中 HD-HOOK 效应在一步法检测中的机制已基本清楚，但 LD-HOOK 效应国内外研究得并不充分，故本共识仅对在临床检测中较常见的 HD-HOOK 效应进行说明。

5.4.2 生化检测时底物耗尽的情况

在生化检测领域，酶类测定时会存在底物迅速耗尽的特殊情况，也会出现检测结果的假低值，甚至出现假阴性。此种情况与 HD-HOOK 效应的结果类似，但理论上并不属于 HD-HOOK 效应的范畴，可近似使用本共识介绍的方法进行"假低值"临界点及"假阴性"临界点的预估。

5.4.3 高剂量钩状效应与临床可报告区间

本共识纳入 HD-HOOK 效应的主要目的是对临床可报告区间上限进行定义。如果在临床极限浓度内出现较明显的 HD-HOOK 效应，则会影响临床可报告区间的建立与验证。

6

应 用 实 例

6.1 线性范围实验样品制备稀释度

6.1.1 甲胎蛋白（AFP）线性范围建立实验样品制备

如果 AFP 的预期线性范围上限在 1000ng/ml，则线性范围实验的高浓度样品预期值应在 1300ng/ml 左右。同时，预期的正常人浓度水平主要分布在低浓度区。故制备 AFP 线性范围实验样品时应既考虑覆盖 0～1300ng/ml 的各个区段，还应重点考虑低浓度区段的样品设置，具体制备可参考表 6.6.1。

表 6.6.1 AFP 线性范围验证样品制备稀释比例

样品编号	9 个浓度水平		11 个浓度水平		14 个浓度水平	
	配制比例	稀释度	配制比例	稀释度	配制比例	稀释度
1	10L	0	10L	0	10L	0
2	9.875L+0.125H	0.0125	9.875L+0.125H	0.0125	9.875L+0.125H	0.0125
3	9.75L+0.25H	0.025	9.75L+0.25H	0.025	9.75L+0.25H	0.025
4	9.5L+0.5H	0.05	9.5L+0.5H	0.05	9.5L+0.5H	0.05
5	9L+1H	0.1	9L+1H	0.1	9L+1H	0.1
6	7.5L+2.5H	0.25	8.5L+1.5H	0.15	8L+2H	0.2
7	5L+5H	0.5	7L+3H	0.3	7L+3H	0.3
8	2.5L+7.5H	0.75	5L+5H	0.5	6L+4H	0.4
9	10H	1	3L+7H	0.7	5L+5H	0.5
10	—	—	1.5L+8.5H	0.85	4L+6H	0.6
11	—	—	10H	1	3L+7H	0.7
12	—	—	—	—	2L+8H	0.8
13	—	—	—	—	1L+9H	0.9
14	—	—	—	—	10H	1

注："—"代表无数据。

6.1.2 谷丙转氨酶（ALT）线性范围验证实验样品制备

ALT 线性范围验证样品制备稀释比例具体见表 6.6.2。

表 6.6.2 ALT 线性范围验证样品制备稀释比例

样品编号	5 个浓度水平		7 个浓度水平	
	配制比例	稀释度	配制比例	稀释度
1	10L	0	10L	0
2	9.5L+0.5H	0.05	9.75L+0.25H	0.025
3	7.5L+2.5H	0.25	9L+1H	0.1
4	5L+5H	0.5	7.5L+2.5H	0.25
5	10H	1	5L+5H	0.5
6	—	—	2.5L+7.5H	0.75
7	—	—	10H	1

注："—"代表无数据。

6.1.3 ALT 样品制备稀释比例选择的其他方法

ALT 线性范围验证样品制备稀释比例的其他方法具体见表 6.6.3。

表 6.6.3 ALT 线性范围验证样品制备稀释比例选择的其他方法

样品编号	5 个浓度水平		7 个浓度水平		9 个浓度水平		11 个浓度水平	
	配制比例	稀释度	配制比例	稀释度	配制比例	稀释度	配制比例	稀释度
1	10L	0	10L	0	10L	0	10L	0
2	7.5L+2.5H	0.25	9L+1H	0.1	9L+1H	0.1	9L+1H	0.1
3	5L+5H	0.5	8L+2H	0.2	8L+2H	0.2	8L+2H	0.2
4	2.5L+7.5H	0.75	6L+4H	0.4	7L+3H	0.3	7L+3H	0.3
5	10H	1	4L+6H	0.6	5L+5H	0.5	6L+4H	0.4
6	—	—	2L+8H	0.8	3L+7H	0.7	5L+5H	0.5
7	—	—	10H	1	2L+8H	0.8	4L+6H	0.6
8	—	—	—	—	1L+9H	0.9	3L+7H	0.7
9	—	—	—	—	10H	1	2L+8H	0.8
10	—	—	—	—	—	—	1L+9H	0.9
11	—	—	—	—	—	—	10H	1

注："—"代表无数据。

6.2　离群值检验法

本实例计算方法引自 GB/T 4883-2008《数据的统计处理和分析　正态样本离群值的判断和处理》。

假定某次实验某个浓度水平样品 4 次重复的结果，对每个结果从小到大分别标记为 X_1、X_2、X_3、X_4。离群值剔除方法如下文 6.2.1 和 6.2.2，数据统计见表 6.6.5 和 6.6.7。

6.2.1　Grubbs 检验法

6.2.1.1　计算均值与标准差

假设某次实验进行 4 次重复，X_1=18.85，X_2=20.38，X_3=21.97，X_4=22.32。将 4 个结果中最大值记为 X_{max}，最小值记为 X_{min}。由 4 个测定值计算均值 $\bar{x}$ 和标准差 s，见公式（6.6.1）和公式（6.6.2）：

$$\bar{x} = \frac{X_1 + X_2 + X_3 + X_4}{4} \qquad (6.6.1)$$

式中，X_1、X_2、X_3、X_4 分别表示每组数据中的 4 次测定结果。

$$s = \sqrt{\frac{\sum_{i=1}^{4}(X_i - \bar{x})^2}{4}} \qquad (6.6.2)$$

式中，i 为样品的重复测定次数；$\bar{x}$ 为 4 次测定结果的平均值；X_i 为样品第 i 次测定结果。

6.2.1.2　计算统计量 t

统计量计算见公式（6.6.3）和公式（6.6.4）

$$t_1 = \frac{X_{max} - \bar{x}}{s} \qquad (6.6.3)$$

式中，X_{max} 为测定结果中的最大值。

$$t_2 = \frac{\bar{x} - X_{min}}{s} \qquad (6.6.4)$$

式中，X_{min} 为测定结果中的最小值。

6.2.1.3　判断离群值

根据给定的显著性水平 α 和重复测定次数查表 6.6.4，得临界值。如 t 值大于临界值，则相应的可疑值为离群值，具体数据见表 6.6.5。

表 6.6.4 Grubbs 检验临界值表

样品测定次数	显著性水平 α			
	0.050	0.025	0.010	0.005
3	1.153	1.155	1.155	1.155
4	1.463	1.481	1.492	1.496

表 6.6.5 Grubbs 检验法数据统计表

样品编号	测定结果（ng/ml）	$\bar{x}$（ng/ml）	s	t_1	t_2	临界值（α=0.05）	离群值判断 t_1	离群值判断 t_2
X_1	18.85							
X_2	20.38	20.88	1.595	0.9028	1.2727	1.463	非离群值	非离群值
X_3	21.97							
X_4	22.32							

6.2.2 Dixon 检验法

6.2.2.1 高低端离群值统计量的计算

检验高端离群值的统计量计算见公式（6.6.5），检验低端离群值的统计量计算见公式（6.6.6）。

$$D_n = \frac{X_n - X_{n-1}}{X_n - X_1} \quad (6.6.5)$$

$$D'_n = \frac{X_2 - X_1}{X_n - X_1} \quad (6.6.6)$$

式中，X_1 为所有结果中最小的检测结果；X_2 为从小到大排序第 2 小的检测结果；X_{n-1} 为从小到大排序第 2 大的检测结果；X_n 为所有结果中最大的检测结果。

6.2.2.2 判断离群值

据据给定的显著性水平 α 和重复测定次数查表 6.6.6，得临界值 $D_{1-\alpha}(n)$。

检验高端值时，如 $D_n > D_{1-\alpha(n)}$，则判定 X_n 为离群值；检验低端值时，如 $D'_n > D_{1-\alpha(n)}$，则 X_1 为离群值；否则判定未发现离群值，具体数据见表 6.6.7。

表 6.6.6 Dixon 检验临界值表

样品测定次数	显著性水平 α			
	0.100	0.050	0.010	0.005
3	0.885	0.941	0.998	0.994
4	0.679	0.765	0.889	0.920

表 6.6.7　Dixon 检验法数据统计表

样品编号	测定结果 （ng/ml）	D_n	D'_n	临界值 （α=0.05）	高端离群 值判断	低端离群 值判断
X_1	18.85					
X_2	20.38	0.101	0.441	0.765	非离群值	非离群值
X_3	21.97					
X_4	22.32					

6.3　临床标准的线性与非线性判断方法

本共识介绍两种临床标准的线性判断方法：一种根据最优拟合曲线与直线的平均差异值（average deviation from linearity，ADL）和有临床意义的临界相关界值（the cuto-ff for clinical relevance，PctBnd）进行判定，简称为 ADL-PctBnd 法，其主要依据 WS/T 408-2012；另一种根据线性偏差 DL 进行判定，简称为线性偏差法，其主要参考 EP6-A。对于两种方法的对比说明，参见前文 5.1.9 内容。

6.3.1　ADL-PctBnd 法

（1）计算 ADL：ADL 计算见公式（6.6.7）和公式（6.6.8）：

$$\mathrm{ADL} = \frac{\sqrt{\dfrac{\sum_{i=1}^{n}\left[p(X_i)-(b_0+bX_i)\right]^2}{n}}}{\bar{c}} \times 100\% \tag{6.6.7}$$

$$\bar{c} = \frac{\sum_{i}^{n} Y_i}{n} \tag{6.6.8}$$

式中，$p(X_i)$ 为最优拟合二阶或三阶方程的拟合值；b_0+bX_i 为拟合一阶方程的拟合值；n 为样品水平数与测定次数的乘积；$\bar{c}$ 为所有测定浓度的平均值；Y_i 为各个测量值。

（2）计算最优拟合方程的回归标准误 $s_{Y,X}$ 值：$s_{Y,X}$ 的计算见公式（6.4.2）。

（3）设定 PctBnd（大多数分析物取 5%）作为临床允许的误差，将计算的 ADL 值代入临界值判断表中（表 6.6.8 和表 6.6.9）。若 ADL 小于临界值，则判定为临床可接受的非线性；否则，判定为临床不可接受的非线性。

表 6.6.8　不精密度和 ADL 的临界值（PctBnd=5%，一阶或二阶方程）

$s_{Y,X}/\bar{c} \times 100\%$	$L \times R$=10	$L \times R$=12	$L \times R$=14	$L \times R$=16	$L \times R$=18	$L \times R$=20
1	5.5	5.5	5.4	5.4	5.4	5.4
2	6.1	6.0	5.9	5.8	5.8	5.7
3	6.6	6.4	6.3	6.3	6.2	6.1
4	7.1	6.9	6.8	6.7	6.6	6.5
5	6.6	7.4	7.2	7.1	7.0	6.9
6	8.2	7.9	7.7	7.5	7.4	7.2
7	8.7（P）	8.4（P）	8.1	7.9	7.8	7.6
8	P	P	8.6（P）	8.3（P）	8.1	8.0
9	P	P	P	P	8.5（P）	8.3（P）
>9	P	P	P	P	P	P

注：$P.$ 表示最优拟合方程的精密度太差，无法进行线性判断。

表 6.6.9　不精密度和 ADL 的临界值（PctBnd=5%，三阶方程）

$s_{Y,X}/\bar{c} \times 100\%$	$L \times R$=10	$L \times R$=12	$L \times R$=14	$L \times R$=16	$L \times R$=18	$L \times R$=20
1	5.5	5.5	5.4	5.4	5.4	5.4
2	6.1	6.0	5.9	5.9	5.8	5.8
3	6.7	6.5	6.4	6.3	6.2	6.2
4	7.2	7.0	6.9	6.8	6.7	6.6
5	7.8	7.6	7.4	7.2	7.1	7.0
6	8.4	8.1	7.9	7.7	7.5	7.4
7	9.0（P）	8.7（P）	8.4	8.2	8.0	7.8
8	P	P	8.9（P）	8.6（P）	8.4	8.2
9	P	P	P	P	8.9（P）	8.7（P）
>9	P	P	P	P	P	P

注：$P.$ 表示最优拟合方程的精密度太差，无法进行线性判断。

6.3.2　线性偏差法

在线性评价时，若经统计学标准判断多项式回归为非线性，应计算在每个浓度水平下最优拟合方程与一阶方程的绝对偏差 DL_i 及相对偏差%DL_i，通过与预先设定的目标进行比较，如果小于预先设定误差，即使检测到统计学上的非线性，由于非线性误差小于设定目标，亦可认为是临床可接受的非线性。如果任意一个浓度点的 DL_i 或%DL_i 超过设定目标，则代表该点可能是非线性，即可判定为临床不可接受的非线性。

每个浓度处的线性偏差计算见公式（6.6.9）和公式（6.6.10）：

$$\text{DL}_i = p(X_i) - (b_0 + b_1 X_i) \qquad (6.6.9)$$

$$\%\text{DL}_i = \frac{p(X_i) - (b_0 + b_1 X_i)}{c_i} \times 100\% \qquad (6.6.10)$$

式中，c_i 为浓度水平 i 处的实测均值。

6.4　线性范围实验数据组不精密度检验方法

本共识介绍两种数据组不精密度检验方法：一种结合上文 6.3.1 进行检验，简称界值判断法，其主要依据 WS/T 408-2012《临床化学设备线性评价指南》；另一种根据所有浓度水平样品的重复测量结果的集合误差进行检验，简称集合误差法，其主要参考 EP6-A。

6.4.1　界值判断法

计算最优拟合方程的不精密度，并进行判断，见公式（6.6.11）：

$$\frac{s_{Y,X}}{\bar{c}} \times 100\% < \text{PctBnd}\sqrt{\frac{L \times R}{C}} \qquad (6.6.11)$$

式中，C 为不精密度界值常数，见表 6.6.10。

表 6.6.10　不精密度界值常数

最优拟合方程的阶数	不精密度界值常数 C
一阶或二阶	6.3
三阶	6.5

PctBnd 对大多数标志物取 5%，在最优拟合方程条件下，满足公式（6.6.11），则说明数据的精密度好，多项式回归分析有较高的统计功效。否则，数据的精密度不能作线性评价。

对数据组的不精密度检验，也可通过表 6.6.8 或表 6.6.9 进行判断，通过计算的最优拟合方程不精密度和 $L \times R$，确认二者对应临界值表中是否标注有 P。若有，则表明测量数据的精密度差，不能满足进行线性判断的需求。在查表时，最优拟合方程的不精密度需向上取整数。

6.4.2　集合误差法

计算集合绝对误差 SD_r 或集合相对误差 CV_r，见公式（6.6.12）和公式（6.6.13）：

$$\mathrm{SD}_r = \sqrt{\frac{\sum_{i=1}^{L}\sum_{j=1}^{R}\left[c_{ij}-\overline{c}_i\right]^2}{L\times(R-1)}} \tag{6.6.12}$$

$$\mathrm{CV}_r = \sqrt{\frac{\sum_{i=1}^{L}\sum_{j=1}^{R}\left[\dfrac{c_{ij}-\overline{c}_i}{\overline{c}_i}\right]^2}{L\times(R-1)}}\times100\% \tag{6.6.13}$$

式中，c_{ij} 为浓度水平 i 处的 j 次实测值（j=1, 2, 3, ···, R）；$\overline{c}_i$ 为浓度水平 i 处的实测均值。

将计算的 SD_r 或 CV_r 与设定的不精密度目标进行比较，如果超过设定目标则可能是精密度太差，不足以用来真实、可靠地评价线性。

6.5 甲胎蛋白（AFP）检测试剂盒（磁微粒化学发光法）线性范围（测量区间）建立

6.5.1 实验准备

根据前文相关内容进行实验前准备工作，包括检测仪器、设备、人员、试剂、环境等方面。

6.5.2 样品准备

选择 3 份预期浓度在 1000～1300ng/ml 的 AFP 高值样品，根据前文 6.1 所述方法，按照表 6.6.1 中 14 个浓度水平样品的稀释度，利用低值样品对高值样品进行稀释，每份样品分别制备含高低浓度水平在内的各 14 个浓度水平样品。

6.5.3 允许不精密度与线性允许误差的设定

以本项目国家标准及行业标准为最低要求，并结合本检测系统实际情况，设定本项目线性范围建立时的允许不精密度为不大于 8%，线性允许误差为不大于 10%。

6.5.4 实验过程

实验时，需在样品测量前后分别根据实验室室内质控规程进行室内质控，在质控在控的情况下进行样品测量。如出现测量前质控失控，则应检查仪器状态、排除问题；如出现测量后质控失控，则应将此次数据舍去，重新实验。

在对应的检测系统上，1天内做完所有样品，每个样品重复4次，线性样品必须随机检测，最好穿插在临床样品中检测，避免携带污染物所带来的非线性影响。

6.5.5　数据处理

6.5.5.1　数据记录

3组样品数据记录及初步处理见表6.6.11～表6.6.13。

表 6.6.11　线性范围建立实验样品 1 数据

按浓度水平样品编号	稀释度	复孔1（ng/ml）	复孔2（ng/ml）	复孔3（ng/ml）	复孔4（ng/ml）	实测均值（ng/ml）
1	0	4.63	4.56	4.55	4.42	4.54
2	0.012 5	18.85	21.32	20.38	20.97	20.38
3	0.025	35.94	37.10	35.65	35.53	36.06
4	0.05	62.10	63.87	62.02	61.44	62.36
5	0.1	131.06	135.4	137.71	133.02	134.30
6	0.2	259.35	245.41	245.2	239.26	247.31
7	0.3	386.52	382.51	358.52	396.21	380.94
8	0.4	456.35	485.42	476.45	454.96	468.30
9	0.5	596.66	576.83	598.56	589.47	590.38
10	0.6	733.90	766.82	772.45	751.47	756.16
11	0.7	872.75	801.89	780.68	812.21	816.88
12	0.8	1 004.80	1 038.29	980.21	965.09	997.10
13	0.9	1 082.34	1 039.38	1 041.17	1 068.15	1 057.76
14	1	1 268.28	1 254.07	1 233.8	1 222.96	1 244.78

表 6.6.12　线性范围建立实验样品 2 数据

按浓度水平样品编号	稀释度	复孔1（ng/ml）	复孔2（ng/ml）	复孔3（ng/ml）	复孔4（ng/ml）	实测均值（ng/ml）
1	0	4.52	4.43	4.60	4.48	4.51
2	0.012 5	21.57	22.62	22.34	22.58	22.28
3	0.025	36.82	39.14	38.44	37.18	37.90

续表

按浓度水平样品编号	稀释度	复孔1（ng/ml）	复孔2（ng/ml）	复孔3（ng/ml）	复孔4（ng/ml）	实测均值（ng/ml）
4	0.05	74.34	76.54	74.23	73.70	74.70
5	0.1	133.74	137.81	139.22	134.23	136.25
6	0.2	267.27	255.59	261.72	269.13	263.43
7	0.3	394.40	381.33	393.30	387.99	389.26
8	0.4	541.58	538.25	524.17	544.84	537.21
9	0.5	703.30	719.45	698.78	718.11	709.91
10	0.6	796.85	759.29	764.61	817.23	784.50
11	0.7	957.05	934.20	996.88	921.36	952.37
12	0.8	1 033.71	979.56	1 079.27	1 033.07	1 031.40
13	0.9	1 208.77	1 221.54	1 249.82	1 185.93	1 216.52
14	1	1 326.09	1 334.95	1 303.24	1 373.10	1 334.35

表 6.6.13　线性范围建立实验样品 3 数据

按浓度水平样品编号	稀释度	复孔1（ng/ml）	复孔2（ng/ml）	复孔3（ng/ml）	复孔4（ng/ml）	实测均值（ng/ml）
1	0	4.74	4.88	4.61	4.68	4.73
2	0.012 5	21.30	20.54	21.18	20.41	20.86
3	0.025	32.22	31.94	31.70	32.11	31.99
4	0.05	59.26	61.98	60.75	62.55	61.14
5	0.1	124.71	131.45	130.80	127.95	128.73
6	0.2	238.29	240.27	236.39	241.41	239.09
7	0.3	380.69	375.73	390.72	384.16	382.83
8	0.4	506.41	508.09	496.67	495.01	501.55
9	0.5	590.79	578.99	592.06	565.76	581.90
10	0.6	731.72	713.52	747.00	752.64	736.22
11	0.7	863.24	852.31	829.74	815.70	840.25
12	0.8	922.81	970.76	937.55	990.72	955.46
13	0.9	1 087.00	1 007.54	1 079.44	1 031.22	1 051.30
14	1	1 243.90	1 259.95	1 233.48	1 261.97	1 249.83

6.5.5.2　离群值检验

具体参照前文 6.2 中的 Grubbs 检验法进行。

以样品 1 浓度水平 1 为例。分别确定该浓度水平 4 个检测结果的最大值和最小值（分别为 $X_{max}=4.63$，$X_{min}=4.42$），并计算总均值（$\bar{x}=4.54$）与标准差（$s=0.088$），根据公式（$X_{max}-\bar{x}$）/s 及（$X_{min}-\bar{x}$）/s 计算最大值和最小值的 t 值（$t_{max}=1.028$，$t_{min}=1.370$），查找 Grubbs 检验临界 T_a 值表在 0.05 显著性水平下、重复 4 次时的 T_a 值（$T_a=1.463$）。若 t_{max} 及 t_{min} 小于 T_a 值，则不存在理论值；若大于或等于 T_a 值，则定义为离群值，需剔除后进行下一步计算。

每个样品剔除的离群值不得超过 1 个，如果超过，应进行重复试验或系统检查。经检验，本次实验无离群值。

6.5.5.3　多项式回归分析及线性检验

对上述各样品检测结果进行分析，分别建立理论浓度及实测均值的一阶、二阶、三阶方程，并对各阶方程的系数 b_i 进行检验，利用 $t=b_i/SE_i$ 计算各系数 t 值，并通过查找 t 界值表，与相应自由度下的 t 值比较。

以 SPSS17.0 为例，进行数据计算，具体步骤如下：

（1）将稀释度与实测均值粘贴入数据表中，以稀释度为 x，实测均值为 y。

（2）点击"分析"—"回归"—"曲线估计"。

（3）将稀释度导入变量栏，实测均值导入因变量栏，勾选"线性""二次项""立方"，并勾选"显示 ANOVA 表格"，点击确定。

（4）在输出中寻找各阶方程"系数"表，其中"未标准化系数-标准误"即为对应的 SE_i 值。

（5）统计各样品各阶方程的"估计值的回归标准误"。

各样品各系数检验结果见表 6.6.14～表 6.6.16。

表 6.6.14　线性范围建立实验样品 1 数据分析

阶别	系数符号	自由度	t 检验界值	系数 SE	t 检验	显著性	估计值的回归标准误
1	b_0	54	2.005	—	—	—	21.783
1	b_1			17.097	70.735	显著	
2	b_0	53	2.006				22.205
2	b_1			63.747	18.259	显著	
2	b_2			66.926	0.740	无显著性	
3	b_0	52	2.007				22.558
3	b_1			156.016	8.199	显著	
3	b_2			403.494	−0.677	无显著性	
3	b_3			272.345	0.811	无显著性	

注："—"代表无数据。

表 6.6.15　线性范围建立实验样品 2 数据分析

阶别	系数符号	自由度	t 检验界值	系数 SE	t 检验	显著性	估计值的回归标准误
				样品 2 线性实验结果分析			
1	b_0	54	2.005	—	—	—	18.514
1	b_1			14.532	91.503	显著	
2	b_0	53	2.006				19.321
2	b_1			55.466	24.106	显著	
2	b_2			58.232	−0.138	无显著性	
3	b_0	52	2.007	—	—	—	20.264
3	b_1			140.146	9.552	显著	
3	b_2			362.449	−0.034	无显著性	
3	b_3			244.641	0.012	无显著性	

注："—"代表无数据。

表 6.6.16　线性范围建立实验样品 3 数据分析

阶别	系数符号	自由度	t 检验界值	系数 SE	t 检验	显著性	估计值的回归标准误
				样品 3 线性实验结果分析			
1	b_0	54	2.005	—	—	—	19.488
1	b_1			15.296	78.665	显著	
2	b_0	53	2.006	—	—	—	20.095
2	b_1			57.688	20.343	显著	
2	b_2			60.564	0.535	无显著性	
3	b_0	52	2.007	—	—	—	17.932
3	b_1			124.019	11.239	显著	
3	b_2			320.743	−1.824	无显著性	
3	b_3			216.491	1.953	无显著性	

注："—"代表无数据。

最适拟合方式确定步骤（以样品 3 为例）：

（1）根据 SPSS 计算所得各阶方程系数及 t 检验结果，除常数外，一阶方程 b_1 的 t 值为 78.665，当取 $\alpha=0.05$ 时，其大于自由度 54 下的 t 检验界值 2.005（查 t 检验界值表所得），故一阶方程 b_1 判定为"显著"，以此类推，二阶方程的二阶系数 b_2 及三阶方程的三阶系数 b_3 的 t 值均小于该自由度下的 t 检验界值，故二阶和三阶方程无显著性。该样品通过线性检验，最适方程为一阶直线方程。

（2）若二阶或三阶方程的系数经检验呈显著性，需与一阶方程对比估计值的回归标准误，回归标准误最小者为该样品结果的最适拟合方程。

（3）若通过比较回归标准误判定二阶或三阶方程为最适方程，需进行临床可接受的非线性检验。对各浓度点最适方程拟合值与一阶方程拟合值计算偏差，如果偏差均小于本项目设定的线性拟合偏差，则可认为非线性误差在临床上可接受，判定实验结果呈线性。

（4）若判定最适方程为二阶或三阶方程，且临床可接受非线性检验无法通过，则应进行以下操作：①试图找到非线性的原因（样品准备、干扰物质、仪器校准等）；②观察测量值与预期值散点图，判断非线性是在分析浓度范围的两端或是中间，如果是在两端，试着舍去偏差最大值的浓度点，重新进行实验及统计分析，但这样会缩小线性范围。

经以上步骤判断，本项目 3 组样品结果的最适拟合方程均为一阶方程。

6.5.5.4 数据组不精密度检验

根据公式(6.6.13)计算 3 组样品的数据组不精密度分别为 3.1%、2.5%、2.2%，均小于 8% 的设定误差目标，不精密度符合要求。

6.5.5.5 测量区间计算

根据稀释度及最适拟合方程（一阶方程），将稀释度作为 x 值代入方程中计算该稀释度预估值，并计算每个稀释度单个重复结果与预估值的相对偏差或绝对偏差。各样品计算结果见表 6.6.17～表 6.6.19。

表 6.6.17 测量区间建立实验样品 1 数据分析

按浓度水平样品编号	稀释度	最适方程预估值（ng/ml）	复孔 1 偏差（%）	复孔 2 偏差（%）	复孔 3 偏差（%）	复孔 4 偏差（%）
1	0	4.28	8.07	6.44	6.21	3.17
2	0.012 5	19.40	−2.84	9.89	5.04	8.08
3	0.025	34.52	4.12	7.48	3.28	2.93
4	0.05	64.75	−4.10	−1.37	−4.22	−5.12
5	0.1	125.22	4.66	8.13	9.97	6.23
6	0.2	246.16	5.36	−0.31	−0.39	−2.80
7	0.3	367.10	5.29	4.20	−2.34	7.93
8	0.4	488.04	−6.49	−0.54	−2.38	−6.78
9	0.5	608.98	−2.02	−5.28	−1.71	−3.20
10	0.6	729.92	0.54	5.05	5.83	2.95

按浓度水平样品编号	稀释度	最适方程预估值（ng/ml）	复孔1偏差（%）	复孔2偏差（%）	复孔3偏差（%）	复孔4偏差（%）
11	0.7	850.86	2.57	−5.76	−8.25	−4.54
12	0.8	971.80	3.40	6.84	0.86	−0.69
13	0.9	1 092.74	−0.95	−4.88	−4.72	−2.25
14	1	1 213.68	4.50	3.33	1.66	0.76

表 6.6.18　测量区间建立实验样品 2 数据分析

按浓度水平样品编号	稀释度	最适方程预估值（ng/ml）	复孔1偏差（%）	复孔2偏差（%）	复孔3偏差（%）	复孔4偏差（%）
1	0	4.64	−2.56	−4.50	−0.83	−3.42
2	0.012 5	21.26	1.46	6.40	5.08	6.21
3	0.025	37.88	−2.80	3.32	1.48	−1.85
4	0.05	71.12	4.52	7.62	4.37	3.62
5	0.1	137.61	−2.81	0.15	1.17	−2.46
6	0.2	270.58	−1.22	−5.54	−3.27	−0.54
7	0.3	403.55	−2.27	−5.51	−2.54	−3.86
8	0.4	536.52	0.94	0.32	−2.30	1.55
9	0.5	669.49	5.05	7.46	4.38	7.26
10	0.6	802.46	−0.70	−5.38	−4.72	1.84
11	0.7	935.43	2.31	−0.13	6.57	−1.50
12	0.8	1 068.40	−3.25	−8.32	1.02	−3.31
13	0.9	1 201.37	0.62	1.68	4.03	−1.29
14	1	1 334.34	−0.62	0.05	−2.33	2.90

表 6.6.19　测量区间建立实验样品 3 数据分析

按浓度水平样品编号	稀释度	最适方程预估值（ng/ml）	复孔1偏差（%）	复孔2偏差（%）	复孔3偏差（%）	复孔4偏差（%）
1	0	4.48	5.91	9.03	3.00	4.56
2	0.012 5	19.52	9.14	5.25	8.53	4.58
3	0.025	34.56	−6.76	−7.57	−8.26	−7.08
4	0.05	64.64	−8.32	−4.11	−6.01	−3.23
5	0.1	124.80	−0.07	5.33	4.81	2.53
6	0.2	245.12	−2.78	−1.98	−3.56	−1.51
7	0.3	365.44	4.17	2.82	6.92	5.12

按浓度水平样品编号	稀释度	最适方程预估值（ng/ml）	复孔1偏差（%）	复孔2偏差（%）	复孔3偏差（%）	复孔4偏差（%）
8	0.4	485.76	4.25	4.60	2.25	1.91
9	0.5	606.08	−2.52	−4.47	−2.31	−6.65
10	0.6	726.40	0.73	−1.77	2.84	3.61
11	0.7	846.72	1.95	0.66	−2.00	−3.66
12	0.8	967.04	−4.57	0.39	−3.05	2.45
13	0.9	1 087.36	−0.03	−7.34	−0.73	−5.16
14	1	1 207.68	3.00	4.33	2.14	4.50

6.5.6　结论

经实验，样品 1 的线性范围（测量区间）为 4.54～1244.78ng/ml，样品 2 的线性范围（测量区间）为 4.51～1334.35ng/ml，样品 3 的线性范围（测量区间）为 4.73～1249.83ng/ml。

使用多组样品进行线性范围（测量区间）建立时，以取最小范围为本项目建立的线性范围（测量区间），故本项目经实验分析后将线性范围（测量区间）设定为 4.73～1244.78ng/ml。

6.6　肌酐（Crea）测定试剂盒（肌氨酸氧化酶法）线性范围建立

6.6.1　实验准备

根据前文相关内容进行实验前准备工作，包括检测仪器、设备、人员、试剂、环境等方面。

6.6.2　样品准备

本项目（Crea）预期线性范围为 18～4420μmol/L，选择 1 份预期浓度在 5000μmol/L 的高值样品，根据前文 6.1 所述方法，按照表 6.6.1 中 11 个浓度水平样品的稀释度，利用低值样品对高值样品进行稀释，制备含高低浓度水平在内的 11 个浓度水平样品。

6.6.3 允许不精密度与线性允许误差的设定

根据 WS/T 403-2012《临床生物化学检验常规项目分析质量指标》的规定，设定本项目线性范围建立时的允许不精密度为不大于 4%，线性允许误差为不大于 6%。

6.6.4 实验过程

实验时，需在样品测量前后分别根据实验室室内质控规程进行室内质控，在质控在控的情况下进行样品测量。如出现测量前质控失控，则应检查仪器状态、排除问题；如出现测量后质控失控，则应将此次数据舍去，重新实验。

在对应的检测系统上，1 天内测完所有样品，每个样品重复检测 3 次，线性样品必须随机检测，最好穿插在临床样品中检测，避免携带污染物所带来的非线性影响。

6.6.5 数据处理

6.6.5.1 数据记录

样品数据记录及初步处理见表 6.6.20。

表 6.6.20　Crea 线性范围建立数据　　（单位：μmol/L）

样品编号	样品配制比例	重复 1	重复 2	重复 3	实测均值	理论浓度
1	L	17.9	15.8	16.8	16.8	18.0
2	9L+1H	482.1	478.2	475.2	478.5	487.2
3	8L+2H	951.4	945.4	948.1	948.3	956.4
4	7L+3H	1 422.5	1 428.6	1 425.3	1 425.5	1 425.6
5	6L+4H	1 901.1	1 894.9	1 899.4	1 898.5	1 894.8
6	5L+5H	2 364.8	2 357.6	2 361.7	2 361.4	2 364.0
7	4L+6H	2 826.7	2 833.2	2 829.4	2 829.8	2 833.2
8	3L+7H	3 306.5	3 294.7	3 301.0	3 300.7	3 302.4
9	2L+8H	3 772.5	3 766.8	3 769.8	3 769.7	3 771.6
10	1L+9H	4 233.3	4 238.6	4 231.5	4 234.5	4 240.8
11	H	4 717.0	4 706.0	4 710.1	4 711.0	4 710.0

6.6.5.2 离群值检验

参照前文 6.2 中 Grubbs 检验法处理，具体处理过程见表 6.6.21。

表 6.6.21 Crea 线性范围建立数据离群值处理

样品编号	平均值（µmol/L）	最大值（µmol/L）	最小值（µmol/L）	s	t_{max}	t_{min}	$t_{0.99(3)}$
1	16.8	17.9	15.8	1.05	1.015	0.984	
2	478.5	482.1	475.2	3.46	1.041	0.954	
3	948.3	951.4	945.4	3.00	1.032	0.965	
4	1 425.5	1 428.6	1 422.5	3.05	1.026	0.972	
5	1 898.5	1 901.1	1 894.9	3.20	0.822	1.113	
6	2 361.4	2 364.8	2 357.6	3.61	0.951	1.043	1.155
7	2 829.8	2 833.2	2 826.7	3.27	1.051	0.939	
8	3 300.7	3 306.5	3 294.7	5.90	0.977	1.022	
9	3 769.7	3 772.5	3 766.8	2.85	0.982	1.017	
10	4 234.5	4 238.6	4 231.5	3.69	1.120	0.804	
11	4 711.0	4 717.0	4 706.0	5.56	1.073	0.905	

结论：$t_{(n)}$ 值均小于 $t_{0.99(3)}$，无离群值，所有数据有效。

6.6.5.3 多项式回归分析及线性检验

具体数据见表 6.6.22。

表 6.6.22 Crea 线性范围建立数据多项式回归分析

阶别	系数符号	自由度	t 检验界值	系数 SE	t 检验	显著性	估计值的回归标准误
一	b_0	31	2.040	—	—	—	3.892
一	b_1			0.001	1 265.175	显著	
二	b_0	30	2.042	—	—	—	4.085
二	b_1			0.003	322.291	显著	
二	b_2			6.34×10^{-7}	−0.409	无显著性	
三	b_0	29	2.045	—	—	—	4.357
三	b_1			0.008	131.002	显著	
三	b_2			3.87×10^{-6}	−0.244	无显著性	
三	b_3			5.37×10^{-10}	0.180	无显著性	

注："—"代表无数据。

从表 6.6.22 结果可知，在多项式回归分析中，二次回归多项式中的非线性系数 b_2 和三次回归多项式中的非线性系数 b_2、b_3 均不具有显著性，一次回归多项式中的 b_1 具有显著性，数据组的最适拟合多项式为一阶方程。

6.6.5.4　数据组不精密度检验

根据公式（6.13）计算得到数据组不精密度为 1.60%，小于 4% 的设定误差目标，不精密度符合要求。

6.6.6　结论

Crea 在 18.0～4710.0μmol/L 浓度范围内，检测结果呈线性。

6.7　人促卵泡激素（FSH）检测试剂盒（磁微粒化学发光法）线性范围建立

6.7.1　实验准备

本项目（FSH）预设线性范围为 0.3～160mIU/ml。在正常人群中，只有绝经期的女性和垂体肿瘤患者的血清中才可能具有较高的 FSH 浓度水平，但超过预设线性范围上限的真实样品获取难度较大。

本项目采取在原始高值血清添加天然抗原（人源性垂体提取）的方案进行线性范围上限样品的制备，同时利用低值样品按照预设稀释度制备梯度线性样品。

根据前文相关内容进行实验前准备工作，包括检测仪器、设备、人员、试剂、环境等。

6.7.2　允许不精密度与线性允许误差的设定

以本项目国家标准及行业标准为最低要求，结合检测系统实际情况，设定本项目线性范围建立时的允许不精密度为不大于 10%，线性允许误差为不大于 10%。

6.7.3　实验过程

实验时，需在样品测量前后分别根据实验室室内质控规程进行室内质控，在质控在控的情况下进行样品测量。如出现测量前质控失控，则应检查仪器状态、排除问题；如出现测量后质控失控，则应将此次数据舍去，重新实验。

1 天内测完所有样品，每个样品重复检测 3 次，线性样品必须随机检测，最好穿插在临床样品中检测，避免携带污染物所带来的非线性影响。

6.7.4　数据记录与处理

具体数据见表 6.6.23。

表 6.6.23　FSH 线性范围建立实验数据记录　　（单位：mIU/ml）

样品编号	样品配制比例	重复			实测均值	理论浓度
		重复 1	重复 2	重复 3		
1	10L	0.23	0.25	0.28	0.26	0.25
2	9.968 75L+0.031 25H	0.73	0.85	0.78	0.79	0.76
3	9.937 5L+0.062 5H	1.13	1.27	1.22	1.21	1.26
4	9.875L+0.125H	2.14	2.21	2.03	2.13	2.28
5	9.375L+0.625H	10.36	10.52	10.55	10.48	10.38
6	8.75L+1.25H	19.64	19.10	19.67	19.47	20.52
7	7.5L+2.5H	41.56	39.44	38.95	39.98	40.78
8	5L+5H	78.77	80.20	82.25	80.41	81.31
9	10H	156.16	153.45	165.26	158.29	162.37

6.7.4.1　离群值检验

参照前文 6.2 中的 Grubbs 检验法进行离群值检验，未发现离群值。

6.7.4.2　多项式回归分析及线性检验

具体数据见表 6.6.24。

表 6.6.24　FSH 线性范围建立数据多项式回归分析

阶别	系数符号	自由度	t 检验界值	系数 SE	t 检验	显著性	估计值的回归标准误
一	b_0	25	2.060	—	—	—	0.465
一	b_1			0.003	323.933	显著	
二	b_0	24	2.064	—	—	—	0.403
二	b_1			0.009	104.969	显著	
二	b_2			5.94×10^{-5}	−1.831	无显著性	

阶别	系数符号	自由度	t 检验界值	系数 SE	t 检验	显著性	估计值的回归标准误
三	b_0			—	—	—	
三	b_1			0.017	54.888	显著	
三	b_2	23	2.069	3.33×10^{-4}	2.298	显著	0.285
三	b_3			1.45×10^{-6}	-2.645	显著	

注:"—"代表无数据。

经检验,三阶方程系数均呈显著性,且回归标准误小于一阶方程,最适多项式为三阶方程,该结果不呈线性,需进行临床可接受的非线性检验。

6.7.4.3 临床可接受的非线性检验

具体数据见表 6.6.25。

表 6.6.25 FSH 线性范围建立临床可接受偏差数据分析

样品编号	三阶方程拟合值（mIU/ml）	一阶方程拟合值（mIU/ml）	绝对偏差（mIU/ml）	相对偏差（%）
1	0.29	0.29	0.00	0.08
2	0.77	0.78	-0.01	-1.55
3	1.26	1.28	-0.02	-2.00
4	2.22	2.27	-0.05	-2.21
5	10.01	10.19	-0.18	-1.70
6	19.87	20.09	-0.22	-1.15
7	39.87	39.89	-0.02	-0.05
8	80.42	79.50	0.92	1.14
9	158.29	158.70	-0.42	-0.26

一阶方程拟合值与三阶方程拟合值计算偏差,均小于设定的允许线性误差 10%,故认为非线性误差在临床上可接受。

6.7.4.4 数据组不精密度检验

经检验,该数据组不精密度为 4.2%,小于设定的数据组不精密度要求。

6.7.5 结论

经检验,本项目在 0.25～162.37mIU/ml 范围内为临床可接受的非线性。

6.8 甲胎蛋白（AFP）检测试剂盒（磁微粒化学发光法）线性范围（测量区间）验证

6.8.1 实验准备

根据前文相关内容进行实验前准备工作，包括检测仪器、设备、人员、试剂、环境等。

6.8.2 样品准备

该试剂盒厂家声明的线性范围（测量区间）为 5.0~1000ng/ml，在接近该范围上下限处各选择一份真实高值临床样品（H）、一份真实低值临床样品（L），根据表 6.6.2 稀释比例配制成 7 个梯度线性验证样品，并计算稀释度，见表 6.6.26。

表 6.6.26 AFP 线性范围（测量区间）验证实验样品配制比例

按浓度水平样品编号	稀释比例	稀释度
1	10L	0
2	9.875L+0.125H	0.012 5
3	9.5L+0.5H	0.05
4	8L+2H	0.2
5	6L+4H	0.4
6	3L+7H	0.7
7	10H	1

6.8.3 实验过程

实验时，需在样品测量前后分别根据实验室室内质控规程进行室内质控，在质控在控的情况下进行样品测量。如出现测量前质控失控，则应检查仪器状态、排除问题；如出现测量后质控失控，则应将此次数据舍去，重新实验。

每个水平重复测 2 次，所有样品应在一次运行中随机测定，并在 1 天之内完成。

6.8.4 数据记录与处理

记录各样品本检测结果，根据 4.5.1.6 内容进行离群值检验，经检验，本实验结果无离群值。

计算各样品检测结果平均值，以稀释度为 X，实测均值为 Y，在 Excel 中作散点图并作直线回归，见图 6.6.1，得出斜率 b_1，截距 b_0，相关性系数 r 的平方（r^2），计算各稀释度在该线性方程时的预估值，并计算各稀释度结果的相对偏差，具体数据统计见表 6.6.27。

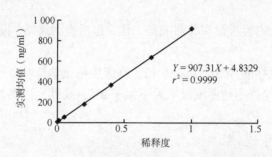

图 6.6.1　AFP 线性范围（测量区间）验证回归方程

表 6.6.27　AFP 线性范围（测量区间）验证实验数据统计与处理

按浓度水平样品编号	稀释度	预估值（ng/ml）	重复 1（ng/ml）	重复 2（ng/ml）	实测均值（ng/ml）	重复 1 偏差（%）	重复 2 偏差（%）
1	0	4.83	4.93	5.27	5.10	2.01	9.04
2	0.012 5	16.17	17.59	17.05	17.32	8.75	5.41
3	0.05	50.20	55.05	53.34	54.20	9.66	6.26
4	0.2	186.29	179.2	184.33	181.77	−3.81	−1.05
5	0.4	367.76	370.03	363.98	367.01	0.62	−1.03
6	0.7	639.95	644.43	628.01	636.22	0.70	−1.87
7	1	912.14	912.31	919.19	915.75	0.02	0.77

经 Excel 作图，回归方程为 $Y=907.31X+4.8329$，$r^2=0.9999$，则 $r>0.995$，可初步判断厂家声明的线性范围是符合要求的。

将各稀释度代入回归方程中，计算各稀释度的预估值，并计算各稀释度每个重复结果与预估值的相对偏差，通过表 6.6.27 可知，各浓度水平每个重复的相对偏差均不大于 10%，满足厂商声明的要求。

6.8.5　结论

本实验测得的结果为 5.10～915.75ng/ml，线性评价和测量区间验证均通过，与试剂盒声明的线性范围（测量区间）5.0～1000ng/mL 无差异。

6.9　钙（Ca）测定试剂盒（偶氮胂Ⅲ法）线性范围验证

6.9.1　实验准备

根据前文相关内容进行实验前准备工作，包括检测仪器、设备、人员、试剂、环境等。

根据卫生行业标准 WS/T 403-2012《临床生物化学检验常规项目分析质量指标》，将钙检测的允许不精密度设定为不大于 2%，线性允许误差为不大于 2.5%。

6.9.2　样品准备

该试剂盒厂家声明的线性范围为 0.2～4.5mmol/L，在接近该范围上下限处各选择一份真实高值临床样品（H）、一份真实低值临床样品（L），根据表 6.6.28 稀释比例配制成 6 个梯度线性验证样品，并计算稀释度。

表 6.6.28　Ca 线性范围验证实验样品配制比例

按浓度水平样品编号	稀释比例	稀释度
1	10L	0
2	8L+2H	0.2
3	6L+4H	0.4
4	4L+6H	0.6
5	2L+8H	0.8
6	10H	1

6.9.3　实验过程

实验时，需在样品测量前后分别根据实验室室内质控规程进行室内质控，在质控在控的情况下进行样品测量。如出现测量前质控失控，则应检查仪器状态、排除问题；如出现测量后质控失控，则应将此次数据舍去，重新实验。

每个水平重复测 2 次，所有样品应在一次运行中随机测定，并在一天之内完成。

6.9.4 数据记录与处理

记录各样品检测结果，见表 6.6.29。

根据 4.5.1.6 内容进行离群值检验，经检验，本实验结果无离群值。

表 6.6.29　Ca 线性范围验证实验数据记录　　（单位：mmol/L）

样品编号	稀释度	重复 1	重复 2	实测均值
1	0	0.21	0.21	0.21
2	0.2	1.03	1.02	1.025
3	0.4	1.82	1.86	1.84
4	0.6	2.73	2.71	2.72
5	0.8	3.54	3.54	3.54
6	1	4.29	4.27	4.28

6.9.5 多项式回归分析及线性检验

具体数据见表 6.6.30。

表 6.6.30　Ca 线性范围验证数据多项式回归分析

阶别	系数符号	自由度	t 检验界值	系数 SE	t 检验	显著性	估计值的回归标准误
一	b_0	10	2.228	—	—	—	0.037
一	b_1			0.044	93.256	显著	
二	b_0	9	2.262	—	—	—	0.036
二	b_1			0.154	27.636	显著	
二	b_2			0.148	−1.069	无显著性	
三	b_0	8	2.306	—	—	—	0.017
三	b_1			0.165	22.852	显著	
三	b_2			0.411	2.890	显著	
三	b_3			0.270	−3.326	显著	

注："—"代表无数据。

经检验，三阶方程系数均呈显著性，且回归标准误小于一阶方程，最适多项式为三阶方程，该结果不呈线性，需进行临床可接受的非线性检验。

6.9.6　临床可接受的非线性检验

使用 6.3.1 所述方法进行，根据一阶及三阶方程系数，并根据公式（6.6.7）及公式（6.6.8）分别计算 $\bar{c}$ 和 ADL，见表 6.6.31。

表 6.6.31　Ca 临床可接受标准的线性与非线性检测数据

按浓度水平样品编号	一阶方程拟合值	三阶方程拟合值	$\bar{c}$	ADL	$s_{Y,X}/\bar{c}$
1	0.21	0.21			
2	1.04	1.01			
3	1.86	1.86	2.27	0.88%	0.75%
4	2.68	2.71			
5	3.50	3.54			
6	4.33	4.28			

查表 6.6.8，取 PctBnd=5%，在 $s_{Y,X}/\bar{c}$ =0.75%≈1%，对应 $L\times R$=12 的情况下，计算的 ADL 值小于其临界值 5.5%，可认为是临床可接受的非线性。

同时，根据公式（6.6.11）及表 6.6.10，该数据组的不精密度经检测符合要求。

6.9.7　结论

经验证，本项目的线性范围 0.21～4.28mmol/L，为临床可接受的非线性，与厂家声明的线性范围基本一致。

6.10　β 人绒毛膜促性腺激素（β-HCG）临床可报告区间（最大稀释倍数）建立

6.10.1　实验准备

根据前文相关内容进行实验前准备工作，包括检测仪器、设备、人员、试剂、环境等。

6.10.2　样品准备

准备在测量区间上限 1/3 内的临床高值样品 3 份，使用试剂盒系统稀释液或推荐稀释液，进行等比或非等比稀释，每份临床样品至少稀释 5 个浓度，最大稀释倍数不超过测量区间上限/下限。

6.10.3 允许偏差的设定

本项目允许偏差设定为不超过±15%。

6.10.4 实验过程

实验时，需在样品测量前后分别根据实验室室内质控规程进行室内质控，在质控在控的情况下进行样品测量。如出现测量前质控失控，则应检查仪器状态、排除问题；如出现测量后质控失控，则应将此次数据舍去，重新实验。

对 3 份样品稀释后，在一次运行中将每个稀释倍数均单次测定，记录结果。

6.10.5 数据记录与处理

具体数据见表 6.6.32。

表 6.6.32 β-HCG 临床可报告区间建立数据

样品编号	理论浓度（mIU/ml）	稀释倍数	测定结果（mIU/ml）	还原浓度（mIU/ml）	相对偏差（%）
高值样品 1	1 823.21	5	339.23	1 696.15	−6.97
		25	73.72	1 843.00	1.09
		50	38.15	1 907.50	4.62
		100	19.04	1 904.00	4.43
		200	10.41	2 082.00	14.19
高值样品 2	1 536.44	5	278.38	1 391.90	−9.41
		25	57.77	1 444.25	−6.00
		50	31.22	1 561.00	1.60
		100	17.31	1 731.00	12.66
		200	9.2	1 840.00	19.76
高值样品 3	1 711.87	5	322.52	1 612.60	−5.80
		25	66.14	1 653.50	−3.41
		50	32.95	1 647.50	−3.76
		100	18.76	1 876.00	9.59
		200	10.27	2 054.00	19.99

3 份样品在稀释 100 倍及以下时，实测均值与理论值的偏差均小于±15%，而 200 倍时 2 份样品已超过允许偏差，故本项目最大稀释倍数为 100 倍。

6.10.6   结论

本项目临床可报告区间为 3.0mIU/ml（本项目声明的定量限）至 200 000mIU/ml（本项目声明的测量区间上限×最大稀释倍数）。

6.11   β 人绒毛膜促性腺激素（β-HCG）临床可报告区间（最大稀释倍数）验证

6.11.1   实验准备

根据前文相关内容进行实验前准备工作，包括检测仪器、设备、人员、试剂、环境等。

6.11.2   样品准备

准备在测量区间上限 1/3 内的临床高值样品 3 份，使用试剂盒系统稀释液或推荐稀释液，在厂家声明的最大稀释倍数 100 倍及其上下（80 倍和 120 倍）共 3 个稀释度进行稀释，制备稀释样品。

6.11.3   允许偏差的设定

根据厂家声明，本项目允许偏差设定为不超过±15%。

6.11.4   实验过程

实验时，需在样品测量前后分别根据实验室室内质控规程进行室内质控，在质控在控的情况下进行样品测量。如出现测量前质控失控，则应检查仪器状态、排除问题；如出现测量后质控失控，则应将此次数据舍去，重新实验。

对 3 份样品稀释后，在一次运行中将每个稀释倍数均单次测定，记录结果。

6.11.5 数据记录与处理

具体数据见表 6.6.33。

表 6.6.33 β-HCG 临床可报告区间验证数据

样品编号	理论浓度（mIU/ml）	稀释倍数	测定结果（mIU/ml）	还原浓度（mIU/ml）	相对偏差（%）
高值样品 1	1 739.03	80	23.54	1 883.20	8.29
		100	19.10	1 910.00	9.83
		120	16.27	1 952.40	12.27
高值样品 2	1 794.23	80	22.93	1 834.40	2.24
		100	19.86	1 986.00	10.69
		120	17.43	2 091.60	16.57
高值样品 3	1 658.27	80	21.90	1 752.00	5.65
		100	18.38	1 838.00	10.84
		120	15.68	1 881.60	13.47

样品 2 在 120 倍稀释时相对偏差超过厂家声明的 ±15%，在 100 倍及 80 倍稀释时相对偏差均在 ±15% 以内，其他 2 份样品稀释倍数相对偏差均不超过 ±15%，故本项目最大稀释倍数符合厂家声明的 100 倍。

6.11.6 结论

本项目最大稀释倍数 100 倍通过验证，临床可报告区间为 3.0mIU/ml（本项目声称定量限）至 200 000mIU/ml（本项目声称测量区间上限×最大稀释倍数）。

6.12 甲胎蛋白（AFP）HD-HOOK 效应建立与验证

6.12.1 实验准备

根据前文相关内容进行实验前准备工作，包括检测仪器、设备、人员、试剂、环境等。

6.12.2 样品准备

选择 3 份超高浓度 AFP 样品，分别使用校准品稀释液进行梯度稀释。

6.12.3　实验过程

实验时，需在样品测量前后分别根据实验室室内质控规程进行室内质控，在质控在控的情况下进行样品测量。如出现测量前质控失控，则应检查仪器状态、排除问题；如出现测量后质控失控，则应将此次数据舍去，重新实验。

每份样品每个稀释度检测 1 次，所有稀释度 1 天内检测完成。

6.12.4　数据记录与处理

具体数据见表 6.6.34。

表 6.6.34　AFP 项目 HD-HOOK 效应数据

校准品信号值		稀释倍数	稀释样品编号	信号值		
				样品 1	样品 2	样品 3
低限	4 929 182	原倍	1	661 079 696	653 178 056	696 195 941
高限	343 760 499	2	2	713 938 307	707 839 034	703 918 287
—	—	4	3	716 079 698	688 518 535	700 591 955
—	—	8	4	706 721 201	668 468 359	686 793 617
—	—	16	5	700 843 257	609 203 756	687 850 897
—	—	32	6	643 471 040	578 732 733	524 700 906
—	—	64	7	602 606 947	477 452 042	371 914 182
—	—	128	8	438 100 053	280 182 061	217 668 878
—	—	256	9	258 939 880	162 843 947	121 526 922
—	—	512	10	144 164 427	89 238 867	73 033 441
—	—	1 024	11	86 950 047	52 872 329	41 376 091

注："—"表示无数据。

6.12.5　样品理论值的预估

如表 6.6.34 所示，样品 1 稀释 256 倍、512 倍、1024 倍后信号值，样品 2 和样品 3 稀释 128 倍、1024 倍后信号值均小于测量区间上限信号值，将各样品信号值代入校准曲线，并乘以稀释倍数后取平均值，样品 1～3 理论值预估分别为 234 130ng/ml、130 712ng/ml、96 734ng/ml。

6.12.6　反应曲线绘制

以稀释样品编号为横坐标、以信号值为纵坐标作图，见图 6.6.2。

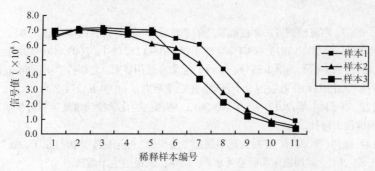

图 6.6.2　AFP 项目 HD-HOOK 效应评价反应曲线

6.12.7　假低值临界点及假阴性临界点的预估

3 份样品经考核，在信号值接近 7.0×10^8 时基本出现平台现象，未出现明显波峰，无法寻找假低值临界点及假阴性临界点。

6.12.8　结论

本项目在检测临床可收集到的超高浓度（浓度约 234 130ng/ml）样品时，未出现 HD-HOOK 效应。

参 考 文 献

，吕元. 2007. 定量检测方法学性能验证的系统设计. 中华检验医学杂志, 30（2）: 143-145.

华春雷, 杜海鸥, 贺学东. 2013. GB/T 29791.1-2013/ISO 18113-1: 2009. 体外诊断医疗器械 制造商提供的信息（标示）第1部分: 术语、定义和通用要求. 北京: 中国标准出版社.

曹文飞. 1998. 试论HOOK效应的分子基础. 免疫学杂志, 14（4）: 274-278.

陈文祥, 尚红, 申子喻, 等. 2012. WS/T 403-2012. 临床生物化学检验常规项目分析质量指标. 北京: 中国标准出版社.

陈燕, 曹敬丽, 张伟, 等. 2015. 可报告范围测定方法探讨. 标记免疫分析与临床, 22（7）: 694-697.

丛玉隆, 王前. 2011. 实用临床实验室管理学. 北京: 人民卫生出版社.

冯仁丰. 2007. 临床检验质量管理技术基础. 第2版. 上海: 上海科学技术文献出版社.

管青, 王学晶, 邱玲, 等. 2017. WS/T 514-2017. 临床检验方法检出能力的确立和验证. 北京: 中国标准出版社.

胡晓波, 芩小鹏, 冯仁丰. 2002. WS/T 228-2002. 定量临床检验方法的初步评价. 北京: 中国标准出版社.

黄亨建, 周君, 宋昊岚, 等. 2006. 临床实验室线性评价方案. 华西医学, 21（3）: 634.

金宁娟, 王惠民. 2015. 不同线性评价方法在临床化学测量中的应用. 国际检验医学杂志, 36（23）: 3423-3425.

李安久, 张续红, 袁艳, 等. 2009. ALT、AST测定发生的底物耗尽的分析以及对应试剂线性上限的验证. 实验与检验医学, 27（6）: 710-712.

李雷, 张葵. 2000. 酶类测定底物耗尽的检测. 临床检验杂志, 18（2）: 96-108.

万腊根, 孔蕴源, 罗清, 等. 2010. 定量检测系统临床可报告范围评价方法的探讨. 现代检验医学杂志, 25（5）: 150-152.

汪静. 2012. 对检测系统分析性能的评估——《临床化学设备线性评价指南》标准解读. 中国卫生标准管理, 4（1）: 14-16.

汪静, 郭健, 张传宝, 等. 2012. WS/T 408-2012. 临床化学设备线性评价指南. 北京: 中国标准出版社.

王治国, 王清涛, 李小鹏, 等. 2006. GB/T 20468-2006. 临床实验室定量测定室内质量控制指南. 北京: 中国标准出版社.

王治国, 王薇, 张传宝, 等. 2016. WS/T 492-2016. 临床检验定量测定项目精密度与正确度性能验证. 北京: 中国标准出版社.

王治国. 2009. 临床检验方法确认与性能验证. 北京: 人民卫生出版社.

吴蕙, 吴炯, 郭玮, 等. 2006. 临床常用线性评价方案的应用比较. 检验医学, 21（6）: 576-581.

谢永富, 孙宏勋. 2008. 临床生化检测线性范围的应用及临床意义. 河北医药, 30（1）: 79, 80.

闫家微, 张启全, 成松. 2011. 全自动生化分析仪ALT底物耗尽现象的发现和解决. 国际检验医学杂志, 32（14）: 1623, 1624.

杨有业, 张秀明. 2009. 临床检验方法学评价. 北京: 人民卫生出版社.

杨振华，陈文祥，申子喻，等. 2013. WS/T 420-2013. 临床实验室对商品定量试剂盒分析性能验证. 北京：中国标准出版社.

杨振修. 1994. 钩状效应与免疫学检验. 上海医学检验杂志，9（2）：111，112.

于泳，薛玲. 2011. 定量测定体外诊断试剂的线性评估方案及数学操作程序的研究. 首都医药，04（下）：11，12.

于振凡，丁文兴，陈敏，等. 2008. GB/T 4883-2008. 数据的统计处理和解释 正态样本离群值的判断和处理. 北京：中国标准出版社.

张克坚，杨振华，郭健. 1999. WS/T 124-1999. 临床化学体外诊断试剂盒质量检验总则. 北京：中国标准出版社.

郑松柏，张秀明，庄俊华，等. 2008. 化学发光免疫法检测甲胎蛋白临床可报告范围的建立. 中国现代医学杂志，18（14）：2069-2071.

Araujo P. 2009. Key aspects of analytical method validation and linearity evaluation. Journal of Chromatography B，877：2224-2234.

Jhang JS，Chang CC，Fink DJ，et al. Evaluation of linearity in the clinical laboratory . Arch Pathol Lab Med，128：44-48.

Kroll MH，Emancipator K，Floering D，et al. 1999. An algorithm for finding the linear region in a nonlinear data set. Computers in Biology and Medicine，29：289-301.

Kroll MH，Praestgaard J，Michaliszyn E，et al. 2000. Evaluation of the extent of nonlinearity in reportable range studies. Arch Pathol Lab Med，124：1331-1338.

Magari RT，Rodriguez L. 2004. Linearity evaluation of analytical methods that count particles. Clin Chem Lab Med，42（2）：215-221.

NCCLS. 2003. EP6-A. Evaluation of the Linearity of Quantitative Measurement Procedures：A Statistical Approach；Approved Guideline.

NCCLS. 2012. EP17-A2. Evaluation of Detection Capability for Clinical Laboratory Measurement Procedures；Approved Guideline-Second Edition.

NCCLS. 2013. EP09-A3. Measurement Procedure Comparison and Bias Estimation Using Patient Sample；Approved Guideline-Third Edition.

NCCLS. 2014. EP05-A3. Evaluation of Precision of Quantitative Measurement Procedures；Approved Guideline-Third Edition.

NCCLS. 2014. EP15-A3. User Verification of Precision and Estimation of Bias；Approved Guideline-Third Edition.